체질별, 증세별로 대응하는 한방 처방

한약재 와 한방약
漢藥材　　漢方藥

도감사전

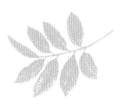

한방의 역사, 진찰 방법, 한약재 도감, 증상별 한방 처방,
상비 한방약 등 생활 속 한방의학!

도호대학 의학부 동양의학연구실 준교수
다나카 고이치로 편저

한국티소믈리에연구원

SHOYAKU TO KANPOYAKU NO JITEN by Koichiro Tanaka

Supervised by Kazuhiko Nara, Koki Chiba

Copyright © Koichiro Tanaka, 2020

All rights reserved.

Original Japanese edition published by NIHONBUNGEISHA Co.,Ltd.

Korean translation copyright © 2021 by KOREA TEA SOMMELIER INSTITUTE

This Korean edition published by arrangement with NIHONBUNGEISHA Co.,Ltd.,

Tokyo, through HonnoKizuna, Inc., Tokyo, and BC Agency

프롤로그 1

이 책을 구입해 주신 데 대하여 대단히 감사하다. 독자들 중에는 '한방의학은 어렵다'고 생각하시는 분도 계실 줄 알고 있다.

한방의학은 배워서 금방 사용할 수 있는 '지식'이라기보다는 '이해한 뒤' 자신의 것으로 만드는 '지혜'에 가깝다고 할 수 있다. 그 '익힘'의 과정은 머릿속을 정보로 가득 채우는 것이 아니고 자연스레 사물과 사람을 깊이 관찰할 수 있는 안목을 키워 주는 것이라 할 수 있다.

한방의학은 일상생활과 매우 관계가 깊어, '기본적인 규칙'이라는 난제를 넘어서면 길이 매우 넓어진다. 그런 점에서 마치 어학을 배우는 것과 비슷하다. 그것을 배운 뒤부터는 여러 상황에 융통성 있게 운용해 나가는 것이 중요하다. '한방의학은 대단히 유연하다'는 말은 제가 스승으로부터 배운 중요한 내용 중의 하나이다.

19세기 장기 게임의 명인인 하뇨 요시하루(羽生善治)는 "실력을 발휘할 수 있는 최적의 조건은 긴장을 풀고, 즐기는 때"라고 말하였다.

현대인은 너무나 바쁜 나머지 극도로 지쳐 버리는 경우가 있는데, 그런 경우에는 자연 속으로 나아가서 식물의 성장을 관찰하면 힐링에 큰 도움이 된다. 그와 관련된 깊은 지식도 이 책에서는 상세히 풀어내고 있다.

독자 여러분들은 '공부'라고 생각하지 말고, 좋아하는 부분부터 재미있게 읽어 주길 바란다.

도호대학 의학부 동양의학연구실 준교수
다나카 고이치로(田中耕一郎)

프롤로그 2

오늘날에는 현대인들이 복잡다단한 생활 속에서 지친 몸의 피로를 풀고 마음의 휴식을 취하기 위하여 자연으로 떠나 힐링을 취하는 경우가 많습니다. 그와 함께 자연 속의 식물 중에서도 약초나 허브 등을 사용하여 심신의 무너진 균형을 되찾는 트렌드도 일고 있습니다. 이러한 가운데 국내에서도 다양한 한약재와 한방약들이 양약과 함께 사용되면서 이젠 우리 일상생활 속의 일부로 자리를 잡았습니다.

그러한 가운데 한국티소믈리에연구원에서는 가까운 이웃 나라인 일본의 한의학인 '한방의 역사', '진찰 방법', '한약재 도감', '증상별 한방 처방', '자주 사용하는 상비 한방약' 등 생활 속 한방의학을 소개하는 『한약재(漢藥材)와 한방약(漢方藥) 도감 사전』을 출간합니다.

이 책은 한방의 정의에서부터 자연에서 찾을 수 있는 각종 한약재 119종들을 그림과 함께 약리적인 효능을 소개하고, 또한 사람의 증상에 대하여 체질별로 달리 처방하는 주요 한방약, 그리고 우리의 일상에서 손쉽게 상비하여 간단하게 건강을 유지할 수 있는 내용·외용 한방약 298종들을 총망라하고 있습니다.

바야흐로 국내에서도 한방의 국민건강보험 적용이 현재 확대, 실시되고 있어 한약재와 한방약에 대한 수요가 높아지고 있습니다. 한방의학의 주요 요소인 한약재와 한방약에 대한 국민적 이해를 돕고, 또한 독자 여러분들의 생활 속에서 자연의 치유력을 얻을 수 있는 식물인 한약재와 한방약에 대한 올바른 이해를 돕는 데 이 책이 큰 도움이 되었으면 하는 바람입니다.

정승호 박사
사단법인 한국티협회 회장
한국티소믈리에연구원 원장

CONTENTS

제3장 증상과 한방(漢方) 처방

제4장 그 밖의 내복·외용 한방약 (漢方藥) 298종

내복약

외용약

부록

이 책의 사용법

이 책은 한방의학에 흥미를 지녔거나 한방약을 활용하고 싶은 분, 이미 사용하고 있는 분, 한방에 대해 좀 더 배우고 싶은 분을 대상으로 쓰인 구체적인 해설서이다.

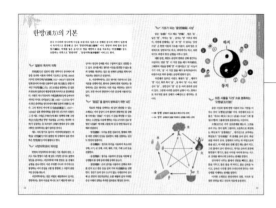

제1장 한방(漢方)이란 무엇인가?

한방(漢方)의 역사와 한방의 진찰 방법, 한방의학의 사고 방법 등에 대한 한방의 기본을 해설한다. 그리고 한방에서 보는 체질과 한약재·한방약에 대해서 알 수 있다.

제2장 한약재 도감

한방약의 기초가 되는 주요한 한약재의 그림과 사진을 소개한다. 기원, 성분, 약효 등과 함께 한약재의 특징을 상세히 설명한다.

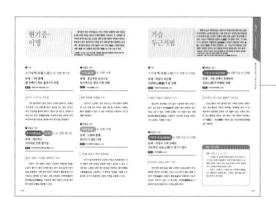

제3장 증상과 한방(漢方) 처방

자주 발생하는 심신의 증상에 따라 체질, 병사(病邪), 그 밖의 원인에서 '왜 그러한 증상이 일어나는가'를 해설하고, 이때 자주 처방되는 한방약의 예를 들고 있다.

제4장 자주 사용되는 한방약(漢方藥)

자주 처방되는 한방약 중에서도 과립, 분말, 정제로 되어 있는 한방약을 위주로 싣고 있다. 한방약의 특징은 물론 효능, 출전 등도 알 수 있다.

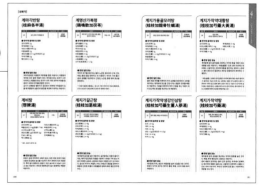

제1장

한방(漢方)이란 무엇인가?

한방(漢方)의 역사와 진찰 방법, 한방의학의 사고 방법, 한방에서 말하는
체질 등 한방의 기본을 알아본다. 한방약(漢方藥)을 복용한
적이 없는 사람도 그 기본에 대해 미리 알아 두면 매우 유익하다.

※ 일러두기 : 여기서 '한방(漢方)'은 '일본 한의학' 또는 '동양의학'의 별칭이다. 이에 반해 '한방(韓方)'은 '한국 한의학'의 별칭이다. 이 책에서
는 '한방(漢方)'에 대하여 다루고 있으며, 그 한방(漢方) 용어는 《대한한의학회 표준한의학용어집 2.1》 (https://cis.kiom.re.kr/)의 표제어
를 기준으로 해당되는 한방(韓方) 용어로 대체하고, 그 외에는 〈약학정보원(www.health.kr)〉 등을 참조하였다. 식물의 학명 표기는 〈생물자
원정보서비스(http://bris.go.kr)〉 등도 참조하였다.

한방(漢方)의 기본

중국 수나라와 당나라에 사신을 보낸 뒤로 일본으로 전해진 중국의 의학이 일본에서 독자적으로 발전해 온 것이 '한방의학(漢方醫學)'이다. 한방약 외에 침과 뜸의 침구(鍼灸), 약재를 넣은 음식으로 병을 예방하고 몸을 치료하는 약선(藥膳) 등도 포함하는 의학으로서 '한방의학', '동양의학(東洋醫學)'이라고 한다.

중국에서 일본으로 전해진 한방

한방(漢方)은 중국에서 전해진 일본 한의학이다. 중국에서 태동한 중의학 이론과 약학에 기초하고 있지만, 984년 의사인 단파강뢰(丹波康賴, 912~995)가 일본인에 맞게 중국의 의서를 인용하여 일본 최고(最古) 종합 의서인 『의심방(醫心方)』(전 30권)을 편찬하는 등 일본의 풍토와 일본인의 체질에 맞게 독자적으로 발전해 왔다. 시대가 지나 무로마치 시대(室町時代)에 승려이자 의사인 전대삼희(田代三喜, 1465~1537)가 당시의 최신 중의학을 명나라에서 배워 일본에 전했다고 한다. 그의 제자인 곡직뢰도삼(曲直瀬道三, 1507~1594)은 일본 한방의학을 중흥시킨 선구자가 되었다. 그 뒤 에도시대(江戸時代)에 쇄국 정책에 의해 '고방파(古方派)'(옛날 한방 치료법을 고수하는 한의학 지파)가 등장하는 등 독자성이 강해져 현대의 중국 전통 의학인 '중의학'과는 많이 달라진 것이다.

에도시대 말기로 들어서 서양의학(네덜란드 의학)을 '난방(蘭方)'이라 불렀던 데 대하여 일본 한의학은 '한방(漢方)'이라 불렀던 것이다.

서양의학과의 차이점

한방과 서양의학의 차이점은 기본 개념과 진단, 그리고 치료 방법이 다른 데 있다. 다양한 검사로 질병의 원인을 분석하는 서양의학에 비해 한방은 몸 전체의 균형을 중요시한다. 아픈 부위뿐 아니라 부가적으로 발생하는 여러 증상을 고찰 및 통합해 그 사람의 종합적인 증상을 찾는다.

서양의학에서는 전문 과별로 세분화되어 있지만, 한방에서는 몸과 마음을 하나로 보기 때문에 내과 증상이나 정신과 증세를 따로 구분하지 않고 진찰할 수도 있다. 검사를 해도 별다른 이상을 발견할 수 없는 몸의 상태를 개선하는 일은 몸 전체의 균형을 회복시켜 치료하는 한방의 큰 장점이다.

또, 서양의학에서는 같은 병이면 기본적으로 같은 치료를 진행하지만, 환자의 상태에 맞춰 치료하는 한방에서는 같은 병이라도 다른 약을 처방하는 경우가 있다. 더욱이 하나의 한방약이 다른 증상에 사용되기도 한다.

'증(症)'을 끝까지 밝혀내기 위한 '4진'

치료와 처방을 선택하는 데 있어 판단할 수 있는 소재로는 여러 증상이 모여 환자의 종합적인 몸 상태를 나타내는 '증(症)'이 있다. 이 증을 확인할 수 있는 정보는 오감만을 사용해 행하는 다음 4가지의 진료 방법인 '4진(診)'에 의해 고찰된 허·실 등 한방 특유의 상태와 연결된다.

· 망진(望診) : 시각을 통한 진료이며, 형체와 색택 등 외관 전체의 인상을 진료한다. 혀를 진찰하는 설진도 망진의 일종이다.

· 문진(聞診) : 청각과 후각을 사용하여 목소리의 상태, 크기, 쉰 상태, 구취, 체취, 기침, 가래 소리 등을 진찰한다.

· 문진(問診) : 청각을 사용하여 증상을 비롯해 일상생활의 몸 상태 등에 대해 상세히 듣는다.

· 절진(切診) : 손의 감각을 사용하여 진맥과 복부를 만져 보고 반응 등을 살펴 가며 복진(腹診)을 진행한다. 청진기 등의 검사 도구가 없는 시대로부터 실시해 온 한방의 진단치료학은 오랜 세월에 걸쳐 막대한 증상 사례의 경험을 축적한 결과이다.

🍃 기초가 되는 '음양(陰陽) 사상'

달은 '음(陰)'이고 해는 '양(陽)', 밤은 '음', 낮은 '양', 여자는 '음', 남자는 '양'이라고 하듯이, 자연계 전체에는 '음'과 '양'이 있다는 '음양 사상'은 한방 이론의 기초를 이룬다. 음과 양은 상대적으로 상반되기도 하고, 뒤바뀌기도 하고, 보완되기도 하면서 항상 균형을 이루고 있다.

예를 들면, 계절도 음양의 변화로 인해 생긴다는 사상이다. 연중 '양'이 가장 찼을 때가 하지(夏至), 그 때부터 겨울을 향해 '양'이 줄어들고 '음'이 늘어가기 시작, '음'이 가장 찼을 때가 동지(冬至)이다. 마찬가지로 하루 중에도 음양에 변화가 있다.

자연계의 일부인 사람도 체내가 '음', 체외가 '양'이고, 복부 쪽이 '음', 등 쪽이 '양'이고, 하반신이 '음', 상반신이 '양'인 등 여러 종류의 음양이 있다. 그런데 이러한 음양의 균형이 어느 한쪽으로 치우치면 몸의 상태가 나빠진다고 보는 것이다.

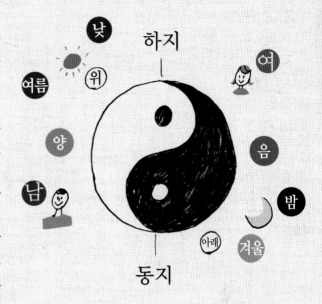

→ **상생** 상대방의 일을 돕고 촉진시키는 관계
→ **상극** 상대방의 일을 억제하고 균형을 이루는 관계

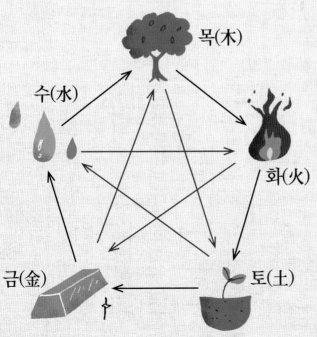

🍃 모든 사물을 '다섯'으로 분류하는 '오행설(五行說)'

음양 사상과 함께 한방 이론의 주요 기반을 이루는 것이 '오행설(五行說)'이다. 자연계의 모든 사물은 '목(木)·화(火)·토(土)·금(金)·수(水)' 5개 물질(오행)의 그룹에 맞춰 분류된다는 사상이다.

오행(五行)은 각각 상호관계를 맺는다. 그것을 보여 주는 것이 왼쪽 그림이다. 오른쪽으로 회전하는 화살표가 '상생(相生)', 대각선으로 교차하는 화살표가 '상극(相剋)'의 관계를 보여 준다. 화살표를 따라가 보자. 상생에서 나무는 타 버림으로써 불을 낳고, 타 버린 불로 인해 생긴 재는 흙이 되고, 그런 흙에서 금이 생겨나고, 차가운 금속의 표면에 물방울이 생기고, 물은 나무를 자라게 한다는 식으로 상대를 태어나게 도와주는 관계를 말한다.

상극에서 나무는 흙에서 양분을 빼앗고, 흙은 물을 가두고, 물은 불을 꺼 버리고, 불은 금속을 녹이고, 금속은 나무를 잘라 쓰러뜨리게 한다는 식의 상대를 억제하는 관계를 말한다.

이러한 오행론은 한방의학의 경험, 지식과 밀접한 관련을 맺고 진단과 치료에 응용된다.

몸을 구성하는 기(氣)·혈(血)·수(水)

한방에서는 사람은 체내에 있는 '기(氣)·혈(血)·수(水)'의 세 요소에 의해 생명 활동이 이루어진다고 본다. 체질에도 깊은 관련이 있는 '기·혈·수'. 그 각각의 기능에 대하여 알아본다.

🍃 기(氣) · 혈(血) · 수(水)란?

기·혈·수는 모두 체내에서 만들어져 몸속을 돌아다니며 대사에 관여하여 오장육부를 비롯해 여러 기관이 기능하기 위해 없어서는 안 될 존재이다.

음양 이론에서 '기'는 양, '혈·수'는 음이다. 이세 요소 중 어느 하나라도 부족하거나 순환이 막혀서 균형이 깨지면, 건강의 유지가 안 되어 심신에 이상이 생기는 것으로 보는 것이다.

기(氣)

기(氣)는 눈에는 보이지 않는 생명 에너지와도 같은 것으로 생존력의 근원이다. 태어날 때부터 신장에 모여져 있는 기를 '선천적 기'라고 한다. 또 한편으로는 음식물에서 습득된 '수곡(水穀)(음식의 뜻)의 기'와 폐에서 얻어진 '자연의 맑은 기'가 합쳐져 '후천적 기'가 생성된다고 본다.

몸을 따뜻하게 하여 체온을 보호하고, 혈·수를 생성해 몸의 순환을 이루게 하고, 물을 오줌과 땀 등으로 바꾸고, 피와 물이 몸 밖으로 새는 것을 방지하고, 몸의 외형과 피부를 유지하고, 외부로부터 신체를 지키는 모든 일에 작용하고 있다.

혈(血)

혈(血)은 체내를 돌며 몸 전체에 영양을 전하는 기능을 한다. 사고 등 정신활동에도 크게 관련되어 있어 정신 상태를 안정시키는 데는 혈이 충분해야 한다. 피부와 손발톱, 머리카락, 눈은 혈의 영향이 나타나는 곳이다. 또한 한방에서 모유는 '흰 피'라

고 해서 피와 같은 기능을 한다고 본다.

서양의학의 '혈액'과 비슷하기도 하지만, 한방에서의 '혈'(혈액과 그 작용을 포함)은 다양한 작용을 하기 때문에 반드시 같은 것은 아니다.

참고 : 〈대한한의학회 표준한의학용어집 2.1〉에서 '혈(血)'의 정의는 음식물의 정기(精氣)로부터 생성되어 영기(營氣)와 함께 맥관 내를 순행하는 적색의 음액(陰液)이라고 소개한다.

수(水)

중의학에서는 '진액(津液)'(몸속의 체액을 총칭)이라고 한다. 체내에서뿐만 아니라, 피부와 점막 등 온몸의 구석구석에 수분을 공급한다. 또한 관절이 부드럽게 기능하도록 하는 것도 '수'의 기능이다.

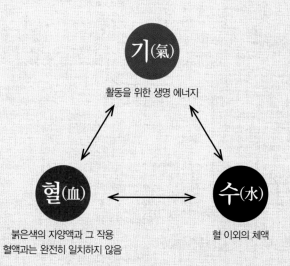

기(氣)
활동을 위한 생명 에너지

혈(血)
붉은색의 자양액과 그 작용
혈액과는 완전히 일치하지 않음

수(水)
혈 이외의 체액

오장(五臟)과 육부(六腑)

사람의 장기를 오행(五行)에 맞춰 표현한 것이 '오장(五臟)'이다. 또, 그 장기의 표리 관계에서 짝을 이루는 것이 '육부(六腑)'이다. 그리고 오장은 음, 육부는 양의 성질을 갖고 있다.

🍃 오장(五臟)이란?

오장(五臟)이란 '간, 심, 비, 폐, 신'의 다섯 장(臟)을 말한다. 이 오장은 몸에서 다양한 기능을 맡고 있다. 오른쪽의 색체표처럼 오행의 틀에 맞춰 생각해 각각 서로 관계를 맺고 짝을 이뤄 기능한다.

오장은 각각 간장과 심장 등 현대의 해부학, 생리학에 따른 장기에 대응되지만, 비는 비장(지라)을 이르는 것이 아니라 소화기관을 가리킨다. 또, 오장은 정신적인 기능에도 관련돼 있다고 해서 현대 의학의 장기와는 일치하지 않는 기능도 있다고 한다.

오행에 따른 색체(色體) 도표

오행 (五行)	목(木)	화(火)	토(土)	금(金)	수(水)
오장 (五臟)	간	심	비	폐	신
육부 (六腑)	담	소장	위	대장	방광
계절 (季節)	봄	여름	토왕 (土旺)	가을	겨울
오미 (五味)	신맛	쓴맛	단맛	매운맛	짠맛
오지 (五志)	분노(화)	기쁨(웃음)	생각(근심)	슬픔(고통)	공포(놀람)
육사 (六邪)	풍사 (風邪)	열사 (熱邪)	습사 (濕邪)	조사 (燥邪)	한사 (寒邪)

간
(肝) 기·혈의 순환을 조절하고 혈액을 저장한다.

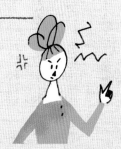

간의 주요한 기능 가운데 하나는 기·혈을 막힘 없이 순조롭게 몸에서 돌게 하는 것이다. 간이 순환을 조절하는 이 기능을 '소설(疎泄)'이라 하고, 이 기능이 정상이면 스트레스가 쉽게 해소되어 정신과 의식이 정상으로 유지된다고 보는 것이다.

그러나 간은 역으로 스트레스를 받기 쉬운 장기이기 때문에 스트레스가 심하면 약해져 버리고 기의 흐름도 부족해진 결과, 마음이 우울하거나 기의 흐름이 막혀 화가 나고 짜증스러운 기분이 된다.

또한 간은 안정한 시기에는 혈액을 저장하고, 활동 시에는 그 혈액을 방출함으로써 혈액이 필요한 신체 부위로 보내는 작용도 한다. 손발톱, 근육, 눈은 간과 연관성이 깊은 부위로, 간이 상하여 혈액을 통한 영양 공급이 부족할 때는 손발톱이 물러지거나, 근육에 경련이 일어나거나, 눈이 쉽게 피로해지기도 하여 각각의 기능이 원활해지지 못한다. 따라서 손발톱과 힘줄·근육, 눈의 상태는 간의 상태를 잘 보여 주는 것이다.

심 (心)

온몸에 혈액을 순환시키고, 정신과 의식을 조절한다.

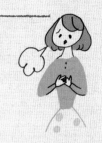

심장은 혈액을 온몸으로 순환시킨다. 마치 펌프와도 같이 혈액을 온몸으로 보내는 작용을 한다. 혈액을 순환시켜서 영양분을 온몸 구석구석에 보내는 것이다. 이와 함께 혈액을 생성시키는 작용도 하고, 체열을 밖으로 내보내기도 한다. 이러한 기능에 이상이 생기면 가슴이 두근거리거나 숨이 차는 증상을 보이기도 하고, 몸이 차가운 냉증의 체질을 보이기도 한다.

심장은 또한 '신지(神志)'를 주관한다고 본다. 이때 신지는 '정신'과 '의식'을 말한다. 심장은 그것들을 통제하고 청명한 상태를 유지하도록 기능하는 것이다. 따라서 사람의 정신 활동은 심장의 기능에 의한 것이다.

또 얼굴도 심장과 깊은 관계가 있는데, 심장이 정상이면 얼굴의 혈색이 빛이 나지만, 이상이 생기면 안색이 붉어지거나 생기가 없어 보이면서 창백한 얼굴로 변한다. 또 입안의 혀도 심장과 깊은 관계가 있다. 심장이 나빠지면 미각이 이상해지고 혀가 잘 굴려지지 않아 발음이 분명하지 않는 경우도 있다.

 비 (脾)

음식물을 소화 및 흡수하여 영양분을 온몸에 보낸다.

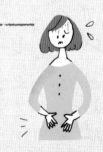

비(또는 소화기관)는 음식물을 소화 및 흡수하여 폐(허파)에서 얻어진 자연계의 기(氣)와 합하여 기(氣)·수(水)를 생성하고 온몸에 영양분을 보내는 '운화(運化)'라는 소화 활동을 한다. 비에서 생성된 기·수를 바탕으로 심장이 혈액을 생성하는 등 다른 장기는 비가 생성한 영양에 의해 기능한다.

비가 약해지면 식욕부진과 설사, 부종 등의 증상이 나타나지만, 영양분을 생성해 온몸으로 보내는 비의 기능이 저하되면 기·혈·수가 부족하여 다른 장기의 기능도 나빠져서 결과적으로 피로감이 가시지 않고 기력이 없는 등 여러 증상을 일으킨다.

또한 혈액이 맥관(脈管)(혈관과 림프관)에서 새어 나오지 않도록 통솔, 조정하는 '통혈(統血)'의 기능도 있다. 만약 이 기능이 순조롭지 못하면 염증이 없음에도 불구하고 비출혈(鼻出血)(코피)이나 피하출혈(皮下出血), 부정성기출혈(不正性器出血)이 생긴다.

비의 이상이 쉽게 드러나 보이는 곳은 입안과 입술이다. 비의 상태가 좋은 경우에는 식사를 맛있게 즐길 수 있지만, 안 좋은 경우에는 몸에 기력을 불어넣기 어렵거나 입술의 색상이나 윤기가 나빠지기도 한다.

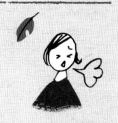

폐(肺) 호흡을 조절하여 외부로부터 나쁜 기의 침입을 방지한다.

폐는 호흡을 주관하는 기능이 있는 장기이다. 자연에서 공기를 호흡해서 그 속에 있는 맑은 기를 체내로 흡수해 체내에 있는 오염된 기를 밖으로 배출시킨다. 또한 기·수를 온몸에 보내고, 남아도는 수분은 땀으로 배출시키거나 방광으로 내보내는 등 수분의 대사를 보조하는 작용도 한다.

이때 기·수를 몸 안에서 몸 밖으로 발산시킴으로써, 온몸을 돌다가 탁해진 기를 배출하거나 땀을 내보내는 기능을 '선발(宣發)'이라고 한다. 이 기능은 피부의 탄력성과 윤기를 가져다주거나, 외부로부터 나쁜 기의 침입을 방지하는 기능과 관련되어 있다. 따라서 폐가 약해지면 체온 조절이 어려워지거나 감기에 쉽게 걸리기도 한다.

호흡을 통해 기를 몸속에서 끌어내리거나 남아도는 수분을 방광으로 내보내는 기능은 '숙강(肅降)'이라고 한다. 이 기능이 원활하지 못하면, 오줌의 양이 줄어들어 몸이 붓는 증상이 나타난다.

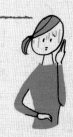

신(腎) 생명 에너지를 저장하고, 심신의 성장, 발육, 생식을 조절한다.

신장은 부모로부터 받은 생명의 근원인 '선천적 기'를 저장하는 장기이다. 이 작용이 원활하면 심신의 성장과 발육도 순조롭게 진행된다고 본다. 생식과 노화가 적절하게 이뤄지도록 조절하는 기능을 한다. 따라서 신장이 약해지면 임신이 어렵거나 다리와 허리가 약해지는 등의 노쇠 현상이 나타나기도 한다.

필요한 수분은 저장하고, 불필요한 수분은 배출하는 등 수분을 조절하는 기능도 신장의 기능이다. 배뇨 이상, 부종을 일으키는 요인에는 신장 기능의 이상이 있다. 또, 폐를 도와 내쉬는 숨을 억제하는 기능도 있다.

신장의 상태는 머리카락, 뼈와 이, 귀에서도 잘 드러난다. 신장의 상태가 좋으면 머리카락에 윤기가 돌고, 골격과 치아도 반듯하고, 귀에 소리도 잘 들린다.

신장의 부족한 기력은 비 등이 만들어 낸 영양분인 '후천적인 기'에 의해 보충되지만, 선천적인 기는 나이가 들어감에 따라 쇠퇴한다. 따라서 노년이 되면 백발과 탈모가 늘어나고, 뼈와 치아가 약해지고, 귀로 소리도 잘 들리지 않는 현상이 나타난다.

🌿 육부(六腑)란?

육부(六腑)는 오장과 표리 관계로서 짝을 이루는 '담·소장·위·대장·방광·삼초'의 6개 기관을 지칭한다. 각각 속이 빈 '관(管)'과 '대(袋)(주머니)'라고 하여 입에서 섭취된 음식물을 받아들여 소화 및 흡수한다. 필요한 것, 불필요한 것을 분별하여 찌꺼기를 체외로 배출하여 장의 기능을 보조한다.

담(膽)	짝을 이루는 관계의 장기는 간이다. '간에 남은 기'로 생성되는 담즙을 저장하고 소장에 보내서 소화 기능을 촉진한다. 담즙의 분비는 간에 의해 조절된다. 또, 간의 신진대사를 돕고 간과 협조하여 정신 기능을 도와주는 기능도 있다. 담이 주관하는 것은 '결단'으로 사물을 판단하고 결정한다.
소장 (小腸)	위쪽으로는 위가 있고, 아래쪽으로는 대장으로 이어져서 위에서 운송된 음식물을 영양인 '청(淸)'과 노폐물인 '탁(濁)'으로 분별한다. 해부학적으로 소장과 동일한 작용을 한다. 영양인 '청'은 비(소화기관)로, 찌꺼기인 '탁'은 대장으로, 또 남아도는 수분은 방광으로 운송된다. 짝을 이루는 관계의 오장은 심장(心臟)이다.
위(胃)	입으로 들어간 음식물을 처음으로 소화하여 소장에 보낸다. 짝을 이루는 관계의 오장은 비(脾)이다. 비위(脾胃)는 음식물과 깊이 관련된, 몸의 기·혈이 생성되는 장소이다. 비는 들어서 올리는 작용, 위는 내려가게 하는 작용이 있어 상호 균형을 유지하면서 서로 협력하고 다른 오장과 육부에 생명 활동의 원천인 영양을 공급한다.
대장 (大腸)	소장에서 분별되어 운송된 찌꺼기인 '탁'을 받아들여 수분을 재흡수하고 남은 찌꺼기는 대변의 형태로 몸 밖으로 배출한다. 짝을 이루는 관계에 있는 폐의 수분 대사 작용을 돕는 기능도 있어 폐의 숙강(肅降) 작용은 대변의 배출과도 연관이 있다.
방광 (膀胱)	짝을 이루는 관계의 오장은 신장이다. 해부학적으로는 방광과 거의 동일한 작용을 한다. 신장의 수분 조절 작용을 도와주면서 불필요한 수분을 소변의 형태로 만들어 저장하였다가 몸 밖으로 배출한다. 대부분의 역할은 신장과 관련되어 있다. 따라서 신장의 기능이 저하되면 방광의 기능도 저하되어 배뇨에 이상이 생기기도 한다.
삼초 (三焦)	기(氣)와 수(水)의 통로이다. 몸속 오장(五臟)과 육부(六腑)의 틈새 공간에 해당하는 부분이다. 오장 중에서 짝을 이루는 관계에 있는 장기는 없다.

'부조(不調)'가 생기는 세 요인

기·혈·수와 오장육부의 기능에 균형이 상실되면 몸의 건강에 '부조(不調)', 즉 이상 증세나 병이 생기기 쉽다. 그 기능의 균형을 상실시키는 '외인(外因)'(외부 요인), '내인(內因)'(내부 요인), '불내외인(不內外因)'(내외 원인 밖의 요인)의 세 가지 요인을 합쳐서 '삼인(三因)'이라고 한다.

🍃 몸 밖으로부터 침입하는 '외인(外因)'

외인(外因)은 외부로부터 몸에 침입하는 병, 즉 외감병(外感病)을 일으키는 자연계에 본래 존재하는 '사기(邪氣)'를 말하는 것으로 '외사(外邪)'라고도 한다. 이 외사에는 '풍사(風邪)', '한사(寒邪)', '서사(暑邪)', '습사(濕邪)', '조사(燥邪)', '화사(火邪)'의 6종류가 있는데, 이를 '육음(六淫)*'이라고 한다.

* 육음은 '외감육음(外感六淫)'이라고 한다. 이때 풍(風), 한(寒), 서(暑), 습(濕), 조(燥), 화(火) 등 자연계 기후 현상의 특성을 내포한 여섯 가지(氣)를 '육기(六氣)'라고 하는데, 이는 '외감육음'의 병인(病因)이 된다(《대한한의학회 표준한의학용어집 2.1》).

· 풍사(風邪) : 육기(六氣) 중 풍(風)의 사기(邪氣)가 몸 표면으로부터 체내로 침입해 들어와 주로 상반신을 상하게 하여 발열, 발한, 두통, 콧물, 목 통증을 일으킨다. 또 이동성의 통증과 가려움증도 유발한다. 이 풍사는 '풍한(風寒)', '풍습(風濕)', '풍열(風熱)'등 다른 사기(邪氣)와 합병되기 쉬운 것이 특징이다.

· 한사(寒邪) : 육기 중 한(寒)의 사기로서 겨울이나 냉방의 추위가 체내의 기능을 떨어뜨린다. 기와 혈의 순환을 저해하여 발한을 막아 근육을 경직시킨다.

· 서사(暑邪) : 육기 중 서(暑)의 사기로서 여름의 더위가 수분 대사를 깨뜨림으로써 구갈, 다한, 고열 등의 증상을 보이게 한다. 또한 육기 중 습(濕)을 동반하여 습사가 발병되기 쉽다.

· 습사(濕邪) : 육기 중 습(濕)의 사기로서 장마철에 장맛비가 내릴 때 습도가 높아짐에 따라서 몸에도 습기가 많아져 몸과 머리가 무거워진다. 현기증과 관절통이 생기기 쉽다. 습사는 비와 위장을 상하게 하여 소화 기능을 떨어뜨리고 식욕 부진을 일으킨다. 또한 습사에 의해 수분 대사가 막혀 버린 상태를 '수독(水毒)'이라 하고, 더욱이 심하게 막힌 상태를 '담음(痰飮)' 또는 '담(痰)*'이라고 한다.

* '담(痰)' 진액이 정상적으로 운행되지 못해 체내에 머물러 쌓여 있는 병리이다(《대한한의학회 표준한의학용어집 2.1》).

· 조사(燥邪) : 육기 중 조(燥)의 사기로서 건조한 공기는 특히 폐를 상하게 한다. 또한 기침, 목의 통증, 콧속의 건조증과 함께 피부에도 가려움증을 일으킨다.

· 화사(火邪) : 육기 중 화(火)의 사기로서 무더운 열기로 인해 생겨 '열사(熱邪)'라고도 한다. 진액(津液)을 소모하여 고열과 갈증 등 '열성(熱性)'의 증세를 일으킨다. 염증이 생기기 쉽고 정신 이상의 원인이 되기도 한다.

🍃 감정이 몸의 불안정을 일으키는 '내인(內因)'

내인(內因)이란 몸 안에 있는 감정이 병의 원인이 되는 것으로, '내사(內邪)'라고도 한다. 이 내인은 '희(喜)', '노(怒)', '우(憂)', '비(悲)', '사(思)', '공(恐)', '경(驚)'이라는 7종류의 감정(칠정)으로 나뉘어 각각 오장에 영향을 주면서 병을 일으킨다. 이것을 '칠정내상(七情內傷)'이라고 한다.

과도한 기쁨인 '희(喜)'는 심장에 무리를 주어 가슴의 두근거림과 초조함과 불면증을, 지나치게 성난 기운인 '노(怒)'는 간을 상하게 하여 두통과 눈의 충혈을, 근심인 '우(憂)'와 슬픔인 '비(悲)'는 폐를 상하게 하여 기침과 숨찬 증세를, 과도한 생각(고민)인 '사(思)'는 비를 상하게 하여 식욕부진과 위에 지장을, 공포심인 '공(恐)'과 놀람인 '경(驚)'은 위를 상하게 하여 기억력 감퇴와 탈모 등을 일으키는 것으로 본다.

🍃 일상생활에서 주의해야 할 '불내외인(不內外因)'

외인과 내인을 제외한 그 밖에 병의 요인을 '불내외인(不內外因)'이라고 한다. 불내외인에는 음식 섭취의 불균형인 '음식부절(飮食不節)', '노권(勞倦)', '방로(房勞)', '외상', '기생충' 등이 있다. 이때 '음식부절(飮食不節)'은 차가운 음식과 기름기가 많은 음식을 조절하지 못하고 과하게 섭취하는 폭음폭식 등 식생활의 습관으로서 위와 비의 기능을 해치게 하는 요인이다. 또 '노권(勞倦)'은 과도한 육체적, 또는 정신적인 노동으로서 심신이 항상 피곤한 상태로 만드는 요인이다. 그리고 '방로(房勞)'는 무절제한 성행위를 말하는 것으로 '신기(腎氣)'(정력)를 손상시키는 병의 요인이다.

체질에 따라 발생하기 쉬운 증세

사람은 각자의 체질에 따라 '감기에 잘 걸린다', '배탈이 자주 난다' 등과 같이 몸에 발생하기 쉬운 병리적인 증상이 있다. 자신의 체질을 잘 알면 몸에 발생하기 쉬운 병증과 그 예방법을 아는 데 도움이 될 것이다.

체질은 현재 심신의 상태를 나타내지만, 두 종류 이상으로 나타날 수도

앞서 14쪽에서 설명하였지만, 기·혈·수의 균형 상태를 살펴보아 현재 자신의 몸 상태를 알아볼 수 있다. 이 책에서는 체질을 알기 쉽게 총 8종류로 분류하여 설명한다. 먼저 각 체질의 특성들을 살펴본 뒤 자신이 어느 체질에 해당하는지 판단해 보길 바란다.

자신의 체질을 알면, 체질에 맞는 생활과 식사를 함으로써 병증의 악화를 예방할 수 있다. 다만, 체질은 자신의 현재 몸의 상태를 보여 주는 것일 뿐 항상 같은 상태를 보이는 것은 아니다. 체질은 계절이나 생활 습관, 식생활, 나이 등에 따라서 변화하여 한 사람에게서도 여러 종류가 나타나기도 한다. 따라서 자신의 몸에서 잘 나타나는 증세들을 잘 파악해 두는 것이 좋다.

기·혈·수의 균형으로 나눈 8종류의 체질

기허(氣虛)
기(氣)가 부족한 상태. 체력과 기력이 모두 떨어져 쉽게 피로해지고, 식욕부진과 함께 소화 흡수의 기능도 저하된다.

기체(氣滯)
기(氣)의 운행이 원활하지 못하고 정체된 상태. 복부 팽만감과 목이 막힌 느낌, 초조, 불안, 우울증의 증세가 나타난다.

혈허(血虛)
혈액이 부족하여 몸의 각 부위에 영양 공급이 부족한 상태. 안색이 나쁘거나 눈이 피로하고, 머리카락이나 피부가 푸석푸석하면서 윤기가 없고 거칠다. 근육 경련이 잘 일어나고 월경의 주기도 길어지는 등의 증세가 나타난다.

어혈(瘀血)
혈액이 체내에서 응어리지거나 하여 혈행에 장애가 발생하여 순환이 정체되어 생기는 포괄적인 증세. 몸의 통증, 피부 트러블, 여성의 생리불순, 월경곤란증(생리통) 등의 다양한 증상을 일으킨다.

수독(水毒)/ 수체(水滯)
수분이 정체되어 순환이 나쁜 상태. 수분 대사가 나쁘고 몸이 냉하기 쉽다. 몸이 쉽게 붓는 것이 특징이다.

양허(陽虛)
몸을 따뜻하게 하는 양기(陽氣)가 부족하거나 약한 상태. 권태감이 쉽게 생기고 추위를 잘 타서 겨울에 약하고 몸이 냉하기 쉬운 경향이 있다. 냉증에 의한 요통과 관절통, 복통, 설사 등의 원인이 되기도 한다.

음허(陰虛)
몸에 진액(津液), 정(精), 혈(血) 등을 생성시키는 음기(陰氣)가 부족한 상태. 입, 목의 건조, 혈액이 머리로 오르는 증세, 얼굴 홍조 등의 열증인 '허열(虛熱)'이 나타난다.

실열(實熱)
외인 또는 내인에 의해 몸에 열이 있는 상태. 더위를 잘 타서 땀을 잘 흘리고, 얼굴이 붉은빛을 띠고 눈빛이 붉어지는 등의 특징을 보이고, 염증과 정신적인 증상의 원인이 된다. 단 위에서 언급한 음허에 의한 허열은 제외한다.

※ 체질은 이보다 더 많이 세분될 수도 있지만, 이 책에서는 8종류로 분류한다.

기허(氣虛)

기허(氣虛)의 특징

□ 몸이 나른하다(온몸).

□ 쉽게 피로하고 무기력하다.

□ 피로하면 불쾌해지고, 휴식하면 이내 좋아진다(온몸).

□ 기분이 쉽게 나빠지고 무력감이 든다 (온몸·폐).

□ 종일이나 식후에 졸음이 온다(온몸·비). 식욕이 감퇴하고 산뜻한 음식을 좋아한다. 식사량을 채우지 못한다. 식후에는 몸이 처지기 쉽다(비).

□ 감기에 걸리기 쉽다(폐).

□ 눈과 목소리에 힘이 없다. 말수가 적어지고 소극적이다(심장, 폐).

※ ( )안은 '오장(五臟)' 중 특히 관련이 있는 장기이다. (온몸)은 오장 전체와 관련되어 있다.

생명 에너지가 부족하다!

몸에 기가 부족한 것이 '기허(氣虛)'이다. 기가 부족하면 기의 생리적인 작용 가운데 주로 혈액순환과 신진대사 등 순환의 '추동(推動)'(추진력) 작용이 저하된다.

이 추진력이 떨어지면 권태감, 의욕 저하 등의 온몸 증상과 더불어 오장의 여러 생리적인 활동이 저하된다. 비로부터는 식욕부진과 위장의 거북함 등이, 폐로부터는 감기에 걸리기 쉽다거나 기침이 나고 호흡이 고통스러운 증상이, 신장으로부터는 빈뇨와 다뇨 등이 유발된다. 특히 비의 기가 허약하면 내려가는 기운이 많고 올라가는 기운은 적어 '기기(氣機)'가 아래로 내려가는, '기함(氣陷)'이라는 병리가 나타나 기허 증상 외에도 내장이 아래로 처지거나 만성적으로 설사하는 일 등이 생긴다.

기허를 치료하는 데는 부족한 기를 보충하는 '보기약(補氣藥)'을 쓰고, 주로 기의 생성을 담당하는 폐와 비의 기를 보충함으로써 기허의 증상을 개선해 나간다.

이 체질에 맞는 한약재(漢藥材)와 한방약(漢方藥)

기체(氣滯)

 기체(氣滯)의 특징

☐ 불안감과 불만이 생기고 자주 한숨을 쉰다(폐·간)

☐ 가슴, 겨드랑이, 배에 압박감과 통증이 있다(폐·간).

☐ 목이 답답하고 조이는 듯한 느낌이 든다(폐·간).

☐ 짜증스럽게 화가 난다(간).

☐ 잠에서 깨어나 일어나는 것이 힘들다(간).

☐ 방귀와 트림이 나온다(간·비).

☐ 긴장할 때나 스트레스를 느낄 때 몸 상태가 나빠진다(온몸).

☐ 오전에 몸의 상태가 나빠진다(간).

☐ 탄산수를 좋아한다(비·위).

☐ 월경 전에 불쾌해진다(간).

☐ 복부에 팽만감이 있다(비).

※ ( )안은 '오장(五臟)' 중 특히 관련이 있는 장기이다. (온몸)은 오장 전체와 관련되어 있다.

기의 운행이 방해를 받고 있다

기(氣)는 몸 곳곳으로 순환하면서 에너지를 전달하는데, 그 기의 운행이 방해를 받아 원활히 진행되지 못하고 '울체(鬱滯)'*되는 것을 '기체(氣滯)'라고 한다.

이 기체는 긴장을 잘 해소하지 못하거나 식생활이 불규칙하거나 외사(19쪽 참조)가 침입하는 등의 요인으로 생긴다. 기의 운행이 방해를 받거나 우울증, 싫증 등 정신적인 증상이 나타난다. 특히 봄에 신체 리듬이 깨지는 경우가 많고, 이 상태가 계속 지속되면 혈액과 진액의 순환마저 울체되어 '어혈(瘀血)'과 '수독(水毒)'을 일으키기도 한다. 따라서 기체 상태에서는 자기 나름대로 기분을 전환하는 방법을 찾아서 스트레스가 쌓이지 않도록 주의해야 한다.

기체의 치료는 시호(柴胡)와 향부자(香附子), 지실(枳實), 진피(陳皮) 등의 한약재를 배합하여 조제한 '이기약(利氣藥)'*을 써서 기의 운행을 개선한다.

* 울체(鬱滯) : 기혈(氣血)이 한 곳에 몰려 풀리지 못하거나 정체되는 병증.
* 이기약(利氣藥) : 기의 운행을 개선하는 약.

 이 체질에 맞는 한약재(漢藥材)와 한방약(漢方藥)

한약재(漢藥材)

· 회향(茴香)…33쪽
· 울금(鬱金)…34쪽
· 지실(枳實)…50쪽
· 향부자(香附子)…59쪽
· 후박(厚朴)…61쪽
· 시호(柴胡)…67쪽
· 사인(砂仁)*…80쪽
· 자소엽(紫蘇葉)…89쪽
· 진피(陳皮)…98쪽
· 반하(半夏)…111쪽

한방약(漢方藥)

· 안중산(安中散)…218쪽
· 가미소요산(加味逍遙散)…177쪽
· 궁귀조혈음(芎歸調血飮)…188쪽
· 향소산(香蘇散)…246쪽
· 시호가용골모려탕(柴胡加龍骨牡蠣湯)…216쪽
· 사역산(四逆散)…207쪽
· 신비탕(神祕湯)…217쪽
· 청상방풍탕(淸上防風湯)…239쪽
· 반하후박탕(半夏厚朴湯)…199쪽
· 억간산(抑肝散)…219쪽

* 사인(砂仁): '축사(縮砂)'의 씨를 이르는 한방 용어이다.

혈허(血虛)

 ## 혈허(血虛)의 특징

□ 집중력이 없어진다(심장).

□ 심계(心悸)*가 있다(심장).

□ 피곤한데 잠이 잘 안 온다.
   잠기운이 남는다. 꿈만 꾼다(심장).

□ 눈이 피로하기 쉽다(간).

□ 월경의 양이 적고, 월경 주기도 길다(간).

□ 안색이 나쁘고 피부에 윤기가 없다(온몸).

□ 머리카락이 잘 빠지고 푸석푸석하다. 비듬이 잘 나오고 피부가 건조해 거칠다(온몸).

□ 어지럽고 일어설 때 현기증이 난다(온몸).

□ 손발톱이 무르고 금이 생기거나 손거스러미가 잘 생긴다(온몸).

□ 근육이 잘 뭉친다(온몸).

* 심계(心悸) : 가슴이 두근거리며 불안해지는 증세.

※ ( )안은 '오장(五臟)' 중 특히 관련이 있는 장기이다. (온몸은 오장 전체와 관련되어 있다.

혈액이 부족해 혈의 작용이 저하

혈허(血虛)는 혈액이 부족해 영양이 부족한 상태이다. 위와 비의 소화 및 흡수 작용이 떨어져 혈액이 감소하거나 출혈 과다 등으로 생긴다.

안색이 나쁘고 생기가 없고, 눈이 침침하고 이명이 생기며, 머리가 흔들거리는 등의 증상이 나타난다. 특히 여성은 월경에 따라 혈액이 부족해지는 경향이 있다. 정신적 피로와 무리한 다이어트로 인한 영양 부족, 밤새 잠을 뒤척이는 수면 부족, 편식 등도 혈허의 요인이기 때문에 주의해야 한다.

또한 혈허가 생기면 피로함에도 잠이 잘 오지 않는 증세가 악순환된다. 혈허의 치료는 보혈(補血) 작용이 있는 당귀(當歸)와 지황(地黃) 등의 한약재를 배합한 처방을 사용한다.

 ## 이 체질에 맞는 한약재(漢藥材)와 한방약(漢方藥)

한약재(漢藥材)

· 하수오(何首烏)…42쪽
· 산조인(酸棗仁)…73쪽
· 지황(地黃)…75쪽
· 작약(芍藥)…78쪽
· 대조(大棗)…91쪽
· 당귀(當歸)…101쪽
· 용안육(龍眼肉)…124쪽
· 모려(牡蠣)…133쪽

한방약(漢方藥)

· 온청음(溫淸飮)*…225쪽
· 가미귀비탕(加味歸脾湯)…176쪽
· 귀비탕(加味歸脾湯)…189쪽
· 산조인탕(酸棗仁湯)…208쪽
· 사물탕(四物湯)…207쪽
· 십전대보탕(十全大補湯)…218쪽
· 소경활혈탕(疎經活血湯)…210쪽
· 당귀음자(當歸飮子)…191쪽

· 당귀사역가오수유생강탕(當歸四逆加吳茱萸生薑湯)…190쪽
· 당귀작약산(當歸芍藥湯)…191쪽
· 인삼양영탕(人蔘養榮湯)…230쪽

* 온청음(溫淸飮) : '해독사물탕(解毒四物湯)'이라고도 한다.

어혈(瘀血)

 ## 어혈(瘀血)의 특징

- □ 안색과 입술이 붉고 거무스레하고, 다크 서클이 생기기 쉽다(온몸).
- □ 피부가 쉽게 거칠어지고 기미가 생기고, 생기도 없고 색소침착(色素沈着)*이 생기기 쉽다(온몸).
- □ 혀와 잇몸이 보라색이거나 검붉은색이고, 혀 속의 정맥이 두껍다(온몸).
- □ 감정의 기복이 심해지며, 특히 월경 전에 더 심하다(간).
- □ 목 결림, 어깨 결림이 심하고 늘 같은 부위가 아프다(온몸).
- □ 월경통이 심하고, 월경 주기가 불순하다(간).
- □ 만성적인 스트레스가 있다(온몸).
- □ 병세가 길어진다. 수치질 등의 특이한 병과 수술력이 있을 때 생긴다(온몸).
- □ 밤이 되면 통증이 심해진다(온몸).
- □ 비교적 근육질이다(온몸).

* 색소침착(色素沈着) : 색소가 장기나 조직에서 비정상적으로 생기는 증세.
※ ( )안은 '오장(五臟)' 중 특히 관련이 있는 장기이다. (온몸)은 오장 전체와 관련되어 있다.

혈액의 운행이 저해되어 정체된다

혈액이 흐르지 못하고 탁해져서 점성도가 높아진 상태이다. 냉기와 운동 부족, 불규칙한 생활, 편식으로 인한 '기체(氣滯)'와 '기허(氣虛)' 등으로 인해 발생할 뿐만 아니라, 타박상, 관절 염좌 등의 외상과 출혈로 인한 '혈허(血虛)'가 '어혈(瘀血)'로 바뀌기도 한다. 혈액이 어혈로 변하면 본래 혈액의 기능을 상실하여 종기와 통증 등 병의 원인이 된다.

어혈의 특징은 안색이 검게 변하고, 눈에 다크서클이 생기고, 잇몸이 자색 또는 검붉은색이 된다. 복부를 압박하는 복통이 생길 수도 있다. 여성은 임신, 출산을 위한 신체의 구조적인 특성상 남성보다도 어혈이 쉽게 발생하기 때문에 냉기에는 더욱더 주의가 필요하다.

어혈의 치료에는 혈액의 운행을 좋게 하는 '활혈(活血)*'과 어혈을 없애는 '화어(化瘀)'를 위하여 '활혈화어약(活血化瘀藥)*'을 쓴다.

* 활혈(活血) : 혈액 순환을 촉진하는 치료법의 일종. 한국에서는 '행혈(行血)'이라고 한다.
* 활혈화어약(活血化瘀藥) : '행혈약(行血藥)', '구어혈제(驅瘀血劑)'라고도 한다.

이 체질에 맞는 한약재(漢藥材)와 한방약(漢方藥)

한약재(漢藥材)

- · 울금(鬱金)…34쪽
- · 현호색(玄胡索)…35쪽
- · 홍화(紅花)…58쪽
- · 우슬(牛膝)…62쪽
- · 작약(芍藥)…78쪽
- · 천궁(川芎)…85쪽
- · 천골(川骨)…86쪽
- · 대황(大黃)…90쪽
- · 당귀(當歸)…101쪽
- · 도인(桃仁)…102쪽
- · 목단피(牡丹皮)…119쪽

한방약(漢方藥)

- · 온경탕(溫經湯)*…224쪽
- · 을자탕(乙字湯)…229쪽
- · 가미소요산(加味逍遙散) …177쪽
- · 궁귀조혈음(芎歸調血飮) …188쪽
- · 계지복령환(桂枝茯□丸)*…185쪽
- · 소경활혈탕(疎經活血湯)…210쪽
- · 치두창일방(治頭瘡一方)*…241쪽
- · 도핵승기탕(桃核承氣湯)*…195쪽

* 온경탕(溫經湯) : '조경산(調經散)'이라고도 한다.
* 계지복령환(桂枝茯苓丸) : '탈명환(奪命丸)'이라고도 한다.

* 치두창일방(治頭瘡一方) : '두창(頭瘡)'을 치료하는 하나의 처방이라는 뜻이다.
* 도핵승기탕(桃核承氣湯) : '도인승기탕(桃仁承氣湯)'이라고도 한다.

수독(水毒)

수독(水毒)의 특징

☐ 몸이 붓기 쉽고 무겁고 나른하다(온몸).

☐ 비가 오기 전이나 비가 오거나 흐리면 몸 상태가 안 좋아진다(온몸).

☐ 살이 잘 찌지만 체지방이기 쉽다(온몸).

☐ 입이 바짝 잘 달라붙고 혀가 희게 붓는다 (온몸).

☐ 두통, 관절통 등의 통증이 나고, 비가 오기 전에는 심해진다(온몸).

☐ 배뇨량이 비교적 적다(온몸).

☐ 손과 발이 늘 땀이 차 있다(온몸).

☐ 기름기가 있는 식사를 좋아한다(온몸).

☐ 전체적으로 몸이 차가워지기 쉽다(온몸).

※ ( )안은 '오장(五臟)' 중 특히 관련이 있는 장기이다. (온몸)은 오장 전체와 관련되어 있다.

진액이 정체되어 순환이 나빠진다

몸에 수분을 제공하는 진액의 운행이 막혀 있는 상태이다. 수분 대사가 원활하지 못하여 수분이 정체되어 있어 몸이 차가워지기 쉽고 붓기가 쉽다. 지방이 축적되기 쉬워 살이 잘 찌고 비가 오거나 흐린 날에는 몸의 상태가 나빠지는 경향도 보인다.

또한 진액의 순환이 나빠짐으로써 '담음(痰飮)' 또는 '담(痰)'이라는 질병의 원인 요소를 체내에서 만들기도 한다. 그 결과 담음이 새롭게 몸의 건강 상태를 해치는 원인이 된다. 수독 상태의 사람은 찬 음식을 과하게 섭취하지 않도록 하여 몸이 차가워지는 것을 예방해야 한다.

수독에 의한 폐의 장애에는 마황(麻黃)을, 비에는 복령(茯苓)을, 신장에는 택사(澤瀉) 등의 한약재를 사용하여 수분 대사를 조절하는 등의 치료를 진행한다.

이 체질에 맞는 한약재(漢藥材)와 한방약(漢方藥)

한약재(漢藥材)

· 길경(桔梗)…48쪽
· 육계(肉桂)…56쪽
· 후박(厚朴)…61쪽
· 우슬(牛膝)…62쪽
· 창출(蒼朮)…87쪽
· 택사(澤瀉)…92쪽
· 천남성(天南星)…97쪽
· 진피(陳皮)…98쪽
· 천마(天麻)…99쪽

· 백지(白芷)…107쪽
· 반하(半夏)…111쪽
· 백출(白朮)…113쪽
· 복령(茯□)…115쪽
· 마황(麻黃)…120쪽
· 의이인(薏苡仁)…123쪽

한방약(漢方藥)

· 월비가출탕(越婢加朮湯)…227쪽
· 계지가출부탕(桂枝加朮附湯)…184쪽
· 우차신기환(牛車腎氣丸)…226쪽
· 청폐탕(清肺湯)…241쪽
· 당귀작약산(當歸芍藥散)…191쪽

· 이출탕(二朮湯)…230쪽
· 반하후박탕(半夏厚朴湯)…199쪽
· 반하백출 천마탕(半夏白朮天麻湯)…198쪽
· 방기황기탕(防己黃耆湯)…199쪽
· 영계출감탕(苓桂朮甘湯)…222쪽

양허(陽虛)

양허(陽虛)의 특징

- ☐ 추위를 매우 잘 타고 두꺼운 옷과 난방을 좋아한다(온몸).
- ☐ 겨울에 신체 리듬이 깨지기 쉽고, 추워지면 움직이기 싫어진다(온몸).
- ☐ 잠을 자도 피로가 잘 풀리지 않는다. 아침에 일어나기가 힘들다. 뭐든 하기가 싫다(온몸).
- ☐ 안색이 창백하다(온몸).
- ☐ 땀이 잘 나지 않고 몸이 잘 붓는다(온몸).
- ☐ 성욕이 일어나지 않는다(신장).
- ☐ 오줌의 양이 많고 한밤중에 배뇨가 잦다(신장).
- ☐ 설사 경향이 있는데, 찬 음식을 먹으면 더 심해진다(비).
- ☐ 따뜻한 음료와 음식을 좋아한다(비).
- ☐ 요통과 관절통이 몸을 따뜻하게 하면 누그러진다(온몸).

※ ( )안은 '오장(五臟)' 중 특히 관련이 있는 장기이다.
(온몸)은 오장 전체와 관련되어 있다.

몸을 따뜻하게 하는 힘이 약하다

체열(體熱)의 근원이 되는 양기가 부족한 상태이다. 기(氣)의 기능 중 하나인 몸을 따뜻하게 하여 제 기능을 촉진하는 '온후작용(溫煦作用)'이 저하된 상태이다. 스트레스나 허약 체질 등이 원인이며, 몸을 따뜻하게 하는 기력이 부족하다.

보통 기허(氣虛)가 양허(陽虛)로 발전되는 경우도 많고, 심장의 기허가 지속되면 심장에 양허를, 비의 기허가 지속되면 비에 양허를 일으킨다. 또한 양허 체질은 근본적으로 신장도 양허한 상태이다.

추위로 몸이 차가워지는 겨울에는 몸에 부조화가 일어나기 쉽고, 냉기로부터 요통과 관절통, 부기와 어깨 결림 등이 발생하기 쉽다. 겨울에 감기에 잘 걸리는 사람이 이러한 체질이다.

양허를 개선하기 위해서는 몸을 따뜻하게 하여 부족한 양기를 보충하는 치료를 진행해야 한다.

 이 체질에 맞는 한약재(漢藥材)와 한방약(漢方藥)

한약재(生藥)

- 회향(茴香)…33쪽
- 부자(附子)…116쪽
- 애엽(艾葉)…41쪽
- 고량강(高良薑)*…126쪽
- 건강(乾薑)…46쪽
- 육계(肉桂)…56쪽
- 오수유(吳茱萸)…63쪽
- 세신(細辛)…68쪽
- 산초(山椒)…72쪽
- 정향(丁香)…95쪽

한방약(漢方藥)

- 안중산(安中散)…218쪽
- 계지가출부탕(桂枝加朮附湯)…184쪽
- 우차신기환(牛車腎氣丸)…226쪽
- 소청룡탕(小靑龍湯)…212쪽
- 진무탕(眞武湯)*…238쪽
- 대건중탕(大建中湯)…193쪽
- 당귀사역가오수유생강탕(當歸四逆加吳茱萸生薑湯)…190쪽
- 인삼탕(人蔘湯)…231쪽
- 팔미지황환(八味地黃丸)…243쪽
- 영계출감탕(苓桂朮甘湯)*…222쪽

* 고량강(高良薑) : '양강(良薑)'이라고도 한다.
* 진무탕(眞武湯) : '현무탕(玄武湯)'이라고도 한다.

* 영계출감탕(苓桂朮甘湯) : '복령계지백출감초탕(茯苓桂枝白朮甘草湯)', '계령감출탕(桂苓甘朮湯)'이라고도 한다.

음허(陰虛)

음허(陰虛)의 특징

- ☐ 목이 마르기 쉽고 갈증이 난다(온몸).
- ☐ 피가 머리 위로 오르기 쉽고, 손발이 달아오른다(온몸).
- ☐ 볼이 빨갛다(온몸).
- ☐ 오줌량이 적고, 그 색이 진하다(온몸).
- ☐ 잠잘 때 땀을 흘린다(온몸).
- ☐ 저녁에서 밤에 걸쳐 몸이 달아오르고 미열이 나고, 점차 심해진다(온몸).
- ☐ 잠을 잘 자지 못하고 한밤중에 깬다. 잘 자지 못한다(온몸·심장).
- ☐ 헛기침이 나오거나 길게 이어진다(폐).
- ☐ 변비에 걸리기 쉽고 데굴데굴한 대변이 나온다(대장).
- ☐ 성욕이 강하고 흥분하기 쉽고 쉽게 지친다(신장).

※ ( )안은 '오장(五臟)' 중 특히 관련이 있는 장기이다.
(온몸은 오장 전체와 관련되어 있다.)

체액(진액)이 부족하다

음허(陰虛)는 진액이 부족하고 건조한 상태이다. 피부와 점막, 내장, 관절 등 몸에 수분을 공급하여 열을 내리는 작용이 상실되어 열이 머리 위로 올라가는 증상과 갈증, 피부의 건조, 배뇨량 감소, 변비 등이 발생한다.

심장의 음허에서는 가슴 두근거림, 숨참, 볼살 홍조, 불면 등의 증상이 보인다. 폐의 음허에서는 헛기침이 자주 나고, 신장의 음허에서는 현기증과 이명, 손발이 달아오르거나 한다. 장기간의 스트레스, 수면 부족, 불규칙한 성생활은 신장에 음허를 일으키기 쉽다.

음허는 건조한 가을철에 이상 증세를 일으키기 쉬운 탓에 스트레스나 수면 부족에 주의해야 한다. 혈허에서 발전할 수도 있는 음허는 사실 혈허보다도 더 위험한 상태의 질병이다.

음허의 상태는 음기를 보충하는 '보음약(補陰藥)' 을 써서 치료하는데, 인삼(人蔘)이나 맥문동(麥門冬) 등의 한약재를 배합하여 처방한다.

  이 체질에 맞는 한약재(漢藥材)와 한방약(漢方藥)

한약재(生藥)

- 황백(黃柏)…38쪽
- 괄루근(栝樓根)…45쪽
- 괄루인(栝樓仁)…45쪽
- 지황(地黃)…75쪽
- 천문동(天門冬)…100쪽
- 인삼(人蔘)…105쪽
- 맥문동(麥門冬)…108쪽
- 빈방풍(濱防風)*…110쪽
- 모려(牡蠣)…133쪽

한방약(漢方藥)

- 기국지황환(杞菊地黃丸)…189쪽
- 자음강화탕(滋陰降火湯)…233쪽
- 자음지보탕(滋陰至寶湯)…233쪽
- 자감초탕(炙甘草湯)*…232쪽
- 맥문동탕(麥門冬湯)…197쪽
- 마인환(麻仁丸)*…196쪽
- 육미환(六味丸)*…249쪽

* 빈방풍(鄭防風) : 갯방풍의 뿌리이다. '해방풍(海防風)'이라고도 한다.
* 자감초탕(炙甘草湯) : '복맥탕(復脈湯)'이라고도 한다.

* 마인환(麻子仁丸) : '비약환(脾約丸)'이라고도 한다.
* 육미환(六味丸) : '육미지황환(六味地黃丸)'이라고도 한다.

실열(實熱)

☐ 안색이 쉽게 달아올라 홍조를 띠고 눈이
  충혈된다(온몸).

☐ 땀을 잘 흘리고 더위를 잘 타서 열이
  매우 많다(온몸).

☐ 말소리가 크고 빠르다(온몸).

☐ 차가운 음식과 음료를 많이 찾는다(온몸).

☐ 짜증을 내면서 화를 잘 낸다(온몸).

☐ 구내염, 치주병, 습진, 뾰루지 등
  국소적으로 염증이 생기기 쉽다(온몸).

☐ 구취, 체취가 심하고 변 냄새가 거슬린다
  (온몸).

☐ 오줌, 가래, 월경 등의 색이 진하다(온몸).

☐ 비교적 행동적인 성향으로서 한시도
  잠시 있지 못한다(온몸).

☐ 식욕이 왕성하다(온몸).

※ ( )안은 '오장(五臟)' 중 특히 관련이 있는 장기이다.
  (온몸)은 오장 전체와 관련되어 있다.

열이 과다하게 고여 있다

실열(實熱)은 체온 유지와 신진대사 등의 생리 활동에 필요한 에너지가 과도하게 많아 몸속에 열이 고여 있는 상태이다.

더위를 잘 타서 땀을 잘 흘리고, 목이 말라 차가운 음식을 찾고, 피부에 여드름이나 뾰루지 등의 염증과 화농이 나타나고, 소화기계와 순환기계에 병이 생기기도 한다. 또한 성격은 행동적인 성향으로서 가만히 있지 못하고 늘 짜증과 화를 잘 내고 쉽게 흥분하는 경향이 있다.

실열은 스트레스와 과도한 음주, 매운 고추 등의 자극성이 있는 음식을 많이 섭취하면서 고열량의 식사 등으로 인해 생긴다. 따라서 이러한 습관을 바꾸는 것이 예방에 매우 중요하다. 또한 매사 과욕을 부리지 말고 몸의 휴식을 잘 취해야 한다. 치료 방법은 남아도는 과도한 열을 제거하는 것이다.

이 체질에 맞는 한약재(漢藥材)와 한방약(漢方藥)

한약재(生藥)

· 인진호(茵陳蒿)…32쪽
· 황금(黃芩)…37쪽
· 황백(黃柏)…38쪽
· 황련(黃連)…39쪽
· 국화(菊花)…49쪽
· 우방자(牛蒡子)*…64쪽
· 치자(梔子)…70쪽
· 대황(大黃)…90쪽
· 지모(知母)…94쪽
· 조구등(釣鉤藤)*…96쪽
· 목단피(牡丹皮)…119쪽
· 용담(龍膽)…125쪽
· 연교(連翹)…128쪽
· 석고(石膏)…131쪽

한방약(漢方藥)

· 황련해독탕(黃連解毒湯)…248쪽
· 갈근황련황금탕(葛根黃連黃芩湯)…179쪽
· 삼황사심탕(三黃瀉心湯)…209쪽
· 삼물황금탕(三物黃芩湯)…208쪽
· 백호가인삼탕(白虎加人蔘湯)…201쪽
· 방풍통성산(防風通聖散)…200쪽
· 용담사간탕(龍膽瀉肝湯)…226쪽

* 우방자(牛蒡子) : '악실(惡實)'이라고도 한다.
* 조구등(釣鉤藤) : 조등구(釣藤鉤)'라고도 한다.

제2장
한약재 도감

한방약의 주요 재료인 한약재의 사진을 소개하고,
한약재 식물의 그림도 실어 그 아름다움을 느낄 수 있다.
또한 한약재의 기원, 성분, 약효 등의 특징에 대해 자세히 설명한다.

※ 일러두기 : 의약품용 한약재를 구입할 때는 한약사가 있는 약국 또는 한의사가 있는 한의원(한방병원)을 방문해 반드시 상담을 받아야 한다.

한약재 도감을 보는 방법

이 장에서는 실제로 임상 현장에서 사용하는 한약재에 대해 상세히 설명한다. 보통은 건조시킨 상태나 분말 형태의 한약재를 접하지만, 실은 식물로서도 아름다운 것들이 많다. 한약재가 되기 전 식물의 자태도 감상해 보길 바란다.

한약재명
한약재의 한자명과 한글명이다.

영어명·라틴어명
한약재 식물의 영어명과 라틴어명이다.

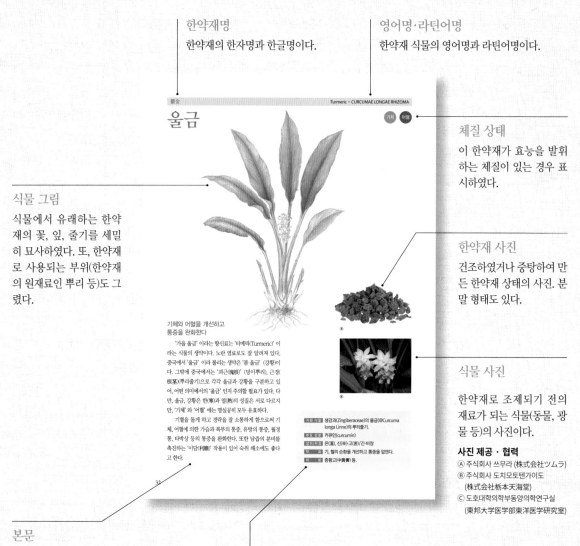

체질 상태
이 한약재가 효능을 발휘하는 체질이 있는 경우 표시하였다.

식물 그림
식물에서 유래하는 한약재의 꽃, 잎, 줄기를 세밀히 묘사하였다. 또, 한약재로 사용되는 부위(한약재의 원재료인 뿌리 등)도 그렸다.

한약재 사진
건조하였거나 증탕하여 만든 한약재 상태의 사진. 분말 형태도 있다.

식물 사진
한약재로 조제되기 전의 재료가 되는 식물(동물, 광물 등)의 사진이다.

사진 제공·협력
Ⓐ 주식회사 쓰무라 (株式会社ツムラ)
Ⓑ 주식회사 도치모토텐가이도 (株式会社栃本天海堂)
Ⓒ 도호대학의학부동양의학연구실 (東邦大学医学部東洋医学研究室)

본문
한약재의 특징, 기원 등 외에 한약재에 맞는 증상, 한약재와 관련된 지식 등을 자세히 설명한다.

한약재의 주요 특성
기원 식물의 사용 부위, 주성분, 성질과 맛, 귀경*, 약효, 처방(한약재가 사용되는 한방약)이 소개되어 있다.
성미(性味) : 한약재의 기본적인 성질인 한(寒)·열(熱)·온(溫)·양(涼)의 '4기(氣)'와 신(辛)·감(甘)·산(酸)·고(苦)·함(鹹)의 '5미(味)'(15쪽)를 뜻한다. 즉 매운맛, 단맛, 신맛, 쓴맛, 짠맛이다.
*귀경(歸經) : 한약재가 몸의 어느 곳에 영향이 있는지 알 수 있다. 오장(15쪽)과 깊은 연관이 있다.

위령선

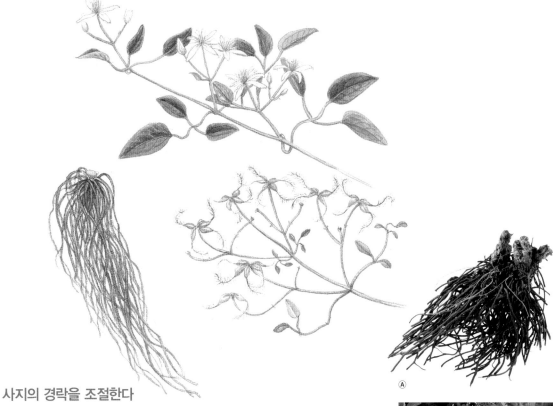

사지의 경락을 조절한다

덩굴성 식물은 식물의 수족, '경락*'으로 보고 사람에게 사용할 때는 경락 기혈의 흐름, 특히 수족의 경락을 조절하는 목적으로 사용되고 있다. 그래서 덩굴성 식물의 대부분은 신체의 사지, 관절, 근육통, 저림에 자주 사용된다.

풍(風)·한(寒)·습(濕)의 세 사기(邪氣)가 뭉친 '풍한습(風寒濕)'을 잘 제거해 막힌 경락을 통하게 한다. 통증을 그치게 하는 효능이 뛰어나서 추위, 습기로 인해 생기는 관절통, 근육통, 신경통, 손발 저림, 부기 등의 치료에도 잘 사용된다. 또, 뇌졸중 후유증에 의한 감각 장애의 완화에도 사용된다. 생선 뼈를 녹이는 작용도 있어 목에 생선 뼈가 걸렸을 때 위령선을 물이나 현미식초로 달여 천천히 다량으로 복용하면 효험이 있다고 한다. 위령선(威靈仙)의 '위(威)'는 그 성질이 다른 약과 비교해 강하다는 것을, '영선(靈仙)'은 그 효과가 빠르다는 것을 나타낸다.

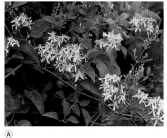

Ⓐ

Ⓐ

기원 식물	미나리아재빗과(Ranunculaceae)의 위령선 (*Clematis chinensis* Osbeck), 으아리 (*Clematis manshurica* Ruprecht) 또는 가는 잎사위질빵(*Clematis hexapetala* Pallas)의 뿌리 및 뿌리줄기
주요 성분	아네모닌(anemonin)
성미/귀경	온(溫), 신(辛)/방광
약　　효	풍습(風濕)*을 제거하고 경락을 조절한다.
처　　방	이출탕(二朮湯), 소경활혈탕(疎經活血湯) 등

* 경락 : 신체 표면의 주요한 기혈의 흐름을 말한다. 경락이 흐르는 곳곳의 요소를 '혈(穴)' 이라 한다.
* 풍습(風濕) : 습한 곳의 습기를 받아 '풍사(風邪)' 와 '습사(濕邪)' 가 겹쳐 뼈마디가 쑤시고 아픈 병.

인진호

실열

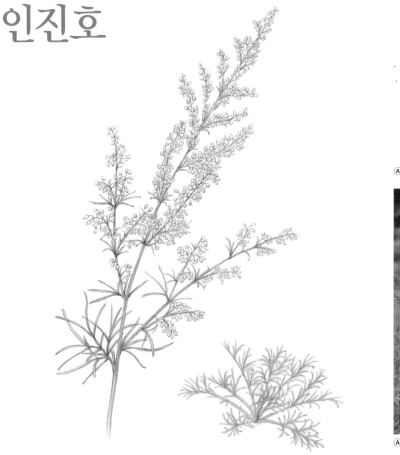

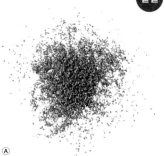

Ⓐ

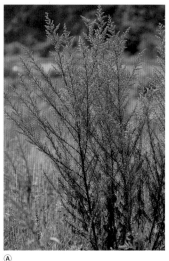

Ⓐ

피부가 붉어지는 발적(發赤), 부기, 가려움증, 체내 습열을 제거

　열을 식히고 습기를 제거하는 약으로서 체내의 열사(熱邪), 습사(濕邪)를 제거하는 효능이 있다. 황달 치료제로 예전부터 알려졌지만, 오늘날에는 황달의 치료에 사용되는 일이 적다. 다만 확실한 병인을 알 수는 없지만, 담즙 색소인 빌리루빈(bilirubin)의 수치가 조금 높은 경우에 보조 치료법으로써 사용되는 경우가 있다. 발열, 변비나 염증 증상이 심한 초기에는 치자나무·대황 등과 배합해 '인진호탕(茵蔯蒿湯)'으로 처방하고, 황달이 한동안 진행되면서 배뇨량이 감소하고 메슥거림 등의 증세가 있는 경우에는 저령(猪苓)·복령(茯苓) 등과 배합해 '인진오령산(茵蔯五苓散)'으로, 연노란색을 띠고 손발이 차가울 때는 부자·건강 등과 배합해 '인진사역탕(茵蔯四逆湯)'으로 처방한다.

　붉어지는 피부(발적), 부기가 심한 습진과 두드러기, 피부 가려움증인 피부소양증(皮膚瘙癢症), 구내염, 치주병 등에도 사용된다. 해열 작용을 강화할때는 '인진호탕'으로, 소변이 잘되도록 '이수(利水)'를 강화할 경우는 '인진오령산'으로 처방한다. 습진과 피부 가려움증에는 인진호를 달인 액으로 환부를 씻는 방법도 효과가 있다.

　일본에서는 가을철 사철쑥의 줄기 위에 피는 '두화(頭花)'를 사용하고, 한국에서는 사철쑥의 지상부를 말려서 주로 사용한다. 그리고 중국에서는 봄철의 어린싹을 사용하는데, 이때 어린싹이 목화처럼 보인다고 하여 '면인진(綿茵陳)'이라고도 한다.

기원 식물	국화과(Compositae)의 사철쑥(Artemisia Capillaris Thunberg)의 말린 지상부(한국), 두화(頭花)(일본), 어린싹(중국)
주요 성분	카필라리신(capillarisin)
성미/귀경	평(平), 고(苦)/비·위·간·담
약　효	열을 식히고 황달을 치료한다.
처　방	인진호탕(茵蔯蒿湯), 인진오령산(茵蔯五苓散), 인진사역탕(茵蔯四逆湯) 등

회향

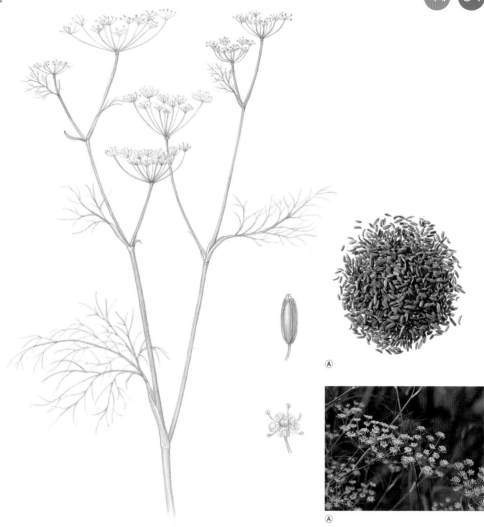

Ⓐ

Ⓐ

복부의 한기를 제거하고
위장의 상태를 조정한다

이름의 유래는 상한 생선의 비린내를 특유의 향으로 회복시키는 풀이라는 설과 원산지인 지중해로부터 실크로드를 따라 회교도(이슬람교도)로부터 나왔다는 설이 있다. 펜넬(fennel)이라는 이름으로 향신료로 자주 사용되고, 건위약과 향신료로 이용되는 붓순나무과의 '대회향(팔각)'과 구별하기 위해 '소회향(小茴香)'이라고도 한다.

방향성이 있어 기의 운행을 촉진하여 위기(胃氣)를 조절하는 효능이 있어 소화불량, 구토, 가슴쓰림, 식욕부진, 팽만감 등의 개선에 사용된다. 딸꾹질을 멈추게 하는 데 사용되기도 하고, 또 장부의 생리 기능을 정상화하는 '온리약(溫裏藥)'으로써 냉기에서 오는 복통의 처방에도 사용된다.

기원 식물	미나릿과(Umbelliferae) 회향(Foeniculum vulgare Miller)의 과실
주요 성분	아네톨(anethole)
성미/귀경	위장의 상태를 조절한다.
약　　효	기의 운행을 개선하고, 위의 상태를 조절한다.
처　　방	안중산(安中散), 정향시체탕(丁香柿蒂湯), 지축이진탕(枳縮二陳湯) 등

울금

기체　어혈

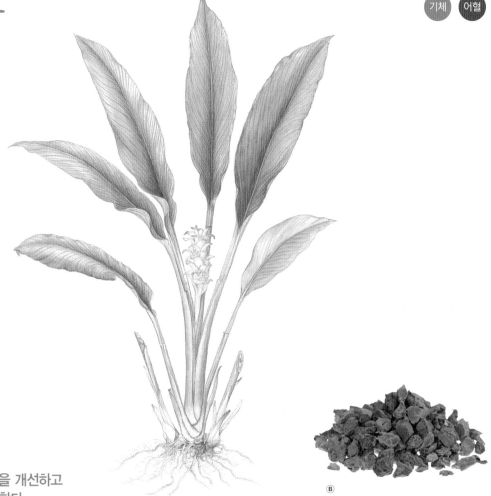

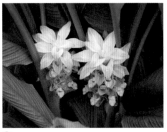

ⓑ

기체와 어혈을 개선하고 통증을 완화한다

　'가을 울금'이라는 향신료는 '터메릭(Turmeric)'이라는 식물의 한약재이다. 노란 염료로도 잘 알려져 있다. 중국에서 '울금'이라 불리는 한약은 '봄 울금'(강황)이다. 그밖에 중국에서는 '괴근(塊根)'(덩이뿌리), 근경(根莖)(뿌리줄기)을 각각 울금과 강황을 구분하고 있어, 어떤 의미에서의 '울금'인지 주의할 필요가 있다. 다만, 울금, 강황은 한(寒)과 열(熱)의 성질은 서로 다르지만, '기체'와 '어혈'에는 명실공히 모두 유효하다.

　기혈을 돌게 하고 경락을 잘 소통하게 함으로써 기체, 어혈에 의한 가슴과 복부의 통증, 유방의 통증, 월경통, 타박상 등의 통증을 완화한다. 또한 담즙의 분비를 촉진하는 '이담(利膽)'작용이 있어 숙취 해소에도 좋다.

기원 식물	생강과(Zingiberaceae)의 울금(*Curcuma longa* Linne)의 뿌리줄기
주요 성분	커큐민(curcumin)
성미/귀경	온(溫), 신(辛)·고(苦)/간·비장
약　　효	기, 혈의 순환을 개선하고 통증을 없앤다.
처　　방	중황고(中黃膏) 등

현호색

기체　어혈

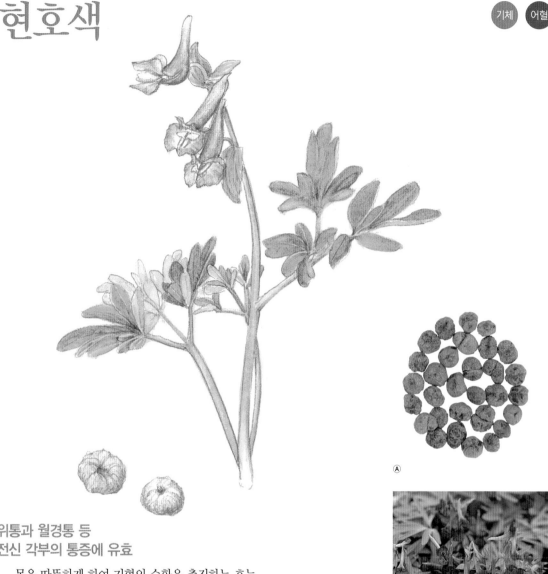

Ⓐ

Ⓐ

위통과 월경통 등
전신 각부의 통증에 유효

　몸을 따뜻하게 하여 기혈의 순환을 촉진하는 효능
이 있어 기체, 어혈에 의한 전신 각부의 통증(흉통, 복
통, 옆구리 통증, 월경통, 타박 등의 외상)에 쓰인다.

　안중산(安中散)은 현호색(延胡索)을 함유한 복통 치
료제이지만, 부인과에서는 어혈과 관련 있는 월경통에
도 자주 사용된다. 그러나 임신 중에는 어혈 체질이라도
약을 삼가는 것이 좋다.

　또 다른 이름으로는 '연호색(延胡索)', '현호(玄胡)'
가 있다. 크고 딱딱하고 무거운 것, 표면은 황금색, 단면
은 광택이 나며 황갈색을 띠는 것이 좋다고 한다.

　'호(胡)'는 서역으로부터 유래되었다는 뜻의 뉘앙스
를 담고 있다.

기원 식물	양귀비과(Papaveraceae)의 현호색 종 (*Corydalis turtschaninovii* Besser forma yanhusuo Y.H. Chou et C.C. Hsu)의 괴경(덩이뿌리)을 데친 것
주요 성분	프로토핀(protopine)
성미/귀경	온(溫), 신(辛)·고(苦)/간·위장
약　효	기, 혈을 잘 돌게 하고, 통증을 멈추게 한다.
처　방	안중산(安中散), 절충음(折衝飮) 등

황기

기허

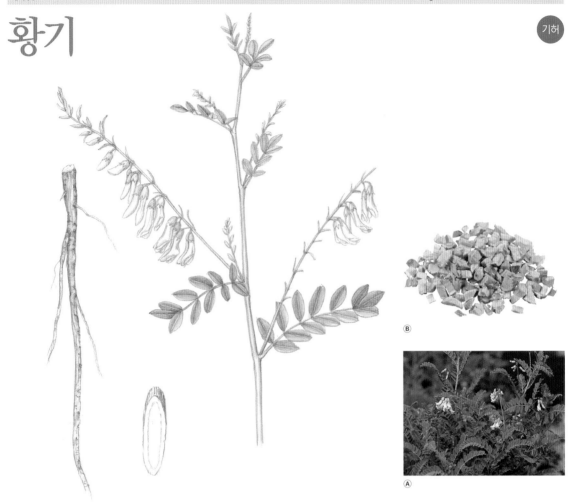

Ⓑ

Ⓐ

기를 보하고 상승시켜
몸을 튼튼하게 한다

황기(黃耆)는 인삼(人蔘)과 더불어 대표적인 보약이자, 몸속 장부 이외에 몸 밖으로 드러나는 증상(발한, 피진) 등의 조절에도 사용된다. 기의 소모에 따른 권태감, 만성 피로, 식욕 부진, 만성 설사, 현기증, 숨참 등에 처방된다. 땀을 멈추는 지한(止汗) 작용이 있어 땀을 많이 흘리거나 잠잘 때의 땀 흘림 등에 유효하다. 세균에 대한 저항력을 높이고 고름을 빼내는 '배농(排膿)'과 피부의 재생을 촉진하는 작용도 있어 베인 상처와 피부의 화농증(化膿症)(고름증) 치료에도 사용된다.

황기는 메마르고 황폐한 토지에도 잘 자라 퍼지기 때문에 토지를 비옥하게 하는 힘이 있다. 따라서 오늘날 사막화의 대책 차원에서도 매우 중요한 식물이다. 토양은 지구의 '표면부'이다. 이러한 황기를 사람에게 쓰면

마치 토양을 비옥하게 하듯이 약해진 사람의 몸에 기혈을 풍성하게 만드는 힘이 있다.

또, 기허에서는 수분이 정체되어 부기, 전신의 권태감 등을 발생하기도 한다. 이럴 때 황기는 수분의 흐름을 좋게 하여 몸의 수분 이용을 적당하게 조절해 준다.

기원 식물	콩과(Leguminosae)의 황기(*Astragalus membranaceus* Bunge) 또는 몽골황기(*Astragalus mongholicus* Bunge)의 뿌리
주요 성분	포르모노네틴(formononetin)
성미/귀경	미온(微溫)/감(甘)/비·폐
약 효	기를 보하고 부기를 가라앉히고, 땀을 멈추게 한다.
처 방	귀비탕(歸脾湯), 황기건중탕(黃耆建中湯), 십전대보탕(十全大補湯), 방기황기탕(防己黃耆湯), 보중익기탕(補中益氣湯), 인삼양영탕(人蔘養榮湯), 옥병풍산(玉屏風散) 등

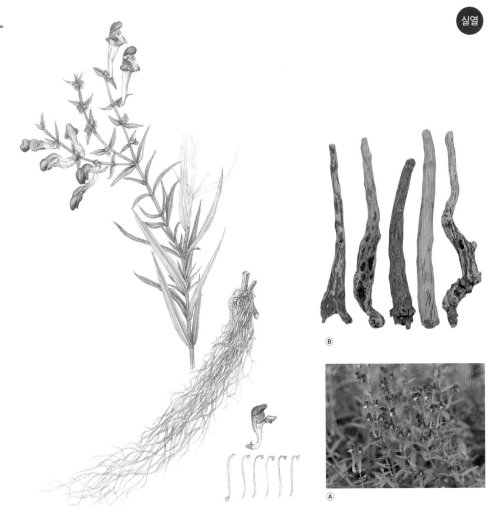

황금

실열

제2장 한약재 도감

열성 질환에 폭넓게 사용되고, 해열을 통하여 습기를 제거한다

열사(熱邪)를 식히는 것 외에도 습사(濕邪)를 제거하고, 특히 상반신, 폐열(호흡기 감염증)을 잘 식혀 준다. 그리고 폐열에 의한 인두염, 기침, 황색담(黃色痰)(습사에 의한 가래증)과 위열(胃熱)에 의한 구내염, 구역질, 명치의 팽만감, 설사, 눈의 충혈, 열에 의한 불면증 등에 처방된다. 또한 혈열(血熱)(열사가 혈에 주는 영향)에 의한 비출혈(코피)과 토혈 등의 출혈 증상에도 사용된다. 그 밖에도 임신 중의 태동불안(胎動不安) 등에 사용되거나 임신은 하지만 아이를 얻지 못하는 불육증(不育症)의 치료를 위한 시령탕(柴苓湯)에도 첨가된다.

그러나 습기를 없애는 작용이 강해서 근본적으로 혈과 진액이 부족한 혈허, 음허인 사람에게는 주의해서 사용해야 한다. 부작용으로 간 장애와 간질성 폐렴(모두 지나친 건조가 원인으로 생각된다)을 유발할 수 있기 때문이다. 현대 의학에서는 이를 황금 특유의 알레르기 반응으로 보고 있다.

기원 식물	꿀풀과(Labiatae) 황금(*Scutellaria baicalensis* Georgi)의 겉층인 주피(周皮)를 벗긴 뿌리
주요 성분	바이칼린(baicalin)
성미/귀경	한(寒), 고(苦)/심장·폐·담·대장·소장
약 효	열을 식힌다. 해독, 유산 방지 등
처 방	황련해독탕(黃連解毒湯), 삼황사심탕(三黃瀉心湯), 시박탕(柴樸湯), 시령탕(柴苓湯), 소시호탕(小柴胡湯), 대시호탕(大柴胡湯), 청폐탕(淸肺湯), 반하사심탕(半夏瀉心湯) 등

황백

실열　음허

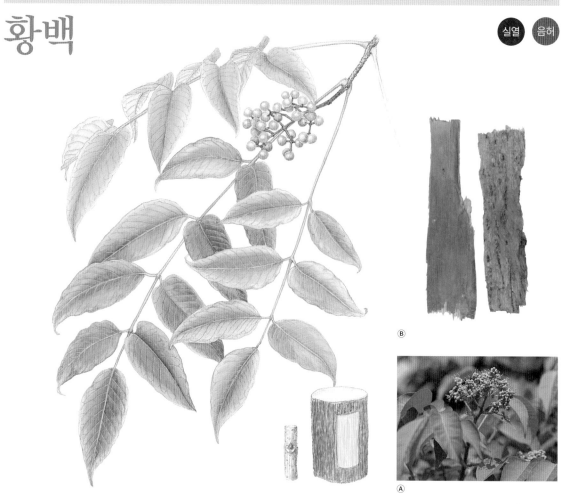

Ⓑ

Ⓐ

매우 쓴맛을 지닌 습열(濕熱)의 치료제, 허열(虛熱)이나 실열(實熱)에도 사용 가능

　　일본에서 승려들이 졸음을 막기 위하여 황벽나무(黃蘗)의 껍질과 당약(當藥)을 달여서 복용하기도 한 민간 건위정양제의 주재료로서 매우 쓴맛이 강한 나무껍질이다. 이때 쓴맛은 항염증 작용을 하는 것이 많다. 황련, 황금, 고삼, 용담초, 산사자 등과 함께 '고한약(苦寒藥)'으로 분류되기도 한다. 예로부터 노란 염색제로도 사용되었고, 방충 작용도 있는 것으로 알려져 있다.

　　열성의 설사, 방광염, 배뇨 장애, 구내염, 피부 화농증 등에 쓰이고, 특히 화농증과 타박상에는 피부에 직접 바르는 외용약으로도 사용할 수 있다. 하초(下焦)(하복부 아래)의 습열 증상에 특히 효과가 있다고 해서 하지(下肢)의 관절염과 부기, 저림 등에도 유효하다.

　　실열뿐만 아니라 허열에도 사용할 수 있고, 미열이 계속 있어 수면 중에 땀이 나는 경우와 만성기관지염에 의한 발열 증상 등에 음허(陰虛)가 있는 경우에도 쓸 수 있다.

기원 식물	운향과(Rutaceae)의 황벽나무(黃蘗, *Phellodendron amurense* Ruprecht) 또는 황피수(黃皮樹, *Phellodendron chinense* Schneider)의 주피를 제외한 나무껍질
주요 성분	베르베린(berberine)
성미/귀경	한(寒), 고(苦)/신장·방광·대장
약　효	열을 식힌다.
처　방	황련해독탕(黃連解毒湯), 칠물강하탕(七物降下湯), 반하백출천마탕(半夏白朮天麻湯), 형개연교탕(荊芥連翹湯), 자음팔미환(滋陰八味丸)*, 자음강화탕(滋陰降火湯) 등

* 지백지황환(知柏地黃丸)이라고도 한다.

황련

실열

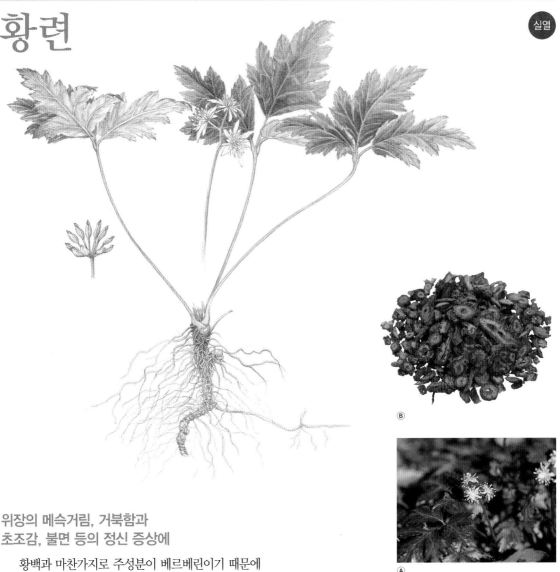

Ⓑ

Ⓐ

위장의 메슥거림, 거북함과
초조감, 불면 등의 정신 증상에

황백과 마찬가지로 주성분이 베르베린이기 때문에 쓴맛이 매우 강한 한약재이다. 실열에 의한 여러 증상에 폭넓게 사용되지만, 특히 심장과 위장의 열을 식혀 주는 데 뛰어나다.

심열(心熱)에 의해 발생하는 초조감, 정신적 흥분, 불안, 초조, 그에 따르는 불면, 신열이 느껴지는 열감(熱感), 발한 등에 좋은 것이 황련이 갖는 특징이다. 위열(胃熱)에는 식욕은 있지만 먹으면 더부룩해 시원하지 않은 느낌이 있다. 설사와 구토 등의 소화기관 염증에 대해, 또는 피부 습진에도 사용되기도 한다.

또 열사(熱邪)가 혈(血)에 영향을 주어 일으키는 혈열(血熱)에 의한 비출혈(코피)과 토혈의 치료에도 사용된다.

기원 식물	미나리아재빗과(Ranunculaceae)의 황련 (*Coptis japonica* Makino, *Coptis chinensis* Franchet, *Coptis deltoidea* C.Y. Cheng et Hsiao) 또는 운련(*Coptis teeta* Wallich)의 뿌리를 거의 제거한 근경(뿌리줄기).
주요 성분	베르베린(berberine).
성미/귀경	한(寒), 고(苦)/심장·간·담낭·위장·대장
약 효	해열, 해독 작용
처 방	황련탕(黃連湯), 황련해독탕(黃連解毒湯), 형개연교탕(荊芥連翹湯), 삼황사심탕(三黃瀉心湯), 청상방풍탕(淸上防風湯), 반하사심탕(半夏瀉心湯) 등

원지

수독

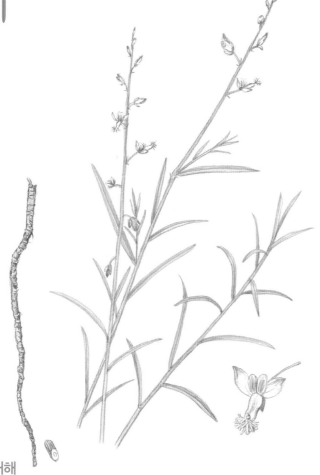

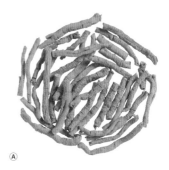

Ⓐ

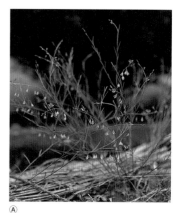

Ⓐ

가래를 제거해
정신을 안정시킨다

원지(遠志)는 가래를 없애고 심신(心神)(한방의학에
서는 심(心)을 심장 이외에도 의식의 중추 기능이 있는
것으로 생각한다)의 기혈 운행을 통하게 하고, 정신을
온화하게 안정시키는 기능이 있다. 의지를 강화하는 작
용이 있다는 뜻에서 그 이름이 유래된 한약재이다.

주로 명명하고 불확실한 불안감, 완만함, 수면 장애(
불면, 많은 꿈), 두근거림 등의 처방에 사용된다. 그 밖
에 진해거담제(鎭咳祛痰劑)로, 만성 호흡기 질환 등에도
처방된다. 또, 담(痰)*에 의한 피부 종기와 유선염에 개
선에도 사용되고, 초기 피부 화농증에는 외용약으로도
사용된다. 단, 다량으로 복용하면 속이 메슥거리고 구토
를 일으킬 우려가 있어 사용량에 주의해야 한다.

기원 식물	원지과(Polygalaceae)의 다년생 초본인 원지(*Polygala tenuifolia* Willdenow)의 뿌리나 뿌리의 껍질
주요 성분	온(원)지사포닌(onjisaponin).
성미/귀경	온(溫), 고(苦), 신(辛)/폐·심장·신장
약 효	정신 안정, 거담, 부기를 완화한다.
처 방	가미귀비탕(加味歸脾湯), 귀비탕(歸脾湯), 인삼양영탕(人蔘養榮湯) 등

* 담(痰) : 속발성 병인의 하나. 담음(痰飮)이라고도 한다. 진액(수분)의 대사가 정상적으로 운행
되지 못해 체내 쌓여 있는 병리 상태. 지독한 습사(濕邪)로 흠뻑 정체한 것(《대한한의학회 표
준한의학용어집 2.1》).

40

애엽

음허

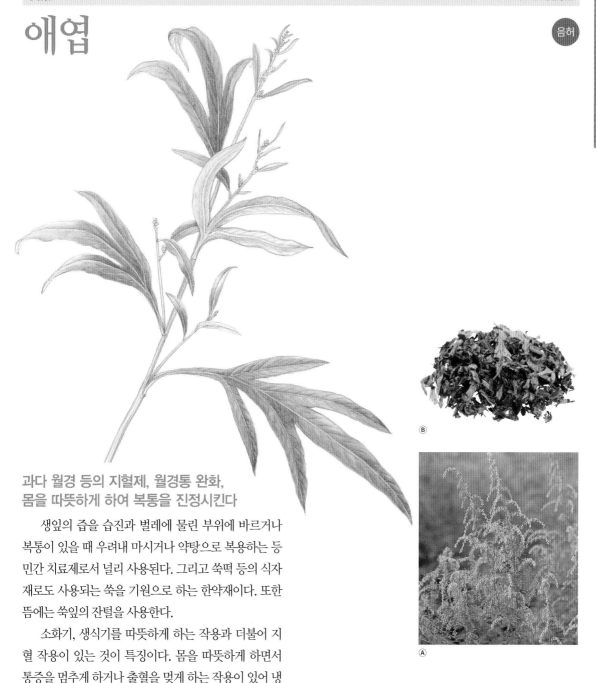

Ⓑ

Ⓐ

과다 월경 등의 지혈제, 월경통 완화, 몸을 따뜻하게 하여 복통을 진정시킨다

생잎의 즙을 습진과 벌레에 물린 부위에 바르거나 복통이 있을 때 우려내 마시거나 약탕으로 복용하는 등 민간 치료제로서 널리 사용된다. 그리고 쑥떡 등의 식자 재로도 사용되는 쑥을 기원으로 하는 한약재이다. 또한 뜸에는 쑥잎의 잔털을 사용한다.

소화기, 생식기를 따뜻하게 하는 작용과 더불어 지혈 작용이 있는 것이 특징이다. 몸을 따뜻하게 하면서 통증을 멈추게 하거나 출혈을 멎게 하는 작용이 있어 냉증에서 오는 하복부 통증과 월경통, 설사, 비출혈(코피), 토혈, 하혈, (치질), 부정성기출혈, 과다 월경, 대하(帶下), 종기 등의 개선에 처방된다. 특히 부인과 증상의 치료에 잘 사용되며, 자궁을 따뜻하게 하고 월경을 다스린다. 불임과 태동불안, 조산 예방 등에도 처방된다.

기원식물	국화과(Compositae)의 쑥(*Artemisia princeps* Pampanini) 또는 산쑥(*Artemisia montana* Pampanini)의 잎 또는 줄기 끝
주요성분	시네올(cineol)
성미/귀경	온(溫), 신(辛), 고(苦)/간·비·신장
약효	냉증 개선, 지혈, 통증 완화, 유산 예방
처방	궁귀교애탕(芎歸膠艾湯) 등

하수오

혈허

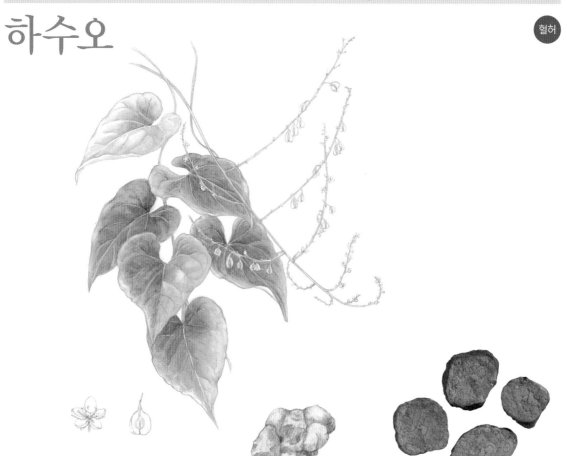

Ⓐ

온화한 보혈제로
백발 치료에도 쓰인다

간, 신장에 보혈 작용이 있으며, 약성이 온화하고 혈허(血虛), 간과 신장의 음허(陰虛)의 개선에도 사용된다. 검은 모발을 나게 하는 효능이 있다. 신허(腎虛)에 의한 현기증과 이명, 심계(가슴 두근거림), 불면증, 사지 쇠약, 권태감, 생리 불순 등에 처방되고 있다. 보혈제 중에서는 지황(地黃)보다 위장에 부담을 적게 주지만, 대변이 묽게 될 수도 있다. 따라서 변비인 사람에게는 오히려 좋은 보혈제이다.

또한 장 내부를 촉촉하게 하여 배변을 촉진하는 작용, 피부를 촉촉하게 하여 가려움증을 멈추게 하는 작용이 있다. 혈허로 인해 생기는 변비와 건조성 피부 질환에 처방된다. 기원 식물인 적하수오는 중국에서 들어온 귀화 식물로서 삼백초(三白草)와 잎 모양이 비슷하지만, 삼백초는 삼백초과, 하수오는 마디풀과로서 서로 관련이 없다.

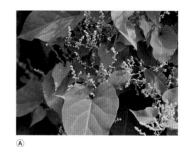

Ⓐ

기원 식물	마디풀과(Polygonaceae) 적하수오 (*Polygonum multiflorum* Thunberg)의 괴근(덩이뿌리)
주요 성분	크리소파놀(chrysophanol)
성미/귀경	온(溫), 고(苦), 감(甘), 삽(澁)(떫음)/간·신장
약 효	혈액과 수분의 보충, 강장 작용
처 방	당귀음자(當歸飮子)

곽향

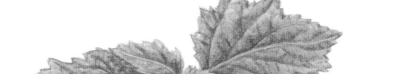

상쾌한 향기로
여름철 식욕 부진의 개선

초본 식물인 광곽향(廣藿香)을 기원으로 하는 곽향(藿香)은 향수와 아로마 테라피에도 사용될 정도로 매우 상쾌하고도 특유한 향기를 지니고 있다. 곽향의 향은 위장의 습사(濕邪), 서사(暑邪)를 제거하는 작용이 있으며, '숨은 맛'으로 만성적인 위장 증세(메스꺼움, 구토, 팽만감, 설사, 식욕부진 등)의 개선에 유효하다.

특히 여름철 고온 다습한 환경에서 일어나는 다양한 증상에 대한 처방약으로 알려져 있으며, 에어컨의 냉기와 차가운 음식의 과다한 섭취로 인한 위장 장애, 더위 먹음, 오한 발열 등 여름 감기의 증상에도 처방된다. 열대 지역으로 여행을 갈 때 소지하면 유용하다.

한편, 같은 꿀풀과의 여러해살이 초본인 배초향(排草香, *Agastache rugosa* O. Kuntze), 일명 '토곽향(土藿香)'을 기원으로 하는 유사한 한약재도 있다. 그와 구별되는 '광곽향'은 남방의 한약재이다. 여기서 '광(廣)'은 중국 '광저우(廣州)'를 가리킨다. 고온 다습한 환경에 자생하는 식물인 광곽향은 그러한 기후에 거주하는 사람의 몸 상태를 개선하는 효능이 있다.

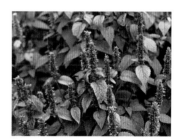
ⓑ

ⓑ

기원 식물	꿀풀과(Labiatae) 광곽향(廣藿香, *Pogostemon cablin* Bentham)의 지상부 또는 잎
주요 성분	유제놀(eugenol)
성미/귀경	미온(微溫), 신(辛)/비·폐·위장
약 효	건위, 설사 진정
처 방	곽향정기산(藿香正氣散), 향사육군자탕(香砂六君子湯) 등

갈근

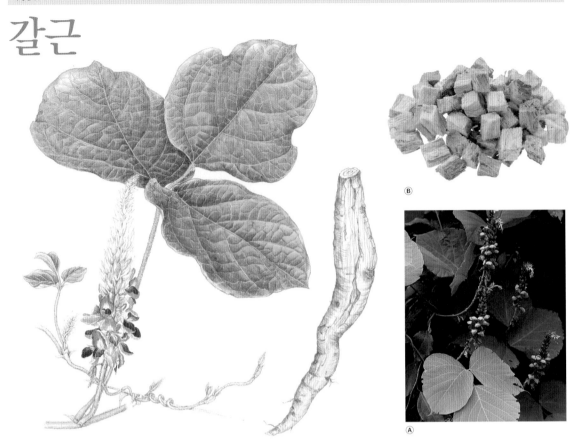

Ⓑ

Ⓐ

감기 초기에 사용하는
갈근탕이 대표적인 처방

가벼운 발한 작용이 있으며, 몸에서 열을 발산시키고, 수분(진액)을 상승시키는 작용을 하여 구강 갈증과 설사 증세를 개선하고 상체 근육의 긴장을 풀어 준다. 주로 목덜미와 어깨 등의 경직, 두통, 설사, 오한발열(惡寒發熱) 등 감기의 초기 증상에 사용된다. 이 기능을 응용하여 만성적인 목, 어깨의 통증에도 처방된다.

또한 한방의학에서는 피부 발진을 몸이 사(邪)를 몸 밖으로 배출하려는 작용으로 보고, 피부 발진을 억제하는 것이 아니라 배출을 촉진하는 방법을 채택하여 '투진(透疹)'이라 명하였다.

특히 홍역 등의 감염으로 나타나는 발진을 억제하면 사(邪)가 체내에 남아 뇌증(腦症)이 발병한다고 보았다. 갈근은 발진을 촉진하여 피부 표면에 내보내는 투진 작용이 있기 때문에 홍역 초기에는 동일한 기능을 하는 '승마(升麻, Cimicifuga heracleifolia Komarov)'와 함께 '승마갈근탕(升麻葛根湯)'에 사용된다.

갈근의 기원 식물인 칡은 가을 칠초(七草) 중 하나로 오래전부터 사랑을 받아 온 식물이다. 감기 초기나 복부 통증에는 칡의 전분(갈분)을 사용한 갈탕(葛湯)을 민간요법으로 복용하였으며, 숙취 개선에도 사용된다. 또한 일본에서는 유방의 유선 질환에도 사용되는데, 이는 갈근의 성분인 이소플라본(isoflavones)이 여성 호르몬과 비슷한 데 따른 것이다.

기원 식물	콩과(Leguminosae)의 여러해살이 덩굴 식물인 칡(Puerarialobata Ohwi)의 뿌리에서 껍질을 제거한 것
주요 성분	푸에라린(puerarin)
성미/귀경	평(平), 감(甘), 신(辛)/비·위장
약　　효	몸 표면에서 사(邪)를 제거, 갈증 해소, 설사 진정 등
처　　방	갈근탕(葛根湯), 갈근탕가천궁신이(葛根湯加川芎辛夷), 삼소음(蔘蘇飮), 승마갈근탕(升麻葛根湯), 갈근황련황금탕(葛根黃連黃芩湯), 독활갈근탕(獨活葛根湯) 등

栝樓根　Trichosanthes Root · TRICHOSANTHIS RADIX

괄루근

지속적인 미열과
구강 갈증 등 건조 증상에

비(소화기관)와 위장의 열을 잘 내리고 진액을 넉넉하게 하는 작용이 우수하다. 발열 중이나 열병을 앓은 뒤의 탈수 증세, 갈증 등의 해소에 사용된다. 또한 폐의 열을 식힘과 동시에 촉촉하게 하여 가래를 제거하고 기침을 멈추게 하는 작용이 있다.

백색의 뿌리로 조제한 한약재는 폐에 효능이 있다고 본다. 또한 고름을 잘 배출하는 작용이 있어 피부 화농증이나 유선염의 개선(젖 배출 촉진) 등에도 쓰인다. 밤은 음양으로 치면 음으로서 혈액과 진액이 보충되는 시간이다. 이때 괄루근은 음인 밤 시간대에 개화하는 리듬을 지닌 한약재이다. 그 밖에도 괄루근은 '천화분(天花粉)'이라고도 하는데, 신생아의 땀띠, 기저귀 발진의 예방을 위하여 분말 형태로도 사용되었다.

기원 식물	박과(Cucurbitaceae)의 여러해살이 덩굴 식물인 하늘타리(*Trichosanthes kirilowii* Maximowicz), 노랑하늘타리 (*Trichosanthes kirilowii* Maximowicz var. *japonica* Kitamura) 또는 과루(瓜蔞, *Trichosanthes bracteata* Voigt)의 뿌리에서 껍질을 벗긴 것
주요 성분	토리코산산(trichosanic acid)
성미/귀경	한(寒), 감(甘), 산(酸), 고(苦)/폐·위장
약 효	폐를 촉촉하게 적심, 갈증 해소, 고름 배출
처 방	시호계지건강탕(柴胡桂枝乾薑湯), 시호청간탕 (柴胡淸肝湯) 등

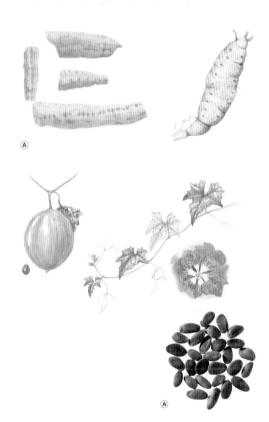
Ⓐ

栝樓仁　Trichosanthes Seed · TRICHOSANTHIS SEMEN

괄루인

폐를 촉촉하게 하여 열을 식혀
거담과 함께 가슴 답답함도 해소

괄루근과 기원 식물이 같아 약효가 비슷하다. 차이점은 괄루근이 뿌리를 사용한 것이라면, 괄루인은 씨앗을 사용한 것이다. 그런데 씨앗은 보통 지방질을 다량으로 함유하고 있기 때문에 괄루인은 괄루근보다 폐와 장을 촉촉하게 하는 효능이 더 높다.

폐를 촉촉하게 하여 거담 효과가 뛰어나고, 기침을 진정시키며, 장을 촉촉하게 해 변비를 개선하는 등의 효능이 있다. 보통 씨앗 한약재들은 변비를 개선하는 작용이 있다. 또한 가슴의 가래를 제거해 기체(氣滯)를 개선하여 가슴 통증, 답답함을 개선시키기 위하여 해백(薤白, *Allium macrostemon* Bunge)과 함께 괄루해백백주탕(括樓薤白白酒湯) 등에 재료로 많이 사용된다.

기원 식물	박과의 하늘타리(*Trichosanthes kirilowii* Maximowicz), 노랑하늘타리(*Trichosanthes kirilowii* Maximowicz var. *japonica* Kitamura) 또는 과루(*Trichosanthes bracteata* Voigt)의 씨앗
주요 성분	지방산
성미/귀경	한(寒), 고(苦)/ 폐·위장·대장
약 효	폐를 촉촉하게 적시고, 가래를 제거하고, 배변을 좋게 하고, 고름을 잘 배출시킨다.
처 방	시함탕(柴陷湯) 등

건강

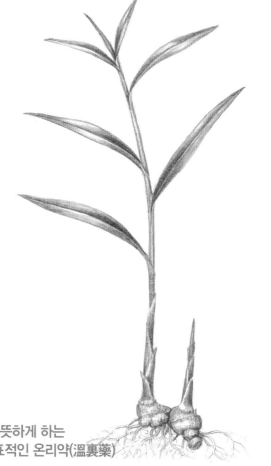

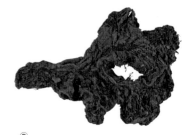

ⓑ

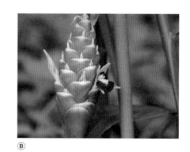

ⓑ

비와 위장을 따뜻하게 하는
'음식'이자, 대표적인 온리약(溫裏藥)

　'생강(生薑)'은 생강과 식물인 생강의 신선한 뿌리줄기이고, '건강(乾薑)'은 그 신선한 생강을 햇볕에 건조하거나 약한 불에 쬐거나 그을려 건조한 것이다.

　이렇듯 건강은 열이 가해져 화학 반응이 일어나고, 매운맛 성분인 '진제롤(gingerol)'이 더 얼얼한 맛의 '쇼가올(Shogaol)', '진제론(zingerone)'으로 변화한다. 그 결과 매운맛이 더 강해지고, 몸을 따뜻하게 하는 작용도 훨씬 더 강해진다. 물론 많은 향신료(육계, 생강, 산초, 후추, 정향, 회향)의 매운맛에도 몸의 내부 장기를 따뜻하게 하는 효능이 있다. 특히 위장과 폐, 사지를 따뜻하게 하여 그 생리적인 기능을 촉진하고, 체내의 차가우면서도 불필요한 수분을 따뜻하게 하거나 제거하는 온리약(溫裏藥)의 효능이 있다.

　수족 냉증이나 냉기에 의해 발생하는 비의 양허(陽虛)(메스꺼움, 구토, 복부 팽만감, 설사), 폐의 양허(묽고 많은 가래와 콧물, 만성 비염, 화분증)에 사용되며, 냉증에서 오는 가슴과 배, 허리 등의 통증에도 사용한다. 또한 몸을 따뜻하게 하여 지혈 기능도 있어, 냉증을 동반하는 월경 과다나 부정성기출혈, 혈변 등의 치료에도 사용된다. 중국에서는 건강을 강한 불에서 볶은 '포강(炮薑)'이라고 하는 한약재도 있는데, 이 포강은 일반적으로 건강보다도 지혈 효능이 훨씬 더 뛰어나다.

기원 식물	생강과(Zingiberaceae)의 여러해살이 초본인 생강(Zingiber officinale Roscoe)의 근경(뿌리줄기)을 햇볕에 건조한 것, 또는 약한 불에 쬐거나 그을려 건조한 것
주요 성분	진저롤(gingerol)
성미/귀경	대열(大熱), 대신(大辛)/심장·폐·비·위장·신장
약　효	냉증 개선 등
처　방	소청룡탕(小靑龍湯), 사역탕(四逆湯), 대건중탕(大建中湯), 인삼탕(人蔘湯), 반하사심탕(半夏瀉心湯), 영강출감탕(苓薑朮甘湯) 등

46

감초

기허 음허

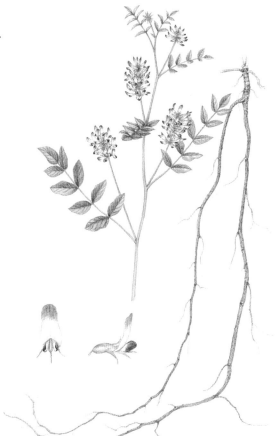

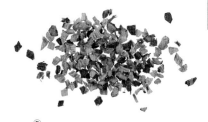

Ⓑ

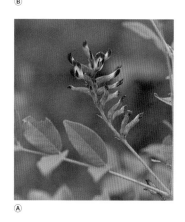

Ⓐ

'약방의 감초' 로 불리며
수많은 처방에 사용된다

다른 한약재의 기능을 상승시키거나 그것의 독성을 풀어 주는 '조화(調和)' 작용이 있어 한약재 중에서도 가장 많이 배합되는 것이다. 감초의 단맛은 기혈을 보하는 작용과 심신의 긴장을 이완하는 작용이 있다. 강한 단맛이 남는 감초는 심장과 비, 위장의 기를 천천히 보하고, 정신 상태(심신)를 안정시킬 뿐만 아니라 폐를 원활하게 하는 기능이 있다.

소화관, 다리, 요로 등의 신체 각 근육의 긴장을 이완시키는 용도로 잘 처방된다. 근육의 수축에는 작약(芍藥)과 함께 작약감초탕(芍藥甘草湯)을 처방하는 데 사용하고, 종아리에 나는 쥐를 완화하기 위해 소건중탕(小建中湯)에 사용되고, 복통, 요관결석 등의 치료에도 활용되고 있다. 또한 청열(淸熱)* 효능이 있어 목의 부기, 통증의 치료를 위한 감초탕(甘草湯)에도 사용된다.

감초의 주성분인 글리시리진(glycyrrhizin)은 나트륨의 저장을 촉진하고, 칼륨을 배출하는 작용이 있다. 그 결과 순환하는 혈장량이 증가한다. 링거가 없는 시대에는 '보액(補液)*'을 대신하였지만, 오늘날에는 혈압 상승이나 부종과 같은 부작용이 보고되고 있다.

* 청열(淸熱) : 한량(寒凉)한 약물을 사용해 화열증(火熱證)을 깨끗이 제거하는 작용.
* 보액(補液) : 체내에 투입하는 다양한 용도의 보충 또는 대체 용액의 총칭이다.

기원 식물	콩과(Leguminosae)의 감초(*Glycyrrhiza uralensis* Fischer) 또는 광과감초(光果甘草, *Glycyrrhiza glabra* Linné)의 뿌리, 기는줄기, 종종 겉껍질을 제거한 것
주요 성분	글리시리진(glycyrrhizin)
성미/귀경	평(平), 감(甘)/12경맥(經脈)
약효	원기 회복, 해열, 해독, 진통, 폐를 촉촉하게 하여 거담 작용
처방	갈근탕(葛根湯), 감맥대조탕(甘麥大棗湯), 작약감초탕(芍藥甘草湯), 소시호탕(小柴胡湯), 사군자탕(四君子湯), 감초탕(甘草湯), 길경탕(桔梗湯) 등

길경

수독

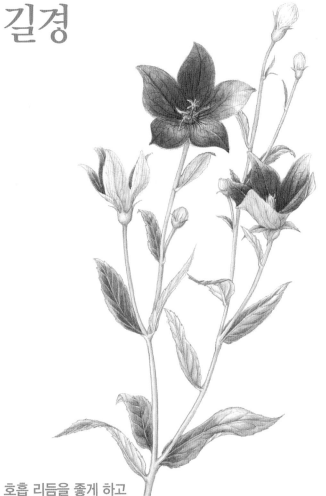

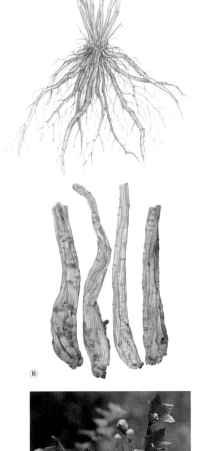

Ⓑ

Ⓐ

호흡 리듬을 좋게 하고
기침을 멈추게 하고, 소담 작용이 있다

　　도라지의 뿌리가 기원인 한약재로서 사람들에게 오래전부터 매우 친숙하다. 폐의 호흡 운동을 완만히 하고 크게 함으로써 폐의 기, 진액의 흐름을 원활히 하여 흉부의 답답함을 시원하게 하는 '선폐(宣肺)' 작용을 한다. 이 선폐 작용에 의해 기침이 진정되고 가래가 사라진다. 특히 가래가 끓는 기침 등 호흡기 질환의 처방에 매우 중요한 약이다.

　　고름을 배출하는 효능도 뛰어나 화농성 피부 질환 이외에 인두염, 편도염, 중이염 등에도 사용된다. 또, 다른 약의 작용을 상부의 병변부로 이끄는 성질이 있어 '배노제(船櫓劑)'라고도 한다. 이때 배노제는 배의 노를 조종해 목표 방향으로 향하는 것처럼 약효가 있는 부분으로 유도한다는 의미의 약제이다.

기원 식물	초롱꽃과(Campanulaceae)의 여러해살이 초본인 도라지(*Platycodon grandiflorum* A. De Candolle)의 뿌리
주요 성분	플라티코딘(platycodin)
성미/귀경	평(平), 고(苦), 신(辛)/폐
약 효	기침을 멎게 하고 가래를 없앤다. 고름을 배출한다.
처 방	길경탕(桔梗湯), 길경석고탕(桔梗石膏湯), 소시호탕가길경석고(小柴胡湯加桔梗石膏), 십미패독탕(十味敗毒湯), 삼소음(蔘蘇飮), 배농산급탕(排膿散及湯) 등

국화

실열

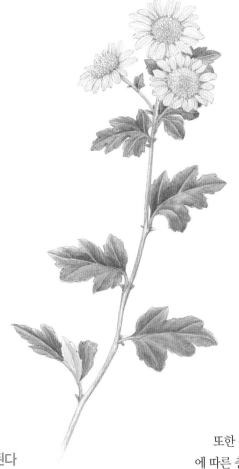

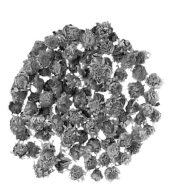

Ⓐ

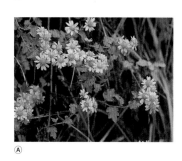

Ⓐ

해열 작용과 함께
눈병에 넓게 사용된다

10월 상순인 가을철의 한로(寒露)에는 '국화개(菊花開)'라 하여 국화가 추위가 매서워지는 가운데 노란 꽃을 오래 피운다. 한방의학에서는 '여기(餘氣)'라고 하는 개념이 있어 자연계의 기후와 약효가 함께 조화를 이룬다는 것인데, 국화의 경우에는 가을의 청량한 기가 국화의 효능인 청열 작용과 관계가 있다고 본다.

또 국화는 줄기가 위로 성장하는 가운데 그것을 뒤쫓아가듯이 줄기 밑에서부터 목질화하면서 뿌리 근처가 점점 말라간다. 화려한 꽃을 맨 위에서 발산해 피우기 위하여 줄기 끝이 하늘로 올라가는 것처럼 보이기도 한다.

국화는 제철 국화의 최상부인 꽃을 사용한다. 사람에게 사용하면 사람의 최상부인 머리의 열을 식히고 시력을 밝히는 작용이 있다. 감염으로 인해 열감을 동반하는 두통, 또는 비감염성의 만성 두통의 치료를 위해 '조등산(釣藤散)'에도 사용된다.

또한 눈의 청열 작용이 강하여 감염이나 눈의 혹사에 따른 충혈, 결막염, 눈이 침침한 경우에 치료를 위해 자주 사용된다. 이때 사용되는 국화는 신선할수록 좋고, 방향성이 풍부하고 맛이 좋은 것이 최고의 품질이다.

수많은 종류의 국화가 재배되지만, 약용으로는 오직 식용 국화를 사용한다. 예로부터 말린 국화를 베개 속에 담은 '국화 베개'는 향이 좋아 두통이나 숙면 등의 개선에 사용되었다.

기원 식물	국화과(Compositae)의 국화(Chrysanthemum morifolium Ramatulle) 또는 감국(Chrysanthemum indicum Linné)의 꽃
주요 성분	루테오린(luteoin)
성미/귀경	미한(微寒), 감(甘), 고(苦)/폐·간
약 효	몸 표면의 풍열사(風熱邪) 제거, 시력 개선, 해열, 해독 등
처 방	조등산 등

지실

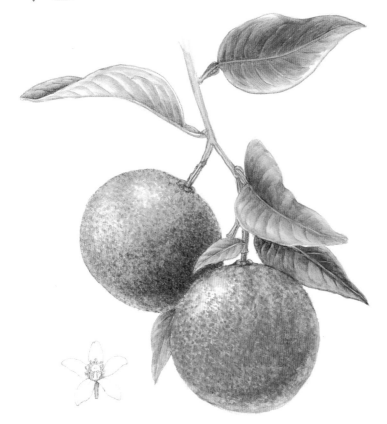

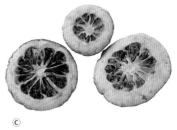

ⓒ

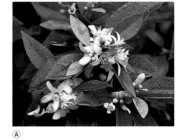

Ⓐ

흉부, 복부의 답답함을 없앤다

등자나무나 광귤나무의 열매를 썰어 말려서 사용한 것이 '지실(枳實)'이다. 더 성숙하여 큰 열매를 썰어 말려서 사용한 것은 '지각(枳殼)'이라고 한다. '지실'은 '지각'보다 미숙하여 이기(利氣) 작용도 훨씬 더 강하다. 지실은 오래될수록 좋고, 껍질이 두껍고 산뜻한 향이 나면서 쓴맛이 강한 것이 품질이 좋다.

덜 익은 열매는 성장이 미숙하여 쓴맛이 강하고 자극적이다. 이 자극성이 기를 강력하게 순환시키는 작용을 발휘하여 흉·복부의 가래, 식적(食積)*을 해소한다. 따라서 지실은 흉부의 통증과 답답함, 복부의 팽만감, 식욕 부진, 더부룩함, 복통, 변비, 그리고 과식 등으로 형성된 식적에 의한 위의 거북함과 소화 불량의 개선에도 사용된다.

* 식적(食積) : 먹은 음식이 하룻밤을 지나도 소화되지 않고 위에 고스란히 있어 가슴과 배가 더부룩하고 식욕이 없으면서 트림도 나고 설태(舌苔)가 끼는 등의 병증.

기원 식물 운향과(Rutaceae)의 광귤나무(*Citrus aurantium* Linné var. *daidai* Makino 또는 *Citrus aurantium* Linné), 황금하귤(*Citrus natsudaidai* Hayata)의 덜 익은 열매를 그대로 또는 잘라서 말린 것.

주요 성분 나린진(naringin)

성미/귀경 미한(微寒), 고(苦), 산(酸)/비·위장·대장

약   효 기의 순환 개선, 건위, 거담 등

처   방 사역산(四逆散), 대시호탕(大柴胡湯), 대승기탕(大承氣湯), 죽여온담탕(竹茹溫膽湯), 통도산(通導散), 향사평위산(香砂平胃散), 복령음(茯苓飮) 등

강활

습사를 발산시켜 상반신의 통증을 진정시킨다

오가과(五加科, Araliaceae)에 속하는 독활(*Aralia continentalis* Kitagawa)과 그 약리 작용이 비슷하지만, 강활은 상반신의 통증에, '독활'은 하반신의 통증에 진정 효능이 있다고 하여 전신 통증에는 두 생약을 처방에 함께 사용한다. 사지 관절의 습사(濕邪)를 제거해 통증을 없애 주기 때문에 '변형성관절증'과 '경견완증후군(頸肩腕症候群)'* 등의 치료에도 사용된다. 특히 습도가 높고 기온이 낮을 때 더욱 악화되는 관절통의 치료를 위해 잘 처방된다.

몸 표면의 풍한사(風寒邪)를 발산시키는 작용이 있어 오한, 발열, 두통 등을 동반하는 감기 증상의 치료를 위해 자주 사용된다.

* 경견완증후군(頸肩腕症候群) : 상반신의 반복적인 노동 등으로 목, 어깨, 팔, 손가락 등에 통증, 저림, 무력 등을 주로 호소하는 질환군의 총칭.

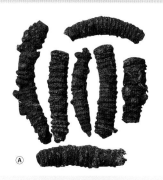

Ⓐ

기원 식물	산형과(繖形科, Umbelliferae)의 여러해살이 초본인 강활(*Ostericum koreanum* Maximowicz) 또는 중국강활(*Notopterygium incisum* Ting ex H.T.Chang)이나 관엽강활(寬葉羌活, *Notopterygium forbesii* Boissieu)의 뿌리나 뿌리줄기
주요 성분	노톱테롤(notopterol)
성미/귀경	온(溫), 신(辛), 고(苦)/방광·신장
약 효	몸의 표면에서 사(邪)를 제거하여 통증을 진정시킨다.
처 방	천궁다조산(川芎茶調散), 소경활혈탕(疎經活血湯), 방풍탕(防風湯), 이출탕(二朮湯), 청상견통탕(淸上蠲痛湯)

칼럼

일본 사찰 요리인 '정진요리(精進料理)'의 금기 재료인 '삼염오훈(三厭五葷)'

정진요리(精進料理)(쇼진요리)는 불교의 계율인 불살생을 지키고 번뇌에 대한 자극을 회피하기 위하여 '삼염오훈(三厭五葷)'이라고 통칭하는 식자재를 사용하지 않고 조리한 음식이다.

삼염(三厭)은 짐승, 생선, 새의 동물성 식자재를, 오훈(五葷)은 파, 염교, 마늘, 양파, 부추 등 냄새가 강한 야채를 말하고, 이 삼염오훈에 속하는 식자재는 정진요리에서는 사용하지 않는 것이다.

오훈에 속하는 식자재는 시대와 지역에 따라 다르지만 대개 파에 속하는 식물이다. 파는 '알릴 디설파이드(allyl disulfide)'라는 성분을 함유하고 있어 냄새가 매우 자극적이고 독특하다.

'정진(精進)'은 불교 용어로서 식사도 수행의 하나이기 때문에 미식을 규제하여 정신을 수행한다는 뜻이 있다. 이 정진요리가 불교와 함께 일본에 전해져 오늘날과 같은 형태로 된 것은 가마쿠라시대(鎌倉時代)에 보급된 선종(禪宗)의 영향이 컸다. 그 기원은 선종의 지파인 조동종(曹洞宗)의 일본 종조인 도원(道元, 1200~1253)이 기록한 『전좌교훈(典座敎訓)』이라고 한다.

또한 오훈은 대부분이 한약재이다. 파의 뿌리 쪽 흰 부분인 총백(葱白)은 약간의 발한 작용이 있어 관절통을 동반하는 감기의 치료제인 '발한산한통양(發汗散寒通陽)'* 등에 사용된다.

백합과 식물인 염교(*Allium bakeri* Reg.)의 뿌리줄기에서 수염뿌리를 제거한 뒤 햇볕에 말린 해백(薤白)은 흉부와 복부를 따뜻하게 해 가슴의 답답함과 통증을 없애 주고 거담 작용을 하는 것으로 알려져 있다. 파과 식물인 마늘 또는 그 비늘줄기를 말린 대산(大蒜)은 강한 항균성과 면역력 증강에 큰 효능이 있어 다양한 처방에 사용되고 있다.

* 발한산한통양(發汗散寒通陽) : 양기를 통하게 하는 방법으로 '발한산한(發汗散寒)', 즉 땀을 내서 몸 표면에 있는 한사(寒邪)를 없애는 치료제나 치료법.

행인

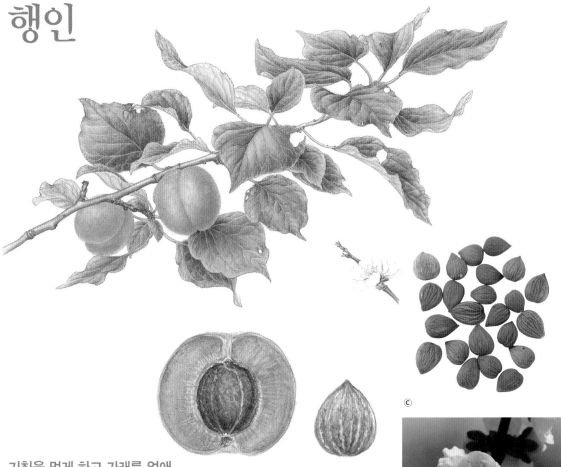

Ⓒ

Ⓐ

기침을 멎게 하고 가래를 없애
호흡 곤란증을 개선!

　기침을 멎게 하고 가래를 제거하는 기침감기약에 널리 사용되는 한약재이다. 마황과 조합하면 상승효과가 매우 좋아 기침, 호흡 곤란증을 완화하기 위하여 종종 마황(麻黄)과 배합된다.

　또 종자이면서 기름 성분을 많이 함유하고 있어 장의 운동을 원활하게 하여 배변을 촉진해 변비의 개선에도 사용된다. 같은 장미과의 복숭아씨는 활혈, 살구씨는 거담제로 사용되고 있지만, 둘 다 기침을 멎게 하는 일, 즉 '진해(鎭咳)'에 특효인 아미그달린(amygdalin)이 함유되어 있다. 따라서 복숭아씨와 살구씨는 진해, 통변 작용이 있다는 것이 공통점이다.

　아미그달린에는 약간의 독성이 있어 다량으로 복용하면 구토, 설사, 경련 등의 부작용을 일으킬 수 있다. 아이에게 처방할 경우에는 복용량이 과다하지 않도록 주의해야 한다.

기원 식물	장미과(Rosaceae)의 아르메니아살구 (*Prunus armeniaca* Linné) 또는 살구 (*Prunus armeniaca* Linné var. *ansu* Maximowicz)의 종자
주요 성분	아미그달린(amygdalin)
성미/귀경	온(溫), 유독(有毒), 고(苦)/폐·대장
약　　효	진해, 변비 해소 등
처　　방	오호탕(五虎湯), 마황탕(麻黃湯), 마행감석탕(麻杏甘石湯), 마행의감탕(麻杏薏甘湯), 영감강미신하인탕(笭甘薑味辛夏仁湯), 윤장탕(潤腸湯) 등

금은화

실열

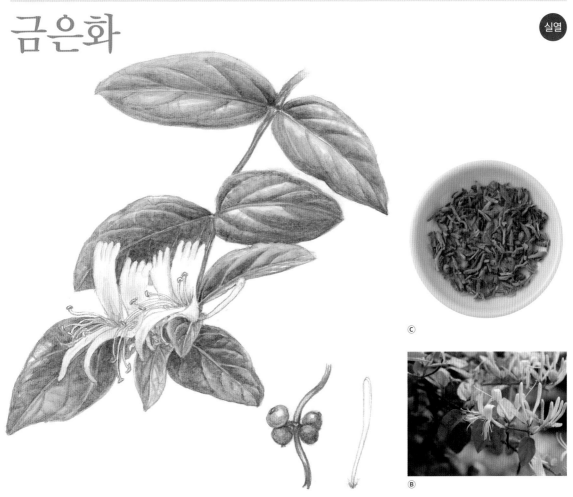

ⓒ

Ⓑ

풍열의 감염증과 화농성 질환 치료에

갈근탕, 마황탕 등 대부분의 감기약은 풍사(風邪)의 개선에 적합하다. 한편, 금은화는 오한보다도 열감이 강하고 인두통 등이 강한 증세인 '풍열(風熱)*'의 치료에 적합하다.

풍열을 발산시키는 것 외에 체내의 열사(熱邪)를 식히는 작용도 있어 풍열에 의한 감염 초기는 물론이고, 풍열이 체내로 침입한 증상의 개선에도 사용할 수 있다.

또, 화농성 염증에 해독성이 있어 습진, 화농성 피부염, 편도염, 유선염, 충수염, 대장게실염 등의 처방을 위해 사용할 수도 있다. 예를 들면, 오미소독음(五味消毒飮)은 금은화와 민들레의 꽃인 포공영(蒲公英), 들국화 등의 꽃으로 이루어진 한방약으로 화농성 염증의 처방에 사용된다.

기원 식물인 인동(忍冬)의 꽃은 색상이 흰색에서 노란색으로 변화하여 흰색과 노란색의 꽃이 혼재한 상태로 피기 때문에 '금은화'로 불리며 민간에서는 차와 약주의 재료로 사용된다. 금은화의 잎과 줄기도 한약재인 '인동'으로 사용된다.

* 풍열(風熱) : 풍사와 열사가 겹친 증세. 열이 심하고 오한은 약하며 기침과 갈증이 나고 혀가 붉어지며 약간 누런 설태(舌苔)가 끼고 맥의 진동이 비정상적으로 빠른 증상이 나타난다.

기원 식물	인동과(Caprifoliaceae) 금은화(*Lonicera japonica* Thunberg)의 꽃봉오리
주요 성분	로니세린(Lonicerin)
성미/귀경	한(寒), 감(甘)/폐·위장·심장·비
약 효	몸의 표사(表邪)를 없애 주고 열을 식히고 해독 작용을 한다.
처 방	은교산(銀翹散), 형방패독산(荊防敗毒散), 오미소독음(五味消毒飮)

고삼

실열

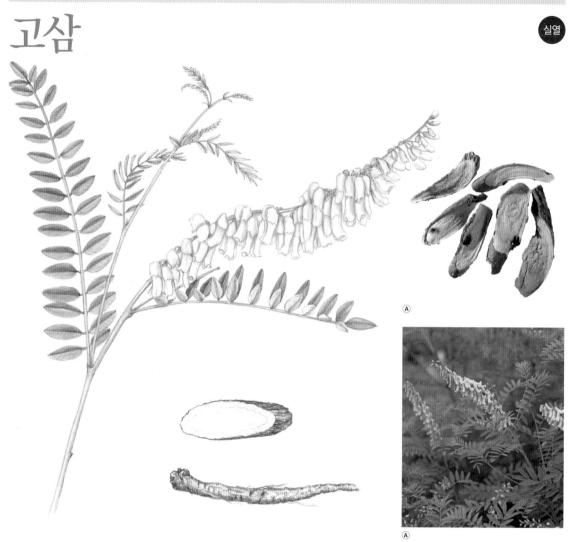

Ⓐ

Ⓐ

심한 가려움증의 피부질환에, 음부의 외용약으로도 가능

고삼(苦蔘)은 '쓴맛의 뿌리'라는 뜻이다. 실제로도 매우 강한 쓴맛을 가진 한약재이다. 줄기와 잎을 짠 즙은 농업용의 해충 구제제로도 사용되는 것으로 많이 알려져 있다.

열사와 습사, 그리고 가려움증을 없애는 작용이 있다. 습진, 땀띠에는 세정제, 습포제(濕布劑)로서 외용약으로 사용된다. 이전에는 음부의 트리코모나스균(Trichomonas)*의 감염에 외용약으로 사용되었지만, 오늘날의 임상 현장에서는 사용하지 않는다. 또한 이뇨

작용도 높고, 방광염에 의한 배뇨 곤란과 배뇨통 등의 완화에도 사용된다.

기원 식물	콩과(Leguminosae)의 식물인 고삼(*Sophora flavescens* Aiton)의 주피를 벗긴 뿌리
주요 성분	마트린(matrine)
성미/귀경	한(寒), 고(苦)/심장·간·위장·대장·방광
약 효	열을 식히고, 가려움증을 멈추게 한다.
처 방	삼물황금탕(三物黃芩湯), 소풍산(消風散), 당귀패모고삼환(當歸貝母苦蔘丸) 등

* 트리코모나스(Trichomonas) : 기생성 편모충의 일종으로서 사람의 장, 구강, 질 등에 감염증을 일으키는 병원균이다.

형개

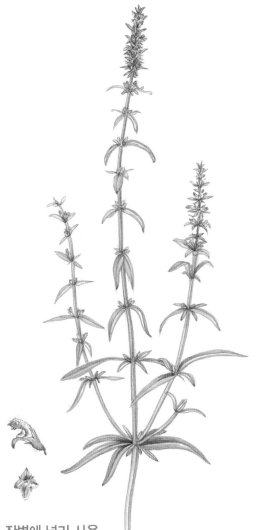

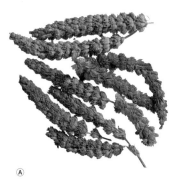

Ⓐ

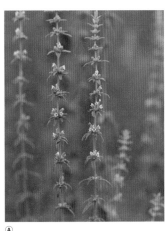

Ⓐ

감기 등 일상의 잔병에 널리 사용

　형개는 발한 작용이 있고, 몸 표면의 풍사(風邪)를 제거한다. 성질이 온화하여 풍한(風寒)*, 풍열(53쪽 금은화 참조) 등 열성 질환의 치료에 사용할 수 있다. 풍한의 증상에는 방풍(防風), 풍열의 증상에는 박하(薄荷) 등과 자주 배합하여 사용하는데, 오한, 발열, 두통, 코막힘, 목통, 관절통 등 감기의 모든 증상과 후염, 편도염, 인두염, 결막염 등의 치료에 사용된다.

　또한 가려움증을 완화하고, 투진 작용(44쪽 갈근 참조)도 있어 습진과 피부소양증 등 피부 질환의 치료를 위해 사용되고, 아울러 지혈 작용도 있어 코피, 치질 출혈, 하혈 등 각종 출혈 증상의 개선에도 사용된다.

　한편 감기를 초기에 잡는 데는 자소과(紫蘇科), 산형과(繖形科)의 한약재가 많이 사용되는데, 형개는 그중 자소과에 속한다. 따라서 형개는 자소와 같은 향기가 강할수록 품질이 높은 것으로 본다.

* 풍한(風寒) : 풍사(風邪)와 한사(寒邪)가 겹친 증세. 오한과 함께 열이 나고, 두통과 온몸 통증이 있으며, 코가 메고 기침과 재채기가 나며 설태가 끼는 증세가 있다.

기원 식물	자소과(Labiatae)의 식물인 형개(Schizone-peta tenuifolia Briquet)의 꽃이삭
주요 성분	멘톤(menthone)
성미/귀경	온(溫), 신(辛)/폐·간
약 효	몸의 표사를 없애고 부기를 가라앉히고, 지혈 작용 등
처 방	형개연교탕(荊芥連翹湯), 천궁다조산(川芎茶調散), 구풍해독산(驅風解毒散), 십미패독탕(十味敗毒湯), 당귀음자(當歸飮子), 방풍통성산([防風通聖散) 등

육계(계피)

양허 수독

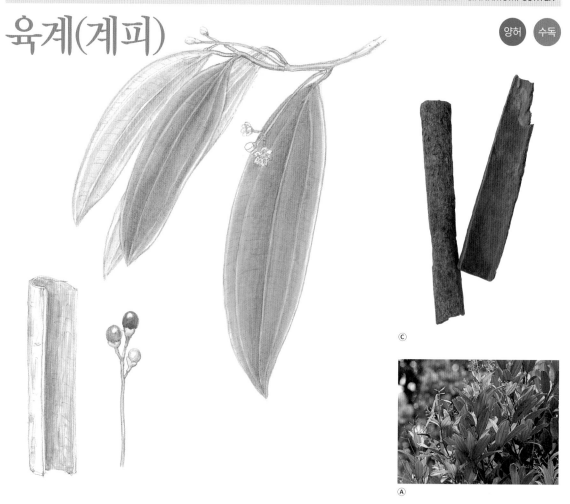

ⓒ

ⓐ

몸을 따뜻하게 하여 냉기를 제거, 혈액 순환을 촉진

일반적으로 단맛의 향미로 잘 알려진 허브인 '시나몬 (cinnamon)'은 '실론육계나무'인 베룸종(*Cinnamomum verum*)'의 껍질이다. 이와 달리 중국, 한국, 일본에서 육계는 카시아종(*Cinnamomum cassia* Blume)을 가리킨다. 참고로 중국, 한국에서는 어린 가지를 '계지(桂枝)', 줄기 껍질을 '육계(肉桂)'로 구분해 부르지만, 일본에서는 구분 없이 '계피'로 부른다. 이 육계는 오늘날 수많은 처방전에 배합하여 사용되고 있다.

'계지'는 사람의 손과 발, 몸 표면에서 발한을 완화하여 감염증의 초기 제압을 위해 갈근탕 등에서 많이 사용된다. 반면 줄기의 껍질인 '육계'는 사람의 몸을 따뜻하게 하는 보온 효능이 뛰어나다. 심장, 비, 신장을 따뜻하게 하고 기혈의 흐름을 개선한다. 또한 경락을 따뜻하

게 하여 기혈을 순행시켜 사지 관절통, 저림, 월경통을 완화한다.

한편, 육계는 온리약 중에서도 자극성이 덜하고, 복용하기에도 좋아 하반신을 중심으로 따뜻하게 하는 데 많이 사용된다.

기원 식물	녹나뭇과(Lauraceae)의 육계(*Cinnamomum cassia* Blume)의 줄기 껍질 또는 주피를 일부 제거한 것
주요 성분	신남(육계)알데히드(cinnamaldehyde)
성미/귀경	대열(大熱), 감(甘), 신(辛)/신장·비
약 효	냉증을 개선하고, 통증을 진정시킨다.
처 방	계지탕(桂枝湯), 계지가작약탕([桂枝加芍藥湯), 계지가용골모려탕(桂枝加龍骨牡蠣湯), 마황탕(麻黃湯), 갈근탕(葛根湯), 오령탕(烏苓湯), 십전대보탕(十全大補湯) 등

교이

기허 음허

단맛으로 원기를 회복!

옥수수나 감자, 쌀 등의 전분과 맥아즙으로 엿의 형태로 만든 한약재. 어린이들의 처방전에 많이 사용된다. 분해된 당질로 인해 흡수가 빠른 것이 이점으로 위장이 허약한 사람에게 적합하다.

비(소화기관)의 기를 따뜻하게 하여 보충하고, 폐를 원활하게 하는 기능이 있어 체력과 기력을 회복시켜 준다. 피로감, 식욕 부진의 개선에도 사용된다.

또 단맛에는 근육의 긴장을 완화하는 작용이 있어 위장이 약하고 냉기 때문에 발생하는 복통에 특히 효능이 있다. 이외에도 침이 마르고 숨이 찰 때 사용한다.

한편 교이는 벌꿀과 효능이 유사하여 비교되지만, 기침을 멎게 하는 진해 작용은 벌꿀이 훨씬 더 뛰어나다.

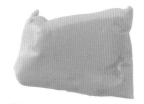
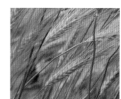

ⓒ　　　　　　　　　　　ⓑ

기원 식물	옥수수(*Zea mays* Linne), 카사바(*Manihot esculenta* Crantz), 감자 (*Solanlum tuberosum* Linne), 고구마(*Ipomoea batatas* Poiret) 또는 벼(*Oriyza sativa* Linne)의 녹말 또는 볍씨 껍질을 벗긴 종자를 가수분해하여 당화한 것
주요 성분	말토스(maltose)
성미/귀경	미온(微溫), 감(甘)/비·폐·위장
약 효	통증을 멈추게 하고 기침을 멈추게 하는 등
처 방	소건중탕(小建中湯), 대건중탕(大建中湯), 황기건중탕(黃耆建中湯), 당귀건중탕(當歸建中湯) 등

칼럼

소화 기능을 개선하여 자양하는 단맛의 엿, '교이(膠飴)'

'좋은 약은 입에 쓰다'고 말하는 것처럼, 한방약은 쓰다고 말하는 경향이 있다. 그러나 찹쌀을 발효시킨 교이(膠飴)는 볏과의 찹쌀을 분말로 만들어 맥아즙을 첨가해 발효시켜 당화한 물엿을 농축한 뒤 여기에 맥아를 첨가해 정제한 엿이다.

이 교이는 소화 기능이 떨어져 충분한 영양 섭취가 어려울 때 체력과 기력을 회복시키고 자양하는 효능이 있다.

한방에서는 소화 기능을 높이는 효능은 멥쌀보다는 찹쌀이 더 높다고 보고 있다. 그러나 찹쌀은 점성이 강하여 위장이 약하면 소화하기 어려운 단점이 있다. 따라서 맥아즙으로 발효시켜 엿의 형태로 만들어 흡수가 더 쉽게 만든 것이다. 더욱이 맥아 자체는 발아할 때 생성된 여러 효소가 소화 기능을 높이고, 또한 전분질도 소화 불량을 개선하는 효능이 있어 좋은 한약재로 알려져 있다.

교이가 든 처방으로는 대건중탕(大建中湯)과 소건중탕(小建中湯)이 유명하다. 체력이 없고, 냉증을 동반하는 복통과 팽만감이 있는 경우에는 산초와 인삼, 건강과 함께 교이를 배합한 대건중탕이 처방된다.

또한 만성 피로, 식은땀, 가슴 두근거림, 복통, 냉증 등의 증세가 있고, 복부 근육이 굳는 것 같은 느낌이 있는 경우에는 계지가작약탕(桂枝加芍藥湯)에 교이를 넣은 소건중탕이 처방된다. 이것들은 허약 체질과 밤중에 우는 아이, 야뇨증의 어린이에게도 많이 처방된다.

홍화

어혈

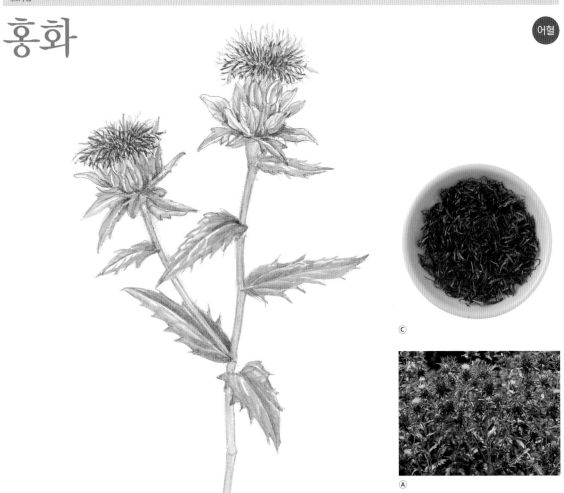

ⓒ

Ⓐ

**혈액 순환을 좋게 하고,
부인병 질환 치료에 널리 사용**

붉은색의 한약재는 혈액에 효능이 있다고 생각되고 있다. 지방질을 많이 함유한 한약재인 복숭아씨처럼 혈류를 개선하는 작용이 뛰어나 어혈을 제거하고, 어혈에 의한 통증을 진정시키는 기능이 있다. 윤활유처럼 혈행을 좋게 한다고 상상하면 이해하기 쉽다. 월경통 등 여러 치질통, 타박상, 관절통, 냉증 등에 사용되는데, 특히 월경 불순 등의 부인병 질환 치료에 자주 사용되지만, 임산부, 과다 월경에는 사용이 금기시된다.

기원이 되는 잇꽃은 입술연지와 염료의 원료로 옛날부터 사용해 왔다. 민간에서는 차, 약주 외에 식자재로도 사용되고 있다. 또한 홍화의 씨로부터는 식용유(홍화유)를 얻을 수 있다. 국화과 식물에는 해바라기, 엉겅퀴, 삽주 등 기름을 생성하는 것들을 많이 볼 수 있다.

한약재는 붉은색이 선명하고, 신선하면서도 향기가 풍부한 것을 품질이 좋은 것으로 친다.

기원 식물	국화과(Compositae) 잇꽃(*Carthamus tinctorius* Linne)의 관상화를 그대로, 또는 노란 색소의 대부분을 제거하고 압착해 판형으로 만든 것
주요 성분	카르타민(carthamin)
성미/귀경	온(溫), 신(辛)/심장·간
약 효	혈행을 좋게 한다. 가래를 없애고 통증을 멎게 한다.
처 방	통도산(通導散), 절충음(折衝飲), 치두창일방(治頭瘡一方) 등

香附子

향부자

Clematis Root · CLEMATIDIS RADIX

 기체 어혈

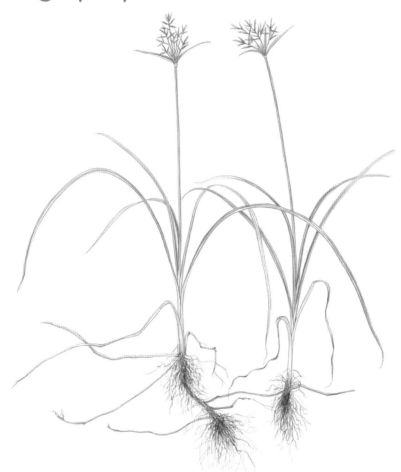

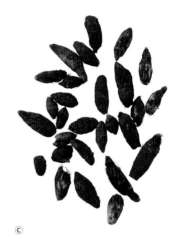

ⓒ

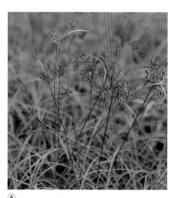

Ⓐ

간의 기를 돌게 하여
팽만감을 해소한다

　기원 식물인 향부자는 생장력이 상당히 왕성하여 세계적으로 유명한 잡초이다. 뿌리줄기가 작은 부자(附子)와 같이 방향성이 있다는 이유로 '향부자'로 불린다.

　기체(氣滯)를 해소하고 기의 운행을 조정하여 어혈을 해소하고 통증도 멎게 하는 기능이 있다. 두통과 근육통, 어깨 결림 등 여러 통증, 스트레스에서 오는 소화 불량, 조바심 증상 등의 개선에 사용되고, 특히 늑골 아래와 명치(모두 스트레스에 의한 증상이 유발되기 쉬운 곳)의 당김과 통증의 치료에도 잘 사용된다.

　또한 월경을 조절하는 기능도 있어서, '기병(氣病)을 다스리는 총사령관', '부인병을 다스리는 사령관'(부인과의 기체에는 향부자가 특효)으로 불리고 있어 월경 불순과 월경통 등 부인과의 질환에 자주 처방된다.

기원 식물	사초과(Cyperaceae)의 향부자(*Cyperus rotundus* Linne)의 뿌리줄기에서 실뿌리를 제거한 것
주요 성분	사이페롤(cyperol)
성미/귀경	평(平), 신(辛), 미고(微苦)/간·삼초
약 효	기의 순환을 좋게 하고, 통증을 멎게 하다.
처 방	향소산(香蘇散), 자음지보탕(滋陰至寶湯), 천궁다조산(川芎茶調散), 궁귀조혈음(芎歸調血飮), 여신산(如神散), 향사육군자탕(香砂六君子湯), 이출탕(二朮湯) 등

갱미

기허

**소화력을 조절하는
죽과도 같은 한약재**

　주식으로 먹는 멥쌀의 현미가 기원 식물이다. 한약재로 사용할 때는 다른 한약재와 함께 물에 섞어 끓이기 때문에 죽으로 먹는 모양새가 된다. 원기를 보충하고 위장의 소화력을 좋게 하는 기능이 있어 목마름증을 해소하는 액체와 같은 역할을 하고, 소화불량에 의한 설사 등의 처방에도 사용된다.

　다른 한약재가 위를 차갑게 하는 작용을 완화하기 때문에 위장을 보호할 목적으로 처방되기도 한다. 허약 체질 어린이의 감기 치료에도 사용된다. 오래된 것일수록 위장에 부담이 적다고 하여 오랫동안 저장하기도 하는데, 이것은 '진창미(陳倉米)'라고 한다.

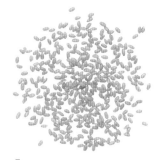

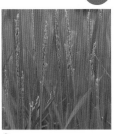

ⓒ   ⒶＡ

기원 식물	볏과(Gramineae) 벼(*Oryza sativa* Linne)의 열매껍질을 벗긴 씨
주요 성분	녹말(starch)
성미/귀경	평(平), 감(甘)/비·위장
약　　효	기를 보충한다. 비를 튼튼히 하고, 갈증을 멎게 한다.
처　　방	맥문동탕(麥門冬湯), 백호가인삼탕(白虎加人蔘湯), 백호탕(白虎湯), 부자갱미탕(附子粳米湯), 죽엽석고탕(竹葉石膏湯) 등

칼럼

한방에서는 '주식(主食)'도 훌륭한 약이 된다!

　벼(쌀)에는 크게 보통 우리가 주식으로 먹는 '멥쌀'과 찰밥과 떡 등에 사용되는 '찹쌀'이 있는데, 한약재로는 각각 '갱미(粳米)', '나미(糯米)'라고 한다. 둘의 큰 차이점은 전분의 성분으로 멥쌀은 '아밀로스(amylose)'와 '아밀로펙틴(amylopectin)'이 약 2 대 8의 비율로 들어 있지만, 멥쌀 돌연변이종인 찹쌀에는 아밀로스가 들어 있지 않고, 포도당이 수만~수십만 개나 모인 아밀로펙틴이 100%나 들어 있기 때문에 점성이 매우 강하다.

　멥쌀에는 위장을 튼튼히 하여 기를 더해 주는 '보중익기(補中益氣)'와 비의 기능을 정상화하여 위장의 불순을 개선하는 '건비화위(健脾和胃)'의 효능이 있다고 여겼다. 따라서 오늘날처럼 링거 수액이 없는 시대에는 식사도 제대로 할 수 없을 정도로 쇠약한 경우에 영양가 높은 쌀의 추출

액인 '쌀미음'은 중요한 영양 공급원이었다.

　동양에서는 교이와 멥쌀마저 받아들일 수 없을 정도로 소화 기능이 극도로 떨어진 경우에는 멥쌀 씨를 10년 이상 창고 등에 보관하여 붉게 변한 '진창미'를 죽으로 끓인 뒤 그 웃물을 마시기도 하였다.

　또, 습진과 피부염의 치료에 사용되고, 목마름과 얼굴 화끈거림을 진정시키는 백호탕(白虎湯) 등과 같이 소화가 잘 안 되는 광물(이 경우는 석고)이 든 약을 처방하는 때 멥쌀을 섞어서 처방하였다. 이와 함께 멥쌀을 끓여서 달인 죽을 내복하면 소화 흡수를 도와주면서 위장이 차가워지는 것을 방지한다.

후박

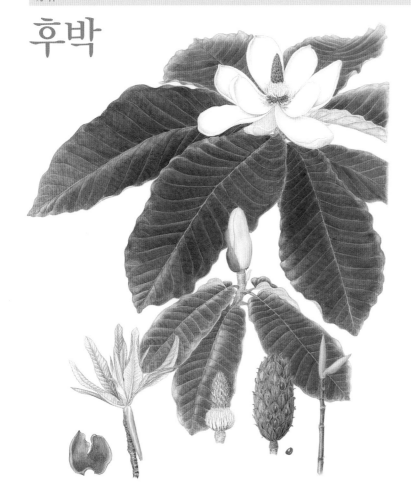

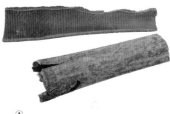

Ⓐ

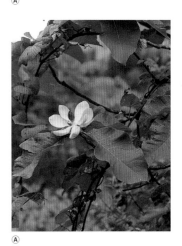

Ⓐ

소화기 질환,
호흡기 질환에 효능

몸에 쌓여 있는 습사를 제거하는 효능이 뛰어나고, 위로 올라간 기를 내려줌으로써 잘 돌도록 하는 작용이 있다. 복부 팽만감과 구토, 구역질, 변비, 설사 등의 소화기계 질환에 처방된다. 또, 천식, 기침 등 호흡기 증상의 개선에도 사용되고, 가래를 없애 호흡을 편하게 한다.

소화 불량에는 '창출(蒼朮)', 복통에는 '목향(木香)', 복부 팽만감에는 '지실(枳實)', 변비에는 '대황(大黃)', 천식과 기침에는 '마황(麻黃)', '행인(杏仁)' 등과 배합해 사용한다. 반하(半夏), 자소엽(紫蘇葉) 등과 배합된 '반하후박탕(半夏厚朴湯)'은 스트레스 등으로 목에 매실 씨가 걸린 것 같은 증세인 '매핵기(梅核氣)'의 치료에 효능이 있다고 알려져 있다.

기원 식물	목련과(Magnoliaceae)의 일본목련 (*Magnolia obovata* Thunberg), 후박 (*Magnolia officinalis* Rehder et Wilson) 또는 요엽후박(*Magnolia officinalis* Rehder et Wilson var. *biloba* Rehder et Wilson)의 줄기껍질
주요 성분	마그놀롤(magnolol)
성미/귀경	온(溫), 고(苦), 신(辛)/비·위장·폐·대장
약 효	습기를 제거, 가래를 없애는 등
처 방	시박탕(柴朴湯), 대승기탕(大承氣湯), 반하후박탕(半夏厚朴湯), 평위산(平胃散), 마인환(麻仁丸), 곽향정기산(藿香正氣散), 계지가후박행인탕(桂枝加厚朴杏仁湯) 등

우슬 (쇠무릎)

어혈　수독

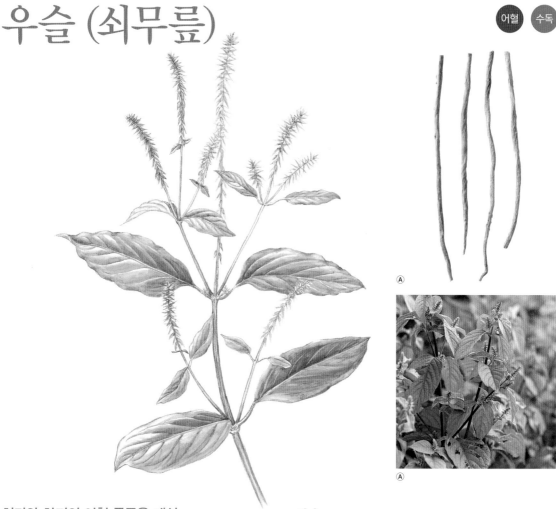

Ⓐ

Ⓐ

허리와 하지의 어혈 통증을 개선, 근골을 강하게 하는 기능도

혈액 순환을 원활히 하고 수분(진액 등)의 흐름을 좋게 하면서 통증을 완화하는 한약재이다. 약물이 어느 특정한 장부와 병변에 집중 효능을 보이게 하는 '인경약 (引經藥)'으로서 다른 약의 작용을 하부로 이끄는 작용도 갖고 있어 하반신의 증상에 널리 사용되고 있다.

보신의 기본적 배합인 '팔미지황환(八味地黃丸)'의 약효를 강화하기 때문에 우슬을 중심으로 골라서 '우차신기환(牛車腎氣丸)'도 만들어졌다.

하반신 어혈의 통증을 멎게 하는 효능이 있어 월경곤란증, 관절통, 타박증, 저림 등의 치료에 사용된다. 그리고 보신 효능 중에서는 두충(杜冲)과 마찬가지로 근골을 튼튼하게 하는 작용이 있다. 따라서 나이가 듦에 따라 동반하는 하지의 근육 위축을 예방하기 위해서도 사용

된다.

또한 수분의 흐름을 이롭게 하는 작용(이수 작용)이 있어 관절 부기, 방광염의 완화에도 사용할 수 있다. 어혈을 없애 혈행을 원활히 하는 작용이 있어 임신 중이나 부정성기출혈, 설사 등에는 사용하지 않는 것이 좋다고 한다.

기원 식물	비름과(Amaranthaceae)의 털쇠무릎 (*Achyranthes fauriei* H. Leveille et Vaniot) 또는 작은쇠무릎(*Achyranthes bidentata* Blume)의 뿌리
주요 성분	엑디스테론(ecdysterone)
성미/귀경	평(平), 고산(苦酸)/간·신장
약　　효	혈액 순환을 좋게 하고, 통증을 멎게 한다.
처　　방	소경활혈탕(疎經活血湯), 절충음(折衝飮), 대방풍탕(大防風湯) 등

오수유

 양허　 수독　 기체

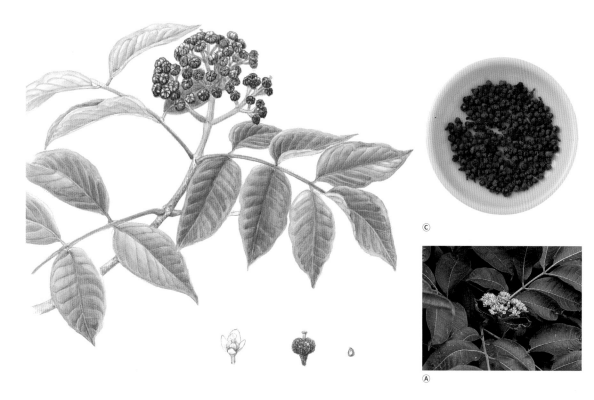

ⓒ

Ⓐ

복부를 따뜻하게 만들고
온성의 기를 돌게 하는 약

　두통, 구역질, 흉협통(가슴과 옆구리의 통증)에 주요 효능이 있다. 먼저 몸을 따뜻하게 하는 작용이 있어 냉증의 개선에 유효하다. 두통, 구역질, 흉협통의 완화를 위해서도 사용된다. 또 한 가지는 '간경(肝經)'(간장에 딸린 경락)이라고 해서 신체 측면부터 사타구니를 흐르는 경락과도 관계가 있다.

　경락과의 관계에서는 전형적으로 두통은 두정부의 통증, 흉협부(胸脇部)는 간경과 관련된 스트레스의 주요 포인트가 된다. 흉협부는 정신적인 부하와 함께 동반하고, 근육이 긴장해 통증을 유발한다. 또 월경 시작 전에는 간경이 강하게 관련하기 때문에 유방통, 월경통, 사타구니 통증이 생기기 쉬운데, 이때 오수유를 사용하면 효험이 있다.

　냉증이 뚜렷하지 않은 경우에도 두통의 완화에 유효한 경우가 있다. 구역질을 동반하는 두통으로서 편두통이 있는데, 이때 오수유탕은 처방의 선택지 중 하나이다. 그러나 구역질은 스트레스보다도 간이 위장에 영향을 주면서 생긴다고 본다. 이런 이유로 구역질 외의 위통 개선에도 사용할 수 있다.

　오수유는 특유의 쓴맛이 매우 강하다. 감귤과라는 사실은 한약재를 손에 넣어 보면 실감할 수 있다. 감귤의 껍질을 벗긴 상태와 유사하다.

기원 식물	운향과(Rutaceae) 오수유(*Evodia rutaecarpa* Bentham), 석호(石虎, *Evodia rutaecarpa* var. *officinalis* Dode) 또는 소모오수유(疎毛吳茱萸, *Evodia bodinieri* Dode)의 설익은 열매
주요 성분	에보디아민(evodiamine)
성미·귀경	열(熱), 소독(小毒), 신(辛), 고(苦)/간·위장·비·신장
약　　효	냉증 개선, 통증을 멎게 한다.
처　　방	온경탕(溫經湯), 오수유탕(吳茱萸湯), 당귀사역가오수유생강탕(當歸四逆加吳茱萸生薑湯) 등

우방자

실열

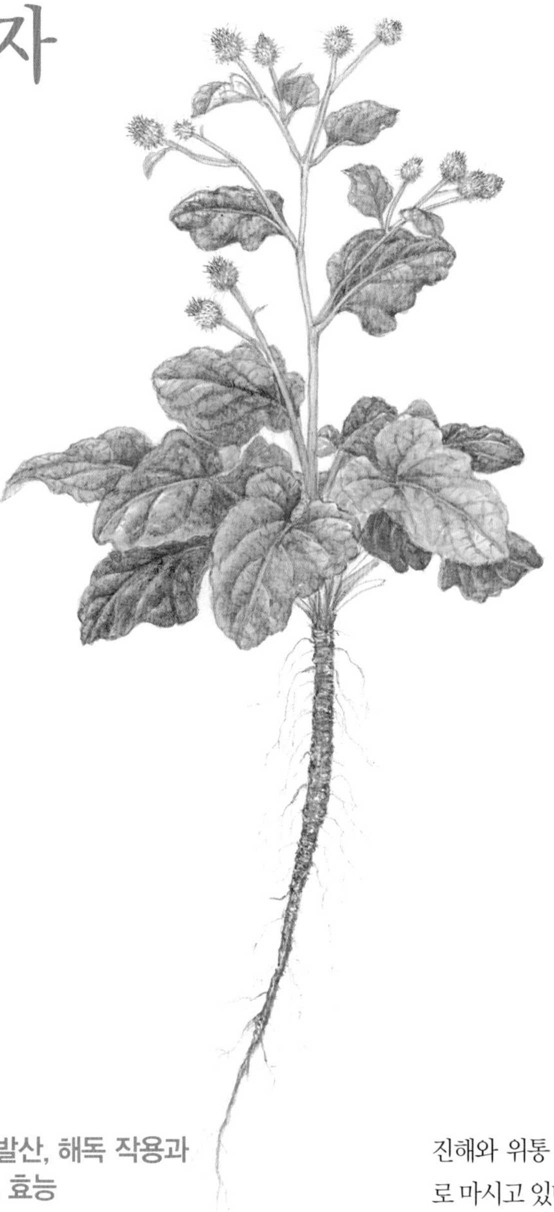

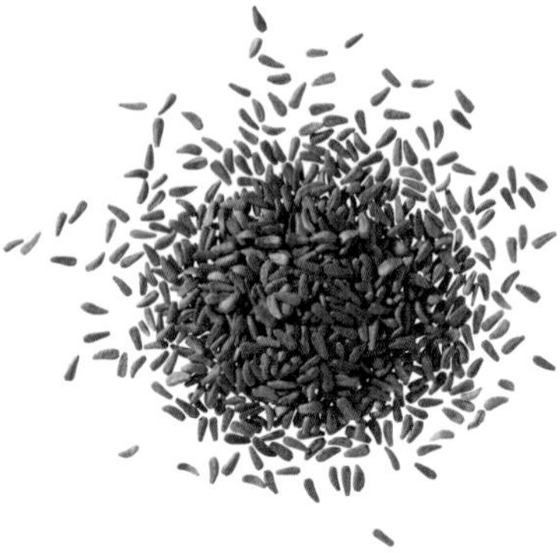

Ⓐ

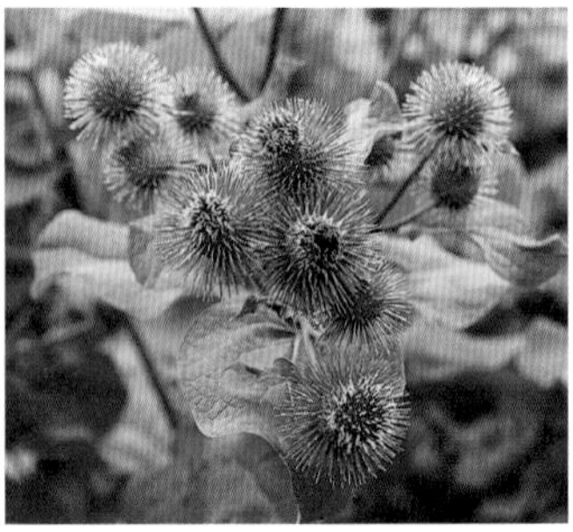

Ⓐ

풍열(風熱)을 발산, 해독 작용과 목통 감기에도 효능

　　중국, 한국, 일본에서는 우방자의 잘 익은 열매를 한약재로 자주 사용하고, 한국과 일본에서는 우방자의 뿌리(우엉)도 식용하고 있다.

　　해독 작용이 있어 풍열(53쪽 금은화 참조)에 의한 감기, 편도염, 기침 등의 치료에 잘 사용되고, 기침을 멎게 하고 목이 부은 통증도 완화한다. 기침뿐만 아니라 소염제로서 가려움을 가라앉히는 기능이 있어 피부 질환의 개선에도 사용된다. 또한 투진 작용(44쪽 갈근 참조)이 있어 피부 화농증과 홍역 초기에 '발진을 겉으로 밀어내기 위해' 사용된다(83쪽 승마 참조). 민간에서는

진해와 위통 완화를 위하여 뿌리(흔히 우엉)를 생즙으로 마시고 있다.

기원 식물	국화과(Compositae) 우엉(*Arctium lappa* Linne)의 잘 익은 열매
주요 성분	팔미트산(palmitic acid)
성미/귀경	한(寒), 신(辛), 고(苦)/폐·위장
약　효	몸 표면의 풍열사를 없애 주고, 가래를 제거하며, 기침을 멎게 한다. 열을 식히고 해독하는 작용이 있다.
처　방	시호청간탕(柴胡淸肝湯), 소풍산(消風散), 은교산(銀翹散), 구풍해독산(驅風解毒散) 등

黑芝麻 / 胡麻   Sesame · SESAMI SEMEN

흑지마/호마

**자양 강장의 작용이 있고,
몸에 기름기를 제공하는 '신선약'**

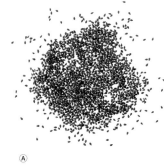
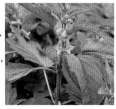
Ⓐ   Ⓐ

식용 참깨이다. 신장을 보하는 데는 검은깨, 폐를 보하는 데는 흰깨를 쓴다. 기름 성분이 풍부해 압축해 얻은 참기름은 한방에서는 '자운고(紫雲膏)'와 '중황고(中黃膏)' 등 연고제의 기본 재료로 쓰인다.

검은깨는 간과 신장의 음을 자양하는 기능이 있어 허약 체질의 개선과 병후 회복에 처방될 뿐만 아니라 고령자의 현기증, 시력 저하, 백발, 피부 건조 등의 개선에도 사용된다. 산후 혈허에 의해 모유가 잘 나오지 않는 경우에도 자주 처방된다. 또한 장에 수분을 공급해 줘 대변을 부드럽게 하는 작용도 있어 변이 딱딱해 배출하기 어려운 변비의 처방에도 사용된다.

기원 식물	참깨과(Pedaliaceae)의 참깨(*Sesamum indicum* Linne)의 종자
주요 성분	세사민(sesamine)
성미/귀경	평(平), 감(甘)/폐·비·간·신장
약 효	허약 체질의 개선 등
처 방	소풍산(消風散), 자운고(紫雲膏)* 등

* 자운고(紫雲膏) : 한방의학에서 피부 상처를 치료하는 데 사용하는 기름기 성분의 연고. 참기름과 함께 각종 한약재를 배합해 만든다.

칼럼

참깨는 노화 방지 효과가 있는 '신선약'!

기원전 3000년 경에 이미 이집트와 인도에서 재배가 시작되었고, 한국, 일본 등에서도 오래전부터 식용으로 사용되었다고 전해지는 깨는 항산화 성분이 풍부하여 노화 방지에도 효능이 있는 한약재이다.

종자의 껍질 색상에 따라 크게 검은깨와 흰깨로 나눠지는데, 명나라의 약학자인 이시진(李時珍, 1518~1593)은 『본초강목(本草綱目)』에서 식용·약용으로는 모두 검은깨를 권하고 있지만, 실은 영양소가 거의 같다. 또한 일본 에도시대에 성립된 『본조식람(本朝食鑑)』에는 오행론을 근간으로 "검은깨는 신장에 작용하고 흰깨는 폐에 작용한다. 동시에 오장을 윤택하게 하고, 혈맥을 좋게 하고 소장을 정돈한다"고 기록되어 있다.

씨 자체를 처방에 쓰는 일은 거의 없지만, 고대 중국에서는 깨를 '신선약'(매우 잘 듣는 약)이라고 하여 일반 사람들에게는 자양 강장에 뛰어난 식품으로 알려져 있었다. 따라서 검은깨와 꿀(벌꿀)을 균등히 섞어 만든 '정신환(靜神丸)'은 '폐황(肺黃)(황달의 일종)'을 고치고, 오장을 윤택하게 한다'는 불로장생의 비약으로 알려져 있다.

깨를 압축해 짠 기름은 한약재로서 화상과 살갗이 튼 곳, 손발 틈새 등의 개선을 위해 바르는 연고제인 자운고의 기본 재료로 사용된다. 또 베인 상처와 벌레 물린데, 욕창 등에 치료 효능이 있는 '신선태을고(神仙太乙膏)'에서는 당귀와 대황, 지황, 작약 등 7종류의 한약재를 침출하는 추출액으로도 사용되고 있다.

오미자

음허 기허

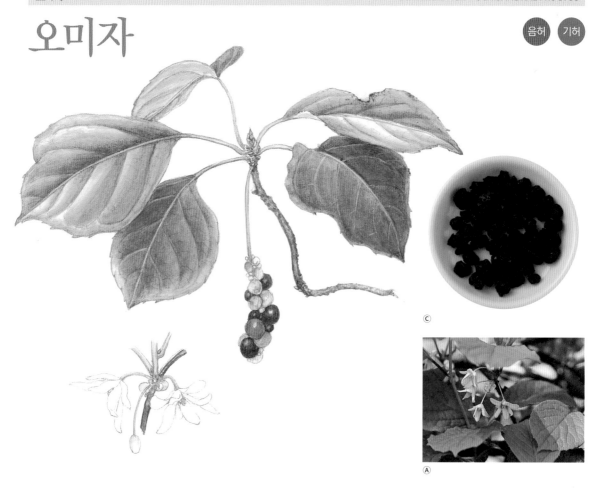

ⓒ

Ⓐ

기침, 땀, 실금을 멎게 하고, 기혈을 보강

　열매껍질과 과육에서는 단맛과 신맛이 나고, 씨에서는 매운맛과 쓴맛이 나고, 전체적으로는 짠맛이 나서 총 다섯 종류의 맛이 난다고 하여 이름이 유래된 한약재이다. 이 중 강하게 느껴지는 신맛이 수렴약 효능의 원천이다. 실제로 대부분의 '수렴제(收斂劑)'(또는 수렴약)는 신맛을 낸다.

　오미자의 핵심은 수렴(收斂), 즉 '누출되는 기를 단단히 조여 충전하는' 약이다. 몸의 상태가 계속 좋지 않은 만성적인 증상에 적합하다. 신맛은 기를 모아 준다. 기가 모임에 따라 기침으로 인해 기가 거꾸로 올라간 것을 정상화해 준다. 만성적 설사, 식은땀, 자한(自汗)(덥지도 않은데 흘리는 땀), 실금(失禁) 등 '빠져나가는 기혈'을 몸에 붙들어 주면서 몸과 마음을 안정시킨다.

　그런데 신맛은 분비선을 촉진하여 목마름증을 개선

하고, 진액의 양도 늘린다. 매실을 맛볼 때 침이 고이는 것을 누구나 느꼈을 것이다. 기혈을 직접 보완하는 약은 아니지만, 기혈의 누출을 억제함으로써 결과적으로 기혈을 더해 줄 수 있다. 그 밖에 오미자를 허브티나 약주로 만들어 마시는 방법도 있다.

기원 식물	오미자과(Schisandraceae)의 오미자 (*Schisandra chinensis* Baillon)의 열매
주요 성분	시잔드린(shizandrin)
성미/귀경	온(溫), 산(酸)/심장·폐·신장
약 효	기침, 갈증, 설사를 멎게 한다.
처 방	소청룡탕(小靑龍湯), 청폐탕(淸肺湯), 인삼양영탕(人蔘養榮湯), 청서익기탕(淸暑益氣湯), 청열보기탕(淸熱補氣湯) 등

시호

기체

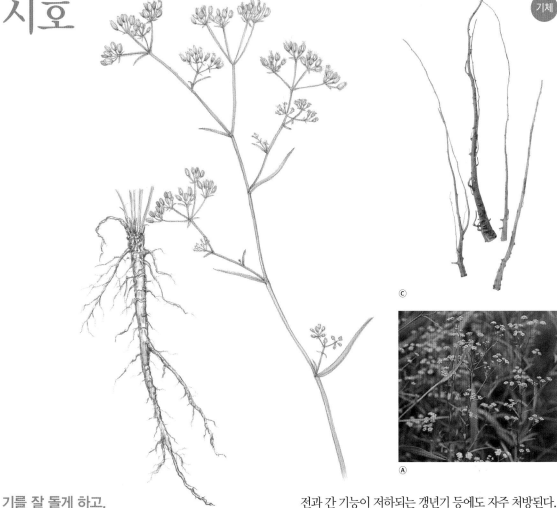

ⓒ

Ⓐ

기를 잘 돌게 하고,
열을 발산한다

기를 돌게 하는 기능이 뛰어나고, 몸에 쌓인 열을 발산시키기도 하면서 염증을 억제하는 작용이 있다. 또한 기를 올리는 기능, 우울한 기분을 발산시키는 작용도 있다.

이러한 성질로 인해 시호는 감염증과 정신 증상의 처방에 사용해 왔다. 본래 감염증 초기를 지나서도 증상이 완전히 없어지지 않고 나아졌다 나빠졌다 하는 중간 시기(소양증)에 황금과 함께 배합하여 사용해 왔다. 이 시기에는 미열, 왕래한열(往來寒熱, 오한과 발열의 반복) 등을 보인다.

간의 기를 잘 돌게 하여 분노의 감정을 처리하기 때문에 감정의 진정과 늑골 아래 팽만감과 압통의 개선에 사용된다. 간의 감정 조절 기능에 부담을 가하는 월경

전과 간 기능이 저하되는 갱년기 등에도 자주 처방된다.

만성 염증, 알레르기성 체질, 신경 과민증을 개선하기 위하여 소량의 시호를 장기적으로 내복하는 방법도 있다. '시호청폐탕(柴胡淸肺湯)', '형개연교탕(荊芥連翹湯)'이 대표적이다.

기원 식물	산형과(Umbelliferae) 시호(*Bupleurum falcatum* Linne)의 뿌리
주요 성분	사이코사포닌(saikosaponin)
성미/귀경	미한(微寒), 고(苦), 신(辛)/간·담낭
약 효	몸의 표사(表邪)를 없애 준다.
처 방	시박탕(柴朴湯), 시령탕(柴苓湯), 소시호탕(小柴胡湯), 대시호탕(大柴胡湯), 가미소요산(加味逍遙散), 사역산(四逆散), 보중익기탕(補中益氣湯) 등

세신

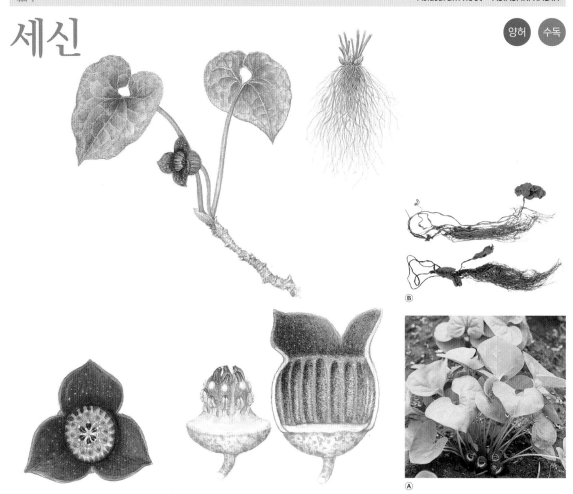

양허   수독

Ⓑ

Ⓐ

폐와 신장을 따뜻하게 하여 한음(寒陰)을 제거하고 콧물, 기침을 멎게 하며, 치통도 완화

폐와 신장을 따뜻하게 하여 한사와 냉증, 습사를 제거한다. 이로 인해 풍한으로 인한 강한 오한, 두통에다 심한 관절통이 동반하는 경우에는 처방약인 마황부자세신탕(麻黃附子細辛湯)에 사용되고, 콧물이 나오는 경우에는 처방약인 소청룡탕(小靑龍湯)에 사용된다.

세신은 기침을 진정시키는 기능이 있고, 특히 점액질이 없이 물같이 묽은 장액성(漿液性) 가래가 많이 나오는 기침, 기관지 천식, 만성 기관지염 등의 치료에 좋다. 또한 한사(寒邪)에 의한 사지통(四肢痛)에도 처방된다.

또, 국소 마취 작용에 따른 진통 효능도 있다. 이 진통 작용은 치통의 완화를 위한 처방인 입효산(立效散)에도 사용된다. 진통제로 내복할 때는 입안에 한동안 물고 있으면 직접 치통 부위에 효능을 발휘한다.

세신이라는 이름은 기원 식물인 민족두리풀의 뿌리가 가늘면서도 상당히 매운 데서 유래되었다. 지상부는 신장 세포에 독성을 보이는 성분인 아리스톨로크산(aristolochic acid)이 함유되어 있기 때문에 지하부인 뿌리와 뿌리줄기만 보통 사용한다.

기원 식물	쥐방울과(Aristlochiaceae) 민족두리풀(*Asiasarum sieboldii* F. Maekawa) 또는 세신(*Asiasarum heterotropoides* F. Maekawa var. *mandshuricum* F. Maekawa)의 뿌리 및 뿌리줄기
주요 성분	메틸유게놀(methyleugenol)
성미/귀경	온(溫), 신(辛)/폐, 신장
약　　효	몸의 표사(表邪)를 제거하고, 통증을 진정시킨다.
처　　방	소청룡탕(小靑龍湯), 마황부자세신탕(麻黃附子細辛湯), 입효산(立效散) 등

산사

어혈

육류 고기의 소화를 촉진하여
어혈 해소에도 효과

위장 기능의 저하, 또는 연이은 과식에 의한 결과, 음식물이 정체한 식적(食積) 증세에 처방하는 소화제이다. 음식물이 위에 식적한 상태에는 소화 불량에 의한 더부룩함, 팽만감, 설사 등의 증세가 있다.

산사는 특히 육류, 기름, 유제품 등 지방질이 많은 음식물의 소화를 촉진하고, 식적을 없애 주는 기능이 있다. 중화요리 등 기름을 많이 사용하는 식문화에는 매우 중요한 한약재이다.

식적 증세의 대표적인 처방약인 보화환(保和丸)에는 산사가 다량으로 들어간다. 그리고 계비탕(啓脾湯)에도 산사가 들어가는데, 육류를 잘 소화하지 못하는 사람에게는 좋은 상비약이 될 수 있다.

그런데 산사에는 비(소화기관)에 기를 보충하는 작용이 없다. 다만 육류를 소화하기 쉬운 상태로 변화시킬 뿐이다. 사람의 소화 기능을 직접 높이는 것이 아니라 음식물에 작용하는 것이다. 소화제 중에는 발효 식품도 있다. 예를 들면, 우유 그 자체보다는 요구르트 등 발효된 식품이 소화가 더 잘되는 것이다. 그 밖에 어혈을 해소하는 작용도 있다. 어혈이 일으키는 통증과 산후 오로(惡露)의 정체, 월경통 등에 사용된다.

기원 식물	장미과(Rosaceae)의 산사나무(*Crataegus cuneata* Siebold et Zuccarini) 또는 동속의 넓은잎산사나무(*Crataegus pinnatifida* Bunge var. *major* N. E. Brown)의 열매 그대로 또는 가로나 세로로 자른 것
주요 성분	케르세틴(quercetin)
성미/귀경	미온(微溫), 산(酸), 감(甘)/비·위장
약 효	위장의 더부룩함 등을 개선
처 방	계비탕(啓脾湯), 보화환(保和丸) 등

치자

실열

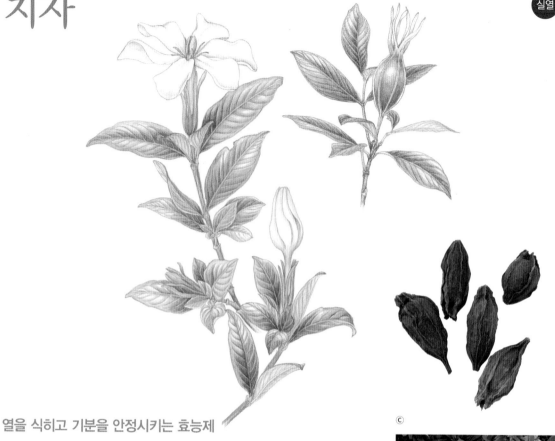

Ⓒ

Ⓐ

열을 식히고 기분을 안정시키는 효능제

　체내 장부 이외의 틈새 공간을 '삼초(三焦)'라고 하는데, 치자는 심장·간 이외의 삼초에 고인 열을 내리기 때문에 광범위한 열증 치료에 사용된다. 실열에 의한 염증 치료에도 사용되지만 '번조(煩躁)'(가슴 속이 달아오르고 답답하고 사지의 자제력이 없는 증세)라고 하는 정신 불안으로 인해 자제력이 없는 상태를 개선하기 위하여 사용하는 것이 특징이다. 번조의 증세에는 가슴앓이, 불안·초조감, 혈류의 상승, 불면 등이 있다. 치자는 이뇨 작용이 있고, 오줌으로 습열을 배설하는 기능도 있어 피부염, 방광염의 처방에도 사용된다.

　치자의 이름은 열매가 다 익어도 입을 열지 않는다고 해서 '입이 없다'는 뜻에서 유래되었다. 이 한약재의 부작용으로 '장관막정맥경화증(mesenteric phlebosclerosis)'이라는 질환이 있다. 이 질환은 치자의 내복량과 관련성이 있다. 치자를 넣는 처방을 3년 이상 장기간 내복하는 경우에는 반드시 소화기관의 내시경 확인을 권장한다.

기원 식물	꼭두서닛과(Rubiaceae) 치자나무(*Gardenia jasminoides* Ellis)의 잘 익은 열매
주요 성분	게니포시도(geniposido)
성미/귀경	한(寒), 고(苦)/심장·간·폐·위장·삼초
약　　효	해열, 해독 작용 등
처　　방	인진호탕(茵陳蒿湯), 황련해독탕(黃連解毒湯), 가미소요산(加味逍遙散), 청상방풍탕(淸上防風湯), 온청음(溫淸飮) 등

산수유

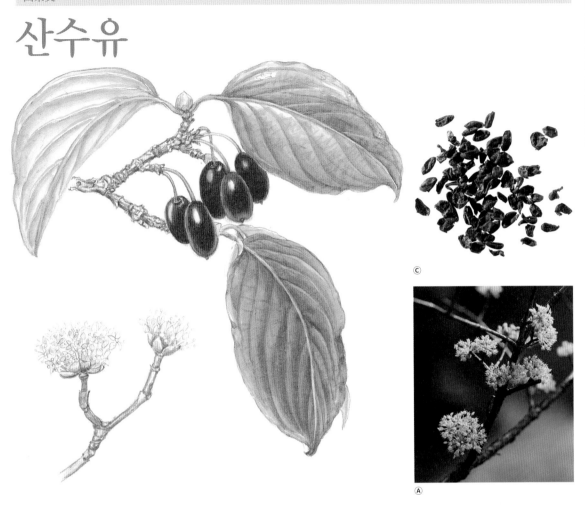

ⓒ

Ⓐ

신맛으로 간과 신장을 자양하여
노쇠에 따른 몸의 부조화를 개선

산수유의 신맛에는 수렴성이 있어 기를 모아 주어 기혈이 누출되는 것을 방지하여 유지해 준다. 그리고 '정(精)'(생명을 유지하는 근본 물질이라는 개념)을 보호하여 유지해 준다.

간혈(肝血)(간이 저장하고 있는 혈액), 신정(腎精)(신장이 유지하는 정기)을 보충해 자양, 강장의 기능이 있다. 다리, 허리의 통증과 현기증, 이명, 정력 감퇴, 시력 저하 등 고령화에 따른 증상, 그리고 신장에 정기가 부족해진 증세인 신허(腎虛)에 처방약으로 잘 사용된다. 육미환(六味丸), 팔미지황환(八味地黃丸)과 같은 신허 처방약의 재료이다. 그 밖에 땀이 많이 나는 다한(多汗), 빈뇨, 요실금, 과다 월경 등 '누출' 증상의 개선에도 사용된다.

민간에서는 산수유를 담근 술이 자양·강장을 위해 약주로 많이 섭취된다. 기원 식물인 산수유나무는 동양의 농촌 지역에서는 쉽게 볼 수 있다. 이른 봄에 노란 꽃을 피우기 때문에 '봄황금꽃'으로 불린다. 가을에 맺는 수유와 비슷한 새빨간 열매는 날것으로도 먹을 수 있다. 씨를 제거하고 건조해 열매만을 한약재로 사용하며, 과육이 두터운 것이 품질이 좋다.

기원 식물	층층나뭇과(Cornaceae)의 산수유나무 (*Cornus officinalis* Siebold et Zuccarini)의 열매에서 씨를 제거한 것
주요 성분	로가닌(loganin)
성미/귀경	미온(微溫), 산(酸), 삽(澁)/간·신장
약 효	정력 감퇴의 개선
처 방	팔미지황환(八味地黃丸), 육미환(六味丸) 등

71

산초

양허   수독

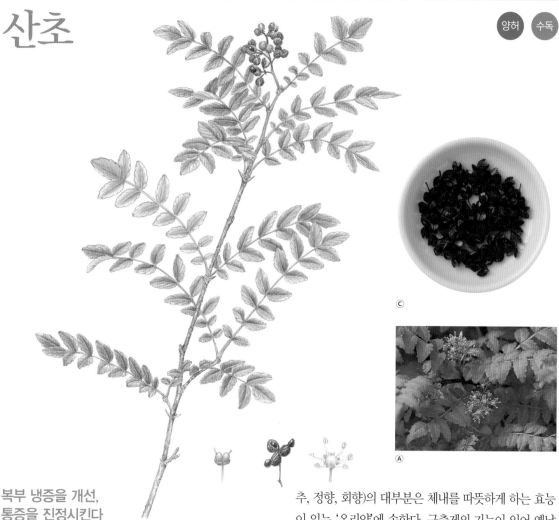

ⓒ

Ⓐ

복부 냉증을 개선, 통증을 진정시킨다

　복부를 따뜻하게 하면서 적당히 자극하며 통증을 멎게 하는 작용이 있다. 냉증에 의한 복통 등의 통증과 복부 팽만감, 구역질, 구토 등의 완화에도 사용된다. 장관 안에는 뜨거움과 차가움을 느끼는 수용체가 있는데, 거기에 산초와 건강이 들어가면 '뜨겁다'는 정보가 전해지면서 장관의 운동이 촉진되어 장관으로 들어가는 혈류를 증가시킨다.

　이러한 일련의 맥락은 '뱃속의 냉증을 잡아 준다'는 과학적인 측면이다. 산초가 들어가는 대건중탕(大建中湯)은 지금도 수술 후 장폐색을 예방하기 위해서 외과에서 자주 사용하고 있다.

　장의 운동을 원활히 하여 대변이 약간 묽어질 경우가 있다. 그래서 냉증성 변비에 걸린 사람에게는 좋은 한약재이다. 산초 이외에 향신료(육계, 생강, 산초, 후추, 정향, 회향)의 대부분은 체내를 따뜻하게 하는 효능이 있는 '온리약'에 속한다. 구충제의 기능이 있어 옛날에는 회충약으로도 사용되었다.

　한편, 빨갛게 익은 열매를 분말로 만든 것은 '산초가루', 꽃은 '꽃산초', 푸른 열매는 '실산초'라고 하여 일본 등에서는 요리에 향신료로 많이 사용한다.

기원 식물 운향과(Rutaceae) 산초나무(*Zanthoxylum schinifolium* Siebold & Zucc.) 또는 동속인 초피나무(*Zanthoxylum piperitum* De Candolle)의 잘 익은 열매껍질, 그 열매껍질에서 씨를 제거한 것
주요 성분 산술(sanshool)
성미/귀경 열(熱), 신(辛)/비·위장·신장
약　효 냉증 개선, 살충 작용
처　방 대건중탕(大建中湯), 당귀탕(當歸湯) 등

酸棗仁

산조인

혈허　음허

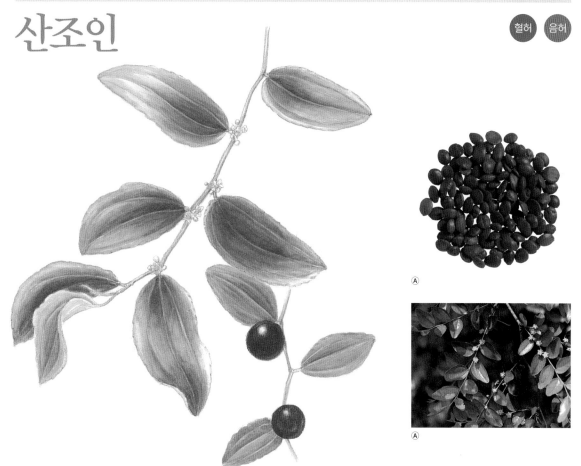

Ⓐ

Ⓐ

간을 보호해 심장을 편하게 하여
진정 및 편안한 수면을 유도

　　기원 식물인 산조(酸棗)는 대추의 '원종(原種)'으로서 학명도 변종(var.) 이하만 다를 뿐이지만, 대추와는 약효와 약용 부위에서 아주 큰 차이가 있다. 그리고 대추보다 신맛이 강하여 '산조'라고 한다. 한약재로서 대추는 열매를 사용하지만, 산조인은 안에 든 씨를 사용한다.

　　산조인은 피곤함에도 불구하고 잠이 잘 오지 않는 불면증에 효능이 있는 것이 큰 특징이다. 이 불면증은 심장의 혈허로 인한 것으로 정신이나 신체 모두 안정되지 못하여 몸을 느긋하게 있지 못하기도 하고, 심장이 두근거리면서 많은 꿈을 꾸기도 한다. 이때 산조인은 즉효성은 없지만, 꾸준히 복용하면 점차로 심혈(心血)이 보완되어 편안한 수면 효과를 볼 수 있다.

　　심혈을 많이 소모하면 '심로(心勞)'* 증세를 보인다. 회사나 가정에서 실제적인 책임을 지고 있는 사람에게 생기기 쉽다. 불면증이 생긴 단계에서는 심혈허(心血虛)(심혈 부족)가 발생한다. 이때 산조인의 신맛이 심신(心神)을 모아 줌으로써 정신을 안정시킨다. '안정된다'는 것은 한방의학에서는 심(心)을 수렴시킬 때의 상태와 같다고 본다. 이밖에 신맛은 진액을 보충하고, 피부를 좋게 한다. 그리고 발한을 억제하는 작용이 있어 음허(陰虛)로 인한 식은땀을 멎게 하는 데에도 사용된다.

* 심로(心勞) : 일반적인 의미는 과도한 정신 활동. 한방학에서는 성미가 급하고 입안이 헐거나 얼굴에 핏기가 없고 가슴이 두근거리고 식은땀이 나는 등의 병증.

기원 식물	갈매나뭇과(Rhamnaceae)의 산조(*Zizyphus jujuba* Miller var. spinosa (Bunge) Hu ex H. F.Chou)의 잘 익은 씨.
주요 성분	지지버사이드(zizybeoside)
성미/귀경	평(平), 감(甘), 산(酸)/심장·비장·간·담낭
약　효	정신 안정, 발한 억제.
처　방	산조인탕(酸棗仁湯), 가미귀비탕(加味歸脾湯), 귀비탕(歸脾湯), 가미온담탕(加味溫膽湯) 등

산약

기허 음허 혈허

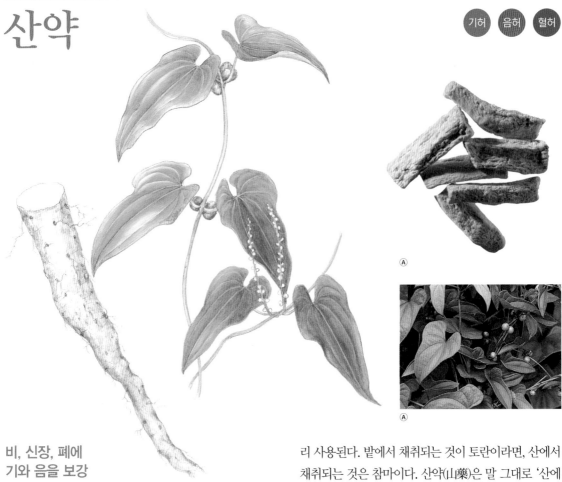

Ⓐ

Ⓐ

비, 신장, 폐에
기와 음을 보강

비(소화기관)와 신장을 동시에 북돋아 주는 것이 특징이다. 신장을 보하는 한약재는 지황(地黃)처럼 위장에 거북스러움을 주는 것이 많지만, 산약은 비에도 좋아 비허(脾虛) 개선에 사용되고, 더욱이 신허(腎虛) 증세를 동반하는 경우에도 적합하다.

신장에 음을 보충하기 때문에 신허(허리가 뻐근하고 배뇨 장애 등 생식, 비뇨기계의 증상을 동반)에서도 냉증은 적고 오히려 홍조, 기의 역상승, 식은땀 등 열이 강한 유형의 병증에 사용이 적합하다.

또 비허의 개선을 위한 다른 한약재와 차이는 기를 보충하는 것 외에 설사를 멎게 하는 작용도 있다는 점이다. 폐에 기와 음을 보충하는 일, 호흡기계의 기능, 기관지 점액의 분비도 촉진함으로써 만성 기침, 숨 가쁨을 완화하고 가래의 배출을 촉진한다.

기원 식물이 되는 참마, 마는 멀건 장국과 다랑어회에 산마즙을 곁들인 요리로 사용되는 등 식자재로도 널리 사용된다. 밭에서 채취되는 것이 토란이라면, 산에서 채취되는 것은 참마이다. 산약(山藥)은 말 그대로 '산에서 나는 약'이라는 뜻이다.

한편 참마는 민간에서 약주를 담그는 데 사용되어 자양제로 많이 마시고 있다. 또한 잎이 붙어 있는 곳에 돋아나는 살눈은 자양 강장의 성분이 있어 식자재로 사용되고 있다. 만약 알레르기가 없다면 겨울철 식탁에 활용하면 좋을 것이다.

기원 식물	참마과(Dioscoreaceae)의 참마(*Dioscorea japonica* Thunberg) 또는 마(*Dioscorea batatas* Decaisne)의 껍질을 벗기고 제거한 뿌리줄기
주요 성분	디오스게닌(diosgenin)
성미/귀경	평(平), 감(甘)/비·폐·신장
약 효	원기 보충, 자양 강장
처 방	계비탕(啓脾湯), 팔미지황환(八味地黃丸), 육미환(六味丸) 등

地黃

지황

음허 혈허

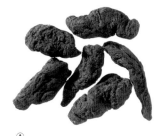

Ⓐ

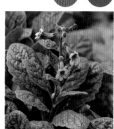

Ⓐ

신장에 정기를 북돋아
노령화에 따른 각종 증세 개선

　고령화가 진행됨에 따라 감소하는 신장의 정기, 즉 '신정'을 북돋아 주는 기능을 한다. 몸에 활력을 불어넣음과 동시에 보혈(補血) 작용도 한다. 신허 중에서도, 특히 신음허(腎陰虛)로 인한 권태감, 현기증, 기의 상승, 이명, 백발, 뻐근한 허리, 요통, 식은땀, 홍조, 비뇨기계 증상(야간뇨, 빈뇨, 잔뇨, 요실금), 생식 기능의 저하(발기 불능, 월경 이상, 불임) 등의 치료에 사용된다.

　뿌리째 말린 '건지황(乾地黃)'과 증기에 쪄서 말린 '숙지황(熟地黃)'이 있다. 참고로 신선한 뿌리는 생지황이라고 한다. 지황을 섭취하면 위장이 더부룩하거나 설사의 원인이 되기 때문에 위장이 약한 사람은 복용에 주의가 필요하다.

기원 식물	현삼과(Scrophulariaceae) 지황(*Rehmannia glutinosa* Liboschitz), 동속인 지황 (*Rehmannia glutinosa* Liboschitz var. *purpurea* Makino)의 뿌리를 말린 것(건지황), 또는 증기에 찐 것(숙지황)
주요 성분	카탈폴(catalpol)
성미/귀경	한(寒), 감(甘), 고(苦)/심장·간·신장
약 효	혈액을 보충
처 방	삼물황금탕(三物黃芩湯), 인삼양영탕(人蔘養營湯), 팔미지황환(八味地黃丸) 등

地骨皮

지골피

실열 음허

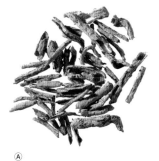

Ⓐ

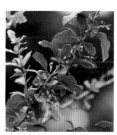

Ⓐ

몸에 쌓인 열을 제거

　몸에 쌓인 '실열(實熱)'을 식혀서 제거하는 기능을 한다. 만성적인 미열과 소모성 질환의 발열 증세를 개선하는 데 사용된다. 폐를 원활하게 하는 작용이 있어 기관지염 등으로 인한 기침의 완화에도 사용된다. 또한 염증을 동반하는 출혈의 지혈 작용도 있어 토혈, 코피, 혈뇨를 멎게 하는 데 사용된다.

　기원 식물인 구기자나무는 뿌리껍질 외에도 빨간 열매를 '구기자', 잎을 '구기엽'이라 하여 약재로 많이 사용한다. 자양 강장의 효능이 있어 구기자는 요리와 약주에, 구기엽은 약차에 사용된다. 특히 열매인 구기자는 간과 신장에 음을 보충하여 눈에 이로운 성질이 있어 건조한 눈, 시력 저하, 유루(流淚)(눈물 흘림) 등의 증세를 개선하기 위해 사용해 왔다.

기원 식물	가짓과(Solanaceae)의 구기자나무(*Lycium chinense* Miller) 또는 영하구기(寧夏枸杞, *Lycium barbarum* Linné)의 뿌리껍질.
주요 성분	베타인(betaine)
성미/귀경	한(寒), 감(甘)/폐·간·신장
약 효	해열, 지혈 작용
처 방	자음지보탕(滋陰至寶湯), 청심연자음(淸心蓮子飮) 등

자근

실열

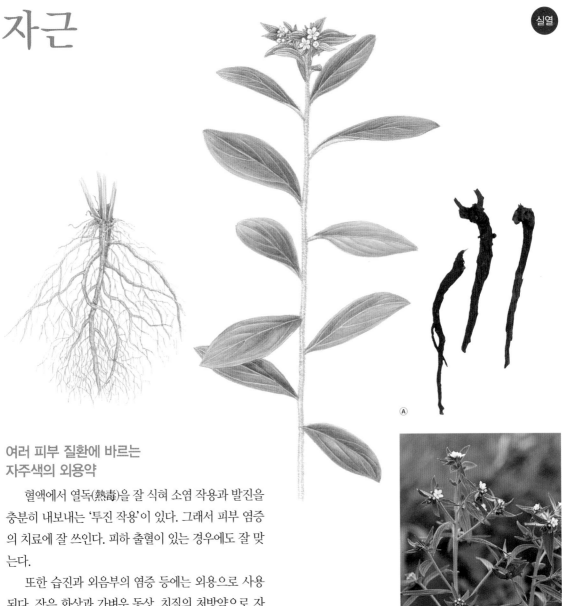

Ⓐ

Ⓐ

여러 피부 질환에 바르는 자주색의 외용약

혈액에서 열독(熱毒)을 잘 식혀 소염 작용과 발진을 충분히 내보내는 '투진 작용'이 있다. 그래서 피부 염증의 치료에 잘 쓰인다. 피하 출혈이 있는 경우에도 잘 맞는다.

또한 습진과 외음부의 염증 등에는 외용으로 사용된다. 작은 화상과 가벼운 동상, 치질의 처방약으로 자근을 주요 재료로 하는 연고제인 '자운고(紫雲膏)'가 있다. 유용한 약이지만, 자주색이 의복에 묻기 때문에 피부에 바른 뒤 붕대로 싸는 것이 좋다.

기원 식물인 지치의 뿌리는 '자근'이라는 이름 그대로 자주색을 띤 뿌리로 예로부터 염료로 사용되었다. 한약재로는 겉면이 짙은 자색을 띠고, 껍질이 두꺼울수록 품질이 좋은 것이다.

기원 식물	지칫과(Boraginaceae) 지치(*Lithospermum erythrorhizon* Siebold et Zuccarini)의 뿌리
주요 성분	시코닌(shikonin)
성미/귀경	한(寒), 감(甘), 함(鹹)/심장·간
약 효	해열, 해독 작용 등
처 방	자운고(紫雲膏) 등

疾藜子

질려자

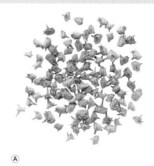

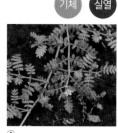

기체　실열

Ⓐ　　　　　Ⓐ

현기증과 피부 가려움증에 효과

　　기원 식물인 남가새는 해변의 모래땅, 육지에서는 건조 지역에 자라기 때문에 건조에 강하고, 땅 위로 뻗어서 성장하기 때문에 강한 바람에도 잘 견디는 식물이다. 한약재로 사용하는 오각형 별 모양의 열매가 마름의 열매를 닮은 데서 이름이 유래되었다.

　　간양상항(肝陽上亢)* (간의 양기가 지나치게 위로 오르는 병의 상태)에 의한 현기증과 두통의 처방에 쓰인다. 또, 간은 눈과 관계가 깊어서 간양상항(肝陽上亢)에 의한 안구 충혈, 부기, 동통, 가려움증 등이 생길 수 있다. 특히 눈이 열 때문에 질병의 상태로 보인다. 이때 질려자는 국화처럼 눈을 좋게 한다. 또한 가려움증을 멎게 하는 작용이 있어 습진, 피지 결핍성 피부염, 아토피성 피부염 등의 개선에도 사용된다.

　　기체(氣滯)를 풀어줘 유즙 분비를 촉진하기 때문에 유즙 분비 부전, 유선염, 월경 불순 등에도 처방된다.

* 간양상항(肝陽上亢) : 간과 신장의 음허(陰虛)로 간의 양기(陽氣)을 제어하지 못하여 양기가 지나치게 상승한 병리 상태(《대한한의학회 표준한의학용어집 2.1》).

기원 식물	남가샛과(Zygophyllaceae)의 남가새 (*Tribulus terrestris* Linné)의 미성숙 열매
주요 성분	캠페롤(kaempferol)
성미/귀경	미온(微溫), 신(辛), 고(苦)/간
약　　효	피부, 눈의 소염, 가려움증 완화, 유즙 분비 촉진
처　　방	당귀음자(當歸飮子) 등

炙甘草

자감초

기허

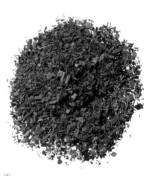

Ⓐ

감초의 기를 보하는 효력을 더 높인 한약재

　　감초를 볶은 한약재이다. 감초는 자양, 소염, 진통, 조화, 진해 등의 효능이 있어 수많은 처방전에 사용된다. 일반적으로 생으로 사용하면 청열(淸熱)을 해독하는 힘이 강하고, 볶아서 사용하면 비(소화기관)의 기를 북돋워 주는 효능이 강해진다고 한다. 따라서 소화 기능을 높여서 기력을 높이기 위해 사용할 때는 '자감초'가 사용된다.

　　모든 약을 조화시키는 목적으로 사용하는 경우에도 자감초가 적합하지만, 감초와 마찬가지로 부종 등의 부작용이 생길 우려가 있어 주의가 필요하다.

기원 식물	콩과(Leguminosae)의 감초(*Glycyrrhiza uralensis* Fischer) 또는 광과감초(*Glycyrrhiza glabra* Linné)의 뿌리 및 뿌리줄기를 불에 볶은 것
주요 성분	글리시리진(glycyrrhizin)
성미/귀경	평(平), 감(甘)/12경(經)
약　　효	기의 보충, 해열, 해독 작용 등
처　　방	자감초탕(炙甘草湯) 등

작약

혈허   어혈

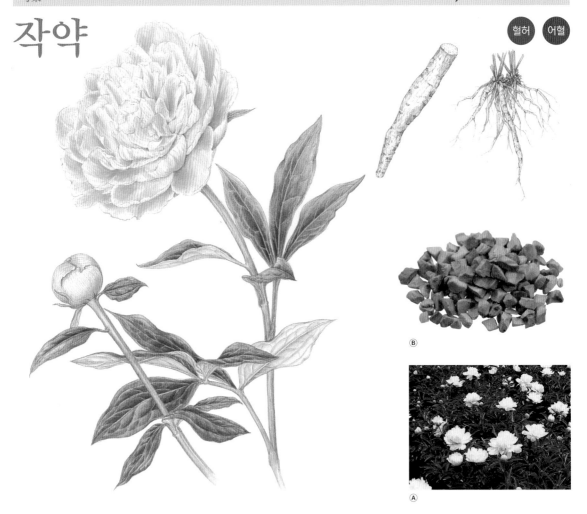

ⓑ

Ⓐ

보혈과 진통 효능으로 폭넓게 활용

중국에서는 혈액을 보충하는 '백작약(白芍藥)'과 혈액의 운행을 개선하는 '적작약(赤芍藥)'으로 한약재를 구분해 사용한다. 일본에서 사용되는 작약은 껍질을 완전히 제거하지 않고 사용하기 때문에 작용성이 중간적이다. 적작약은 뭉친 어혈을 푸는 '구어혈(驅瘀血)'과 열을 내리는 '청열(淸熱)'에 좋고, 백작약은 '보혈'에 좋다.

작약의 보혈 작용은 혈액의 절대량을 증가시키기보다는 '혈액이 국소적으로 적은 부위에 몰리게 하는 효능'이 뛰어나다. 그 특징은 강하게 수축하여 통증을 나타내는 근육을 이완하는 작용이다. 또 장관과 배뇨관의 내벽도 근육으로 이루어져 있기 때문에 복통과 요로결석의 통증을 완화하는 데에도 응용할 수 있다. 즉 통증이 있는 곳이 혈허의 상태일 때 효과를 기대할 수 있다.

다만 작약은 감초와 배합하지 않으면 근육 이완 효과를 전혀 발휘할 수 없다는 단점이 있다. 이 독특한 약리적인 성질은 '블렌드 효과'라고 한다.

또 하나는 감정을 조절하는 작용에도 관여한다는 점이다. 분노의 감정을 처리하고, 그에 따른 근육의 긴장을 완화해 줄 수 있다.

기원 식물	작약과(Paeoniaceae) 작약(*Paeonia lactiflora* Pallas)의 뿌리.
주요 성분	패오니플로린(paeoniflorin)
성미/귀경	미한(微寒)/간
약 효	보혈, 진통 작용
처 방	당귀작약산(當歸芍藥散), 갈근탕(葛根湯), 작약감초탕(芍藥甘草湯), 계지복령환(桂枝茯苓丸), 가미소요산(加味逍遙散) 등

차전자

배뇨, 안질환 개선, 기침, 가래 해소에 유효

기원 식물인 질경이는 길가나 공터에서 쉽게 볼 수 있지만, 오히려 사람 손길이 닿지 않는 야생에는 잘 살지 않는다. 차전초(車前草)라는 이름은 길가에 많이 자라나는 데서 유래되었다.

이수 작용이 특히 뛰어나 청열 작용을 비롯해 기침을 멎게 하는 작용이 있다. 이러한 효능으로 흔히 부종과 방광염에 의한 빈뇨, 배뇨 장애, 혈뇨의 치료를 위해 사용한다. 폐의 기도 점액 분비를 촉진하여 가래를 내보내는 데에 좋고, 폐의 열도 없애 기침을 멎게 한다. 또한 눈에 좋게 작용하여 안구의 충혈, 통증, 안정피로(眼精疲勞)의 개선에도 많이 사용된다.

질경이의 전체 풀은 '차전초'라는 한약재이고, 피부 화농증 등의 치료에 사용된다. 민간에서는 부스럼의 독

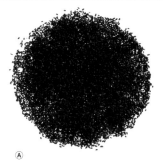
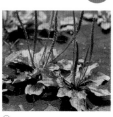

수독

Ⓐ   Ⓐ

소를 뽑아내는 데 질경이의 잎을 볶아서 붙이기도 한다.

기원 식물	질경잇과(Plantaginaceae) 질경이(*Plantago asiatica* Linné)의 잘 익은 씨
주요 성분	아우쿠빈(aucubin)
성미/귀경	한(寒), 감(甘)/간·신장·소장·폐
약 효	기침 멎게 하고 시력을 회복시킨다.
처 방	청심연자환(淸心蓮子丸), 용담사간탕(龍膽瀉肝湯) 등

칼럼

향신료는 '의식동원(醫食同源)'에 빠질 수 없는 숨은 주역!

몸속을 따뜻하게 하는 '온리약(溫裏藥)'으로 알려진 건강(말린 생강), 육계(또는 시나몬), 회향(펜넬), 정향(클로브), 후추와 함께 혈류를 개선하는 활혈약인 울금(터메릭)과 홍화(사플라워) 등 한방에서 사용되는 한약재에는 카레와도 같은 친숙한 향신료가 많이 있다.

향신료는 자극적인 향미로 인해 요리와 음료의 맛을 더해 줄 뿐만 아니라 식욕 증진, 발한, 건위, 정장 작용 등 여러 가지의 건강 효능들을 가져다준다.

대항해 시대에 콜럼버스 일행이 식자재의 보존, 저장에서 빠질 수 없는 향신료를 구하러 인도를 찾았다. 이같이 인도는 여러 향신료의 원산지이며, 중국과 동남아시아, 중동과의 교역을 통해

많은 향신료가 모여드는 '향신료 무역'에서 대단히 큰 거점이었다.

인도의 아유르베다에서는 이러한 향신료를 가족의 취향과 체질, 몸의 상태에 맞춰 조합해 요리로 섭취하면서 사용해 몸의 균형을 맞춘다. 아유르베다는 서양의학과 같이 병명을 정해 증상을 치료하는 것이 아니라 '의식동원'의 식사법과 요가, 명상 등을 수행함으로써 장수와 건강의 유지를 지향하는 예방 의학이다.

따라서 중국의 '중의학(中醫學)'과 한국의 '한의학(韓醫學)', 일본의 '한방의학(漢方醫學)'과 함께 넓은 의미에서는 '동양의학(東洋醫學)'의 범주에 들어간다.

사인/축사

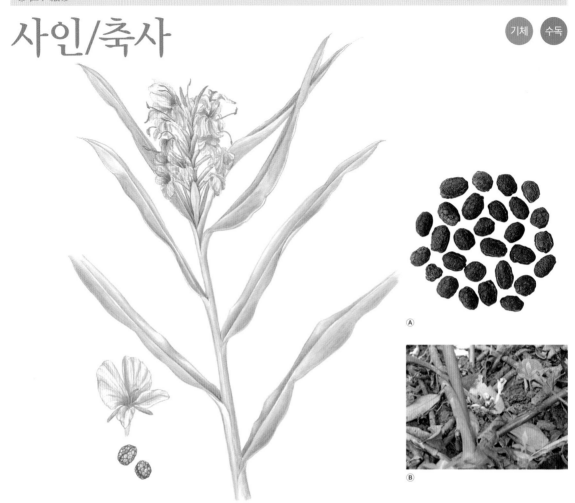

Ⓐ

Ⓑ

기를 순환시키고,
습사를 없애고 위장을 개선

　곽향(藿香)과 마찬가지로 '방향화습약(芳香化濕藥)*' 이라 불리는 그룹에 속한다. 이름대로 향을 갖고 있어 기체(氣滯)를 해소하고 위장에 달라붙어 있는 가래를 제거함으로써 기능을 회복시키는 작용을 한다. 대량의 음식물을 처리하면서 매일 소화 활동에 매진하는 비(또는 위장)에는 가래와 같은 것이 달싹 붙어 있어 기능이 완만해진다는 생각이다. 그로 인하여 노곤함, 더부룩함, 식욕 부진, 팽만감이 생겨서 소화 활동마저도 정체되고 구토, 설사가 생기기도 한다.

　사인(또는 축사)은 방향성을 통해서 완만해진 비(또는 위장)를 활성화하여 가래도 제거한다. 비의 기허 상태에 처방을 위해 잘 배합된다. 대표적인 처방으로는 향사육군자탕(香砂君子湯)이 있다. 또 안태(安胎)* 작용이

있어 입덧, 절박조산(切迫早產)*의 방지를 위해 사용된다. 안태 작용에 대한 구체적인 메커니즘은 잘 알려져 있지 않다.

　일본에서 쓰는 것은 축사의 씨(사인)이지만, 중국에서는 주로 양춘사(陽春砂)의 씨를 사용한다.

* 방향화습약(芳香化濕藥) : 체내에 있는 무거운 습기(濕氣)인 '습탁(濕濁)' 을 치료하는 방향성 (아름다운 향내)이 있는 약물의 총칭.
* 안태(安胎) : 뱃속의 아기 또는 산모에게 안정된 상태를 주는 효능.
* 절박조산(切迫早產) : 임신 24주에서 36주 사이에 임신의 중절이 시작되는 상태.

기 원 식 물	생강과(Zingiberaceae) 축사(*Amomum xanthioides* Wallich)의 씨 덩어리. '사인(砂仁)'이라고도 한다.
주 요 성 분	보르네올(borneol)
성 미 / 귀 경	온(溫), 신(辛)/비·위장·신장
약　　효	기의 순환을 촉진, 유산 방지
처　　방	안중산(安中散) 등

생강

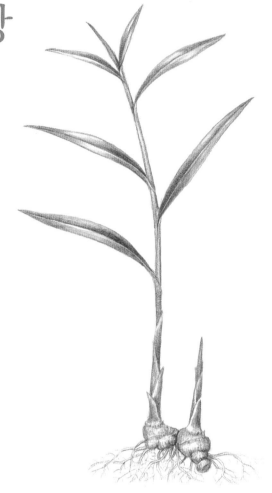

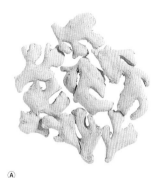

Ⓐ

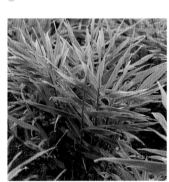

Ⓐ

구역질을 멎게 하고 발한제로서 감기에도 효능

날것의 생강과 그것을 말린 건강은 같은 기원의 식물이지만, 그 약효에는 공통점과 차이점이 있다. 먼저 공통점으로는 비와 위장 등 음식물의 소화기계를 따뜻하게 하는 힘이 있으며, 건강이 생강보다 효력이 더 좋다. 차이점은 생강에는 발한 작용, 구토를 멎게 하는 작용, 해독 작용이 있다는 점이다. 생강은 피부를 따뜻하게 하여 가볍게 땀을 내게 함으로써 감염 시 생기는 오한, 발열, 관절통, 기침을 줄인다. 또한 '구토의 성스러운 치료약'이라고도 불려 구토를 동반하는 위장염과 임신 중의 입덧, 또 위장을 보호하는 처방으로 많이 사용된다. 해독 작용에는 생물과 생선에 대한 살균 작용이 있다. 생선 초밥집의 초에 절인 생강(일본어로 가리)은 해독 작용뿐만 아니라 활어에 의해 차가워진 배를 따뜻하게 만들기 위해 제공된다.

그런데 일본에서 한약재로 유통되는 것은 보통 생강을 말린 '건강'이며(46쪽 건강 참조), 신선한 생강은 거의 사용되지 않는다. 또한 이러한 생강은 '선강(鮮薑)'이라고 하여 따로 구별해 사용하고 있다. 반면 중국에서는 보통 신선한 생강을 사용하기 때문에 감기와 구역질을 완화하기 위해 잘게 간 생강을 사용하는 경우가 많다.

기원 식물	생강과(Zingiberaceae) 생강(*Zingiber officinale* Roscoe)의 신선한 뿌리줄기, 또는 껍질을 벗긴 것
주요 성분	진저롤(gingerol)
성미/귀경	온(溫), 신(辛)/폐·위장
약 효	발한, 해독 등
처 방	위령탕(胃苓湯), 갈근탕(葛根湯), 소시호탕(小柴胡湯), 소반하가복령탕(小半夏加茯苓湯), 계지탕(桂枝湯) 등

부소맥

마음을 안정시켜 감정실금(感情失禁)*에도 효과?

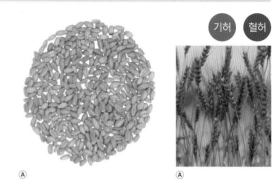

기허   혈허

ⓐ   ⓐ

심장의 음액(陰液)*, 즉 '심음(心陰)'을 보충하고 정신을 안정시키는 작용이 있다. 심음은 일종의 '마음의 영양'과도 같은 것으로서, 이것이 부족하면 감정이 억제되지 않고 넘쳐 나와서 정상적인 판단력을 잃고 만다. 구체적으로는 초조감, 멍한 상태, 심한 망상, 빈번한 하품, 울부짖음, 홀린 듯한 행동으로 평상의 모습을 상실한다. 부소맥은 이러한 심음을 북돋아 주어 폭주하는 심신을 안정시킨다.

감초, 대조(대추의 한방 용어)와 배합한 감맥대조탕(甘麥大棗湯)은 본래는 '장조(臟躁)*'라는 심음의 부족으로 나타나는 증상의 치료에 사용해 왔다. 오늘날에는 밤에 잘 우는 아이와 절친한 사람을 잃었을 때 상실 체험 증세의 치료에도 사용한다. 물로 씻을 때 떠오르는 미성숙한 부소맥은 '뜬 밀'이라 불리는데, 발한과 식은 땀의 개선을 위해 사용한다.

* 감정실금(感情失禁) : 감정 조절 기능의 장애. 사소한 일에도 웃거나 울거나 하는 증세를 보이며 뇌의 혈관계 장애 때 가장 흔히 볼 수 있다.
* 음액(陰液) : 정(精), 혈(血), 진(津), 액(液) 등 체액의 총칭.
* 장조(臟躁) : 별다른 이유 없이 자주 슬퍼하거나 발작적으로 잘 울기도 하는 등의 증상을 보이는 정신신경장애의 일종.

기원 식물	볏과(Gramineae) 밀(*Triticum aestivum* Linné)의 잘 익은 열매로 물에 뜨는 것
주요 성분	녹말
성미/귀경	양(凉), 감(甘)/심장
약 효	정신 안정, 땀을 멎게 한다.
처 방	감맥대조탕(甘麥大棗湯) 등

전호

기침, 가래 등 감기 증상을 개선

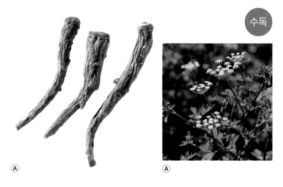

수독

ⓐ   ⓐ

풍열(風熱)에 의해 생기는 여러 증상에 효과를 발휘해 두통, 인두통, 기침 등의 처방에 사용된다. 또, 폐에 작용해 폐의 기를 부드럽게 흐르게 함으로써 기침과 가래를 제거하는 효능이 뛰어나다. 따라서 기침으로 호흡이 어려울 때, 가슴이 막힌 것처럼 느낄 때도 사용된다.

가래를 없애는 약으로는 살구씨도 사용되지만, 이는 희고 묽은 가래(한담)에 적합하다. 반면 전호는 염증성의 점액성 가래(열담)를 제거하는 데 알맞다.

한편, 약용으로 주로 사용되는 것은 중국에서 주로 볼 수 있는 백화전호(白花前胡)이다. 기원 식물인 바디나물은 보통 가을에 자주색 꽃을 피운다.

기원 식물	산형과(Umbelliferae) 백화전호(白花前胡, *Peucedanum praeruptorum* Dunn) 또는 바디나물(*Angelica decursiva* Franchet et Savatier = *Peucedanum decursivum* Maximowicz)의 뿌리
주요 성분	노다케닌(nodakenin)
성미/귀경	미한(微寒), 고(苦), 신(辛)/폐
약 효	몸의 표사(表邪)를 없애고, 기침을 멎게 한다.
처 방	삼소음(蔘蘇飮) 등

승마

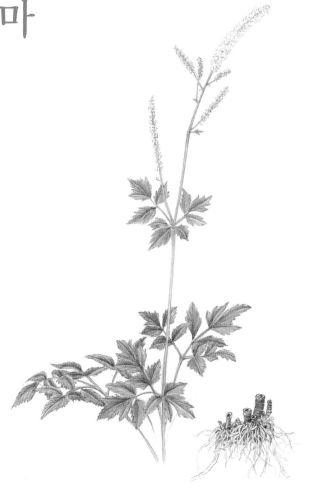

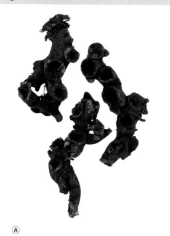

Ⓐ

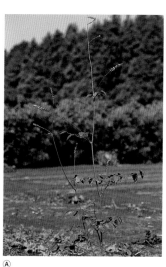

Ⓐ

기를 상부의 바깥으로 상승시켜 입, 귀, 목의 염증을 억제

청열 해독과 투진 작용(44쪽 갈근 참조)이 있어 피부의 표피보다 아래쪽인 진피 부위의 염증 치료에 적합하다. 또한 혈관이 풍부한 조직, 예로 들면 잇몸, 인두, 중이, 부비강 등의 염증 치료에도 사용된다. 기를 상부로 밀어 올리는 작용이 있어 두부의 염증 치료에도 사용된다.

우리는 매일 중력에 대항해 몸을 일으켜 세우지만, 그 일어서는 힘이 약해지면 내장과 같은 장부는 그 위치를 유지하지 못하고 밑으로 내려간다. 이것이 위하수(胃下垂)와 자궁하수(子宮下垂), 탈항(脫肛) 등의 내장하수증(內臟下垂症)이다.

승마는 내장하수증의 개선에 사용되지만, 실제로는 내장을 들어 올리는 효과는 분명하지 않다. 그러나 기를

상승시켜 기분상의 느낌은 올라가 '힘이 난다', '피로가 풀렸다'는 느낌이 든다. 이러한 승마는 보중익기탕(補中益氣湯)에 사용되어 그 효능을 보인다.

기원 식물	미나리아재빗과(Ranunculaceae) 촛대승마(*Cimicifuga simplex* Wormskjord), 눈빛승마(*Cimicifuga dahurica* (Turcz.) Maximowicz), 황새승마(*Cimicifuga foetida* Linné), 또는 승마(*Cimicifuga heracleifolia* Komarov)의 뿌리줄기
주요 성분	시미게놀(cimigenol)
성미/귀경	미한(微寒), 감(甘), 신(辛)/폐, 비, 대장, 위장
약 효	몸의 표사를 제거, 해열 작용 등
처 방	을자탕(乙字湯), 승마갈근탕(升麻葛根湯), 보중익기탕(補中益氣湯) 등

신이

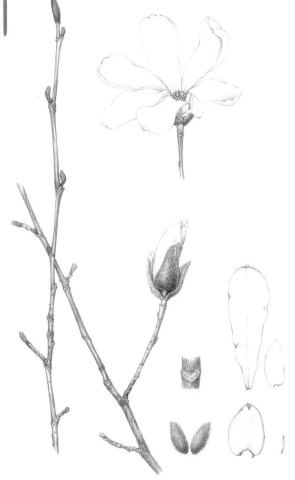
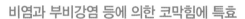
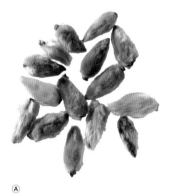

Ⓐ

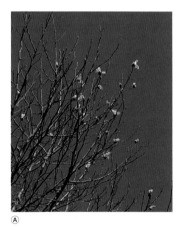

Ⓐ

비염과 부비강염 등에 의한 코막힘에 특효

콧물의 흐름을 좋게 하는 효능이 뛰어나다. 비염과 부비강염에 의한 코막힘의 해소에 효과가 있다. 풍한(風寒)에 의한 콧물, 코막힘, 두통이 심할 때 갈근탕(葛根湯)과 배합해 사용한다. 또, 풍열(風熱)과 만성적인 비염과 부비강염에 의한 코막힘, 두통에는 신이청폐탕(辛夷清肺湯)을 쓴다.

신이는 중국에서는 백목련을, 일본에서는 목련 또는 아니스목련(anise magnolia)을 가리키지만, 현재 유통되는 일본산 신이는 거의 대부분이 아니스목련의 꽃봉오리이다. 개화한 뒤에는 코막힘을 해소하는 약효가 사라진다. 이것은 꽃봉오리가 개화 직전의 수렴기에 기를 발산하는 힘을 최대한 숨기기 때문이다. 신이는 이름 그대로 맛이 매운 동시에 쓰면서 독특한 향이 난다.

기원 식물	목련과(Magnoliaceae)의 아니스목련(*Magnolia salicifolia* Maximowicz), 목련(*Magnolia kobus* De Candolle), 망춘화(*Magnolia biondii* Pampanini), 무당목련(*Magnolia sprengeri* Pampanini) 또는 백목련(*Magnolia denudata* Desrousseaux)의 꽃봉오리
주요 성분	코클라우린(coclaurine)
성미/귀경	온(溫), 신(辛)/폐, 위장
약효	몸의 표사를 제거한다
처방	갈근탕가천궁신이(葛根湯加川芎辛夷), 신이청폐탕(辛夷清肺湯) 등

천궁

어혈

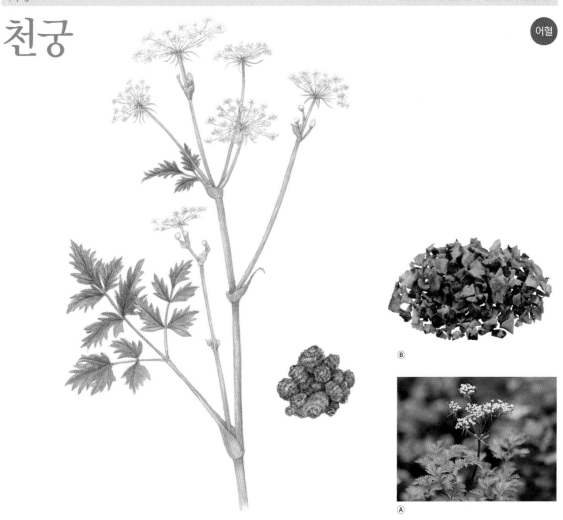

ⒷⒶ

혈액 순환에 강한 효능이 있어

혈액 순환을 원활히 하는 '활혈(活血)' 작용이 있어 혈액을 보충하는 한약재와 맞춰 사용하면 묵은 피(어혈)가 없어져 새로운 피를 효율적으로 만들어 낼 수 있다(조혈 작용). 당귀와 함께 월경 불순과 부정 출혈 등 부인과 질환 치료에 중요한 한약재로 사용되며, '혈중의 기약(氣藥)'이라고도 한다. 이때 '기약(氣藥)'이란 '기를 움직이게 하는 약'이라는 뜻이다.

그런데 천궁은 단순한 기약이 아니고 혈액 속에도 작용하는 특징이 있다. 혈액을 직접 보충하는 작용은 없지만, 혈액 순환을 원활히 하여 보혈제로도 사용된다. 간에서 기혈(氣血)의 흐름을 개선하여 감정 처리의 기능을 높여 초조함을 진정시키고 정신적인 안정감을 주는 효능이 있다. 또한 몸에 침입한 풍사(風邪)를 방출하여 두통 등의 통증을 멎게 하는 기약으로서 '거풍지통(祛風止痛)*'의 작용도 있다.

* 거풍지통(祛風止痛) : 풍을 제거하고 통증을 멎게 하는 효능.

기원 식물	산형과(Umbelliferae)의 천궁(*Cnidium officinale* Makino)의 뿌리줄기를 그대로, 또는 뜨거운 물에 데친 것
주요 성분	크니딜라이드(cnidilide)
성미/귀경	온(溫), 신(辛)/간, 담낭, 심포(心包)*
약 효	혈액 순환 개선, 진통
처 방	사물탕(四物湯), 갈근탕가천궁신이(葛根湯加川芎辛夷), 궁귀교애탕(芎歸膠艾湯), 궁귀조혈음(芎歸調血飮), 십미패독탕(十味敗毒湯), 천궁다조산(川芎茶調散) 등

* 심포(心包) : 심장의 외부를 둘러싼 조직 기관.

천골

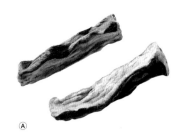
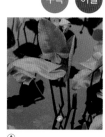

수독　어혈

부인과 질환과 타박상 부기 통증에 유효

기원 식물인 개연꽃은 얕은 흙탕물에 잘 밀착해 자라서 광합성과 수액 대사를 활발하게 벌인다. 어혈을 풀어 주는 주요 작용이 있다.

천골은 체표, 체내의 어혈을 제거해 지혈 작용이 있다. 보통 외과계의 타박, 접질림의 치료에 사용되어 외상에는 빠뜨릴 수 없는 한약재이다. 지혈 작용으로 혈관 밖으로 나온 혈액을 흡수하여 혈행을 좋게 하고 망가진 조직을 제거하여 상처를 회복시킨다. 또한 부인과 질환의 치료에도 사용된다.

산전, 산후에 어혈을 제거하여 임신 경과, 산후 회복에도 큰 도움을 준다. 대부분 수생 식물이 갖는 이수(利水) 작용은 외상에 의한 환부의 부기를 가라앉히는 데 큰 도움이 된다.

기원 식물	수련과(Nymphaeaceae) 개연꽃(*Nuphar japonicum* De Candolle)의 뿌리줄기를 수직으로 자른 것
주요 성분	누파리딘(nupharidine)
성미/귀경	미지정
약　　효	혈액 순환 개선
처　　방	치타박일방(治打撲一方)(타박상을 치료하는 하나의 처방)

소목

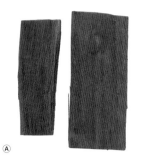
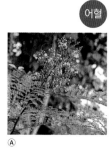

어혈

부인과 증상과 상처 치료에

기원 식물인 소목은 심재(心材)(나무에서 적갈색의 단단한 심부)를 말려서 한약재로 사용하며, 붉은색 염료로도 널리 사용되었다. 소목의 심재는 검은 자줏빛의 빨간색을 띠는데, 예로부터 그 색상을 '소방색(蘇芳色)'이라 부르면서 고귀한 사람들이 염료로 사용하였다.

어혈 처방제로는 목단피(牡丹皮), 도인(桃仁)보다도 뒤늦게 사용되었지만, 진통 작용이 뛰어나 외상의 치료에 적합하다. 어혈에 의한 통증과 부기를 가라앉히는 작용이 뛰어나서 흉복부의 동통, 외상, 타박상, 피부 화농증 등에 외용약으로도 사용한다.

소목을 넣은 통도산(通導散)은 예로부터 매질의 형벌을 받은 사람을 치료하는 데 처방되었다고 한다. 외상 부위에는 어혈이 많이 형성되어 병의 상태를 악화시키는데, 이때 소목은 처방에 빠뜨릴 수 없는 한약재이다.

어혈에 의한 월경통과 무월경 등 부인과의 질환을 개선하는 데 자주 사용되지만, 임신 중에는 적극적인 행혈(行血)*이 오히려 태반을 불안정하게 하여 처방이 금기시되고 있다.

* 행혈(行血) : 혈액 순환을 촉진하는 치료법의 일종. 일본에서는 '활혈(活血)'이라고 한다.

기원 식물	콩과(Leguminosae) 소목(*Caesalpinia sappan* Linné)의 심재
주요 성분	브라질린(brazilin)
성미/귀경	평(平), 감(甘), 함(鹹)/심장, 간, 비
약　　효	혈액 순환 개선, 진통 작용
처　　방	통도산(通導散)

창출

수독

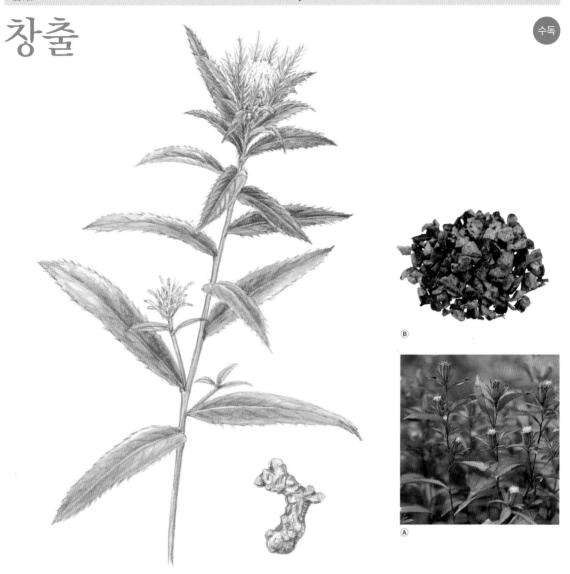

Ⓑ

Ⓐ

습기 제거 작용이 강하고, 수분 대사 이상에 효과적

기분이 좋은 향기로 습사(濕邪)를 제거하는 방향화습(芳香化濕)(80쪽 사인 참조)의 작용이 있어 습사에 의한 소화 불량, 복부 팽만감, 구역질, 구토, 설사 등 위장 장애의 개선에 사용된다. 습사(濕邪)는 바깥 공기의 습도 상승 이외에도 찬 것, 기름진 음식 등 과식이 내부의 습사를 증가시킨다.

창출은 습기를 없애는 효력이 뛰어나기 때문에 발한, 이수 등 습사를 제거함으로써 수분 대사를 개선한다. 또, 감기약으로서는 풍사(風邪)를 제거하는 작용도 있다.

그리고 백출(白朮)보다도 습사를 제거하는 작용이 뛰어나서 비와 위장 등의 소화기계뿐만 아니라 '손발의

습사'(관절의 부기와 습도 상승에 의한 통증)에도 자주 처방된다.

기원 식물	국화과(Compositae)의 모창출(*Atractylodes lancea* De Candolle) 또는 북창출(*Atractylodes chinensis* Koidzumi)의 뿌리줄기
주요 성분	아트락틸로딘(atractylodin)
성미/귀경	온(溫), 고(苦), 신(辛)/비장, 위장
약 효	습기 제거
처 방	이출탕(二朮湯), 소경활혈탕(疏經活血湯), 평위산(平胃散), 월비가출탕(越婢加朮湯), 계지가출부탕(桂枝加朮附湯), 당귀작약산(當歸芍藥散), 육군자탕(六君子湯) 등

상백피

실열   기허   음허   수독

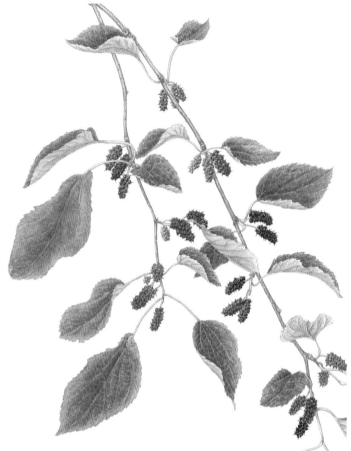

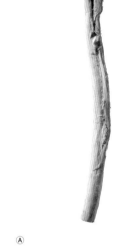

Ⓐ

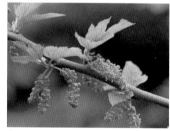

Ⓐ

기관지염과 기관지 천식의
기침을 진정시킨다

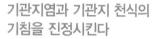

    뽕나무 뿌리에서 코르크층을 제거한 뒤 백색의 껍질을 말린 것이다. 일본에서는 상백피만 있지만, 한국과 중국에서는 뽕나무 잎인 '상엽(桑葉)'을 폐의 치료에, 뽕나무의 어린 가지인 '상지(桑枝)'를 사지의 치료에 한약재로 처방되고 있다.

    상백피는 주로 폐의 열이 생긴 염증성 기침과 천식을 치료할 때 처방하여 호흡을 편안하게 한다. 기관지염과 기관지성 천식, 풍사(風邪)에 의한 기침, 가래 등에 처방되어 폐의 허증(虛證)*에도 사용된다. 단맛이 있어 마시기 쉬워 어린이에게도 잘 사용된다. 천식 발작 등으로 얼굴이 붓는 경우 폐의 기를 순환시켜 부드러운 이수 작용으로 개선할 수 있다.

* 허증(虛證) : 인체의 정기(正氣)가 허약하여 항병력(抗病力)이 떨어지고 생리 기능이 부족하거나 쇠퇴하는 증후.

기원 식물	뽕나뭇과(Moraceae) 뽕나무(*Morus alba* Linné)의 뿌리껍질
주요 성분	모루신(morusin)
성미/귀경	한(寒), 감(甘)/폐
약효	기침을 멎게 하고, 부기를 진정
처방	오호탕(五虎湯), 청폐탕(淸肺湯), 길경탕(桔梗湯) 등

紫蘇葉

자소엽

기체

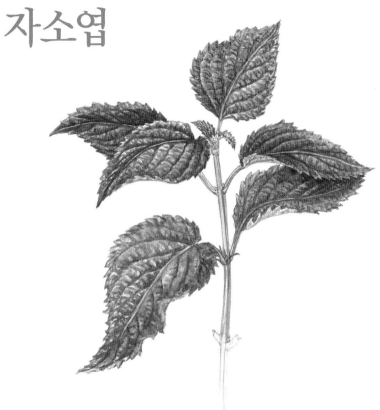

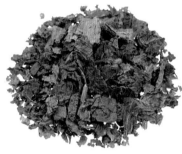

Ⓑ

Ⓐ

복부 증상을 개선하는 자소엽

방향성으로 인한 향기의 작용으로 풍사를 제거하기 때문에 감기약으로 뛰어난 효능이 있다. 그중에서도 소화기계의 증상을 동반하는 감기에 특히 유효하다. 또한 폐, 비, 위장의 기를 순환시키는 '이기(利氣)' 작용이 있어 기의 정체(울체) 상태인 '기체(氣滯)'를 해소하기 때문에 구역질, 구토, 가슴 저림, 불쾌감 등의 개선에 사용된다. 반하후박탕(半夏厚朴湯) 등에 사용되고, '목에 뭔가 걸린 듯한 느낌'의 증상에 효력이 있다(61쪽 후박 참조). 이는 여성에게 자주 보이는 증상으로 기가 정체되어 가래가 굳어 버린 '기결(氣結)'*로 생각되어 왔다. 또한 안태(安胎)(80쪽 사인 참조) 작용이 있어 입덧, 태동 불안에도 처방되었다. 붉은색의 '자소엽'을 일본에서는 보통 '소엽(蘇葉)'이라고 한다. 한약재로 푸른색의 소엽은 잘 사용하지 않지만, 식자재로서는 일상적으로 먹는 것도 좋은 방법이다.

* 기결(氣結) : 병사, 외상, 정신적인 문제 등으로 기의 운행이 원활하지 못하고 울체되는 증상. 기체(氣滯)와 동일한 의미이다.

기원 식물	꿀풀과(Labiatae)의 차즈기(*Perilla frutescens* Britton var. *acuta* Kudo) 또는 주름소엽(*Perilla frutescens* Britton var. *crispa* Decaisne)의 잎이나 가지 끝
주요 성분	페릴알데히드(perillaldehyde)
성미/귀경	온(溫), 신(辛)/폐, 비
약 효	유산 방지 등
처 방	삼소음(蔘蘇飮), 향소산(香蘇散), 시박탕(柴朴湯), 반하후박탕(半夏厚朴湯), 복령음합반하후박탕(茯苓飮合半夏厚朴湯) 등

대황

어혈 실열

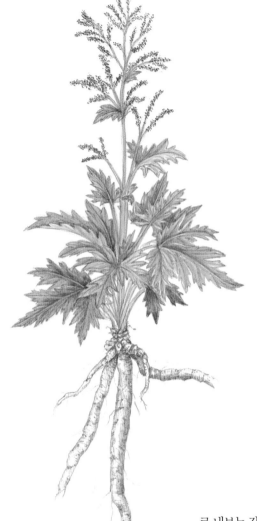

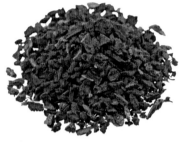

Ⓑ

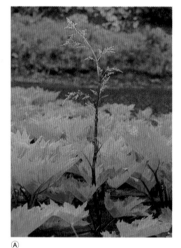

Ⓐ

어혈을 해소하고, 항염증 효능도 있는 설사약

　기원 식물은 중국 서북부 해발고도 2000m~ 3000m의 고지에 자생하는 희귀 식물이다. 변비를 해소 하는 사하 작용뿐만 아니라 몸을 차게 하는 성질과 혈액 의 순환을 개선한다.

　예로부터 사하 작용과 해독 작용은 서로 연관되어 체내에서 불필요한 물질을 배출하는 중요한 기능으로 생각되었다. 따라서 대황은 열증에 의한 염증 등의 해독 과 어혈을 개선하기 위해 사용해 왔다. 또한 다른 한약재 와 배합하여 다양한 유형의 변비 증세에 처방할 수 있다.

　어혈에 의해 정신적으로 불안정한 상태를 행혈과 사하 작용을 통해 기를 하부로 보내 기의 상승과 정신적 인 흥분 상태를 개선할 수도 있다. 또한 설사를 바깥으 로 내보는 작용이 있어 설사약으로도 사용할 수 있다.

기원 식물	마디풀과(Polygonaceae)의 장엽대황(掌葉大 黃, *Rheum palma-tum* Linné), 탕구트대황(唐古特大黃, *Rheum tanguticum* Maximowicz), 약용대황(藥用大 黃, *Rheum officinale* Baillon), 장군풀 (*Rheum coreanum* Nakai) 또는 동속 식물의 뿌리 및 뿌리줄기에서 주피를 제거한 것
주요 성분	센노사이드(sennoside)
성미/귀경	한(寒), 고(苦)/비, 위장, 대장, 심포, 간
약 효	변비 개선, 설사약 등
처 방	대황감초탕(大黃甘草湯), 마인환(麻仁丸), 계 지가작약가대황탕(桂枝加芍藥加大黃湯), 대 황목단피탕(大黃牧丹皮湯), 도핵승기탕(桃核 承氣湯)*, 대시호탕(大柴胡湯) 등

* 도핵승기탕(桃核承氣湯) : 도인승기탕(桃仁承氣湯)이라고도 한다.

대조

기허   혈허

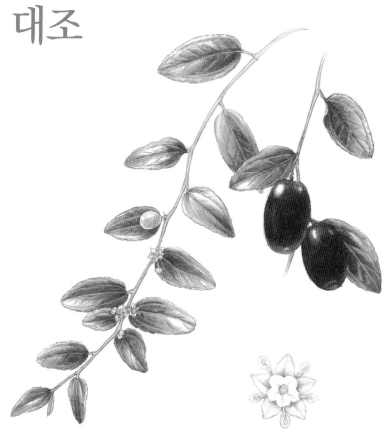

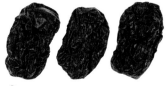

ⓑ

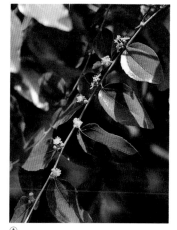

ⓐ

기와 혈을 보하는 보양 식자재

대조(大棗)*는 식자재로서의 이름이 '대추'이다. 식품으로서 구입할 수 있는 한약재의 하나로 요리와 건강차에도 자주 사용되고 있다. 약성은 강하지 않고 단맛이 있어 한방약의 쓴맛을 순화시켜 내복이 쉽도록 보조적인 목적으로 사용되는 경우가 많다.

단맛은 비(소화기관)의 기를 보하는 작용이 있어 흥분된 기분을 가라앉히는 작용이 있다. 단, 열매는 용안육(龍眼肉)과 마찬가지로 '심혈(心血)'(심장이 주관하는 혈액)을 보충한다. 기(氣)가 '두부(頭部)', '복부(腹部)'로 급격하게 상승하여 생기는 불안, 불면, 초조감 등을 진정시키는 작용이 있다. 단것이 먹고 싶은 기분이 들 때는 심혈이 부족할 수도 있다. 설탕에 국한되지 않고 양질의 과실을 먹는 것이 건강에 더욱더 좋다. 같은 과(科)의 신맛이 나는 한약재인 산조인(酸棗仁)과 비교해 차이점을 알아 두면 좋다.

기원 식물	갈매나뭇과(Rhamnaceae) 대추나무 (*Zizyphus jujuba* Miller var. *inermis* Rehder)의 열매
주요 성분	대조(지지푸스) 사포닌(zizyphus saponin)
성미/귀경	온(溫), 감(甘)/비
약 효	정신 안정 등
처 방	감맥대조탕(甘麥大棗湯), 갈근탕(葛根湯), 계지탕(桂枝湯), 계지가출부탕(桂枝加朮附湯), 계지가용골모려탕(桂枝加龍骨牡蠣湯), 소시호탕(小柴胡湯) 등

* 대조(大棗): 《대한한의학회 표준한의학용어집(2.1)》에서 대추의 한약 표제어. 반면 「2021-식약처 한약(생약)제제 허가(신고)명」은 '대추'이다. 이 책에서는 전자를 기준으로 표제어로 사용한다.

택사

※ 음허(陰虛)의 경우로 발생하는
열은 실제 열이 아닌 허열(虛熱)
이라 한다.

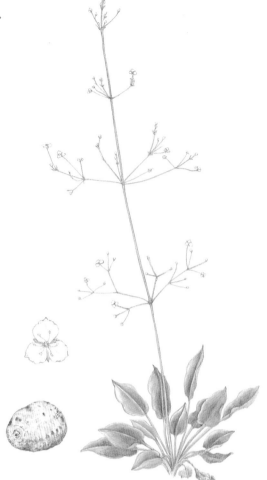

Ⓑ

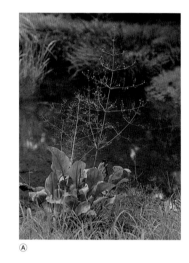

Ⓐ

체내 여분의 열과 수분을 제거

택사(澤瀉)라는 이름은 말 그대로 '연못의 물(澤)을 흘려보내다(瀉)'는 뜻이다. 즉 수분을 제거한다는 의미의 한약재이다. 이 수생 식물은 뛰어난 약효를 지닌다. 물(연못)에서 살고 수심부에서 다량의 수분을 처리하는 성질이 있어, 체내에서 열을 가진 여분의 수분을 소변으로 배설하는 '이수(利水)' 효능이 매우 높다.

따라서 하체, 방광염, 요로와 관련된 질환의 처방전에 자주 사용된다. 목마름증이나 소변의 양이 감소하여 생기는 부종이나 배에 물이 차는 복수와 같은 여분의 물은 이뇨 작용만으로는 충분히 배출할 수 없다. 따라서 부가적으로 '이수' 작용이 필요한 것이다.

이때 '이수'란 체내 여분의 수분을 혈관 속으로 되돌려 신장을 통해 잉여분이 있으면 배설하는 작용이다. 따라서 택사는 소화기계 내 여분의 수분(또는 수독)에 의

한 구토나 설사 증세의 개선에 사용되고 있다. 일부의 현기증은 머리에 부기가 있기 때문이고, 가슴 두근거림은 흉부에 물이 많기 때문이라는 '한방의학적인 관점'이 그 배경이다.

기원 식물	택사과(Alismataceae)의 여러해살이 초본인 질경이택사(*Alisma orientale* Juzepczuk)의 덩이줄기로서 보통 주피를 제거한 것.
주요 성분	알리솔(alisol)
성미/귀경	한(寒), 감(甘)/신장, 방광
약 효	이뇨 및 해열 작용
처 방	오령산(五苓散), 반하백출천마탕([半夏白朮天麻湯), 당귀작약산(當歸芍藥散), 오림산(五淋散), 인진오령산(茵蔯五苓散), 시령탕(柴苓湯), 팔미지황환(八味地黃丸) 등

竹筎

Bamboo Culm · BAMBUSAE CAULIS

죽여

해열 작용으로 가래의 제거 및 구토를 멎게 한다

대밭에 들어가면 청량한 느낌을 받는데, 그것은 대나무 뿌리가 지하수를 힘차게 끌어올려 잎에서 수증기를 왕성하게 내뿜기 때문이다. 죽여는 마치 대밭의 공기처럼 폐에 청량한 공기를 보내는 작용이 있다. 폐열을 식혀 가래를 제거하며, 위장의 열을 식히고 구토를 멎게 하는 작용이 있다. 따라서 점성질의 가래와 기침, 메스꺼움, 속쓰림, 구토, 딸꾹질, 입덧 등의 개선에 사용된다. 또한 열담(熱痰)*으로 인해 일어나는 가슴 두근거림, 불면 등의 정신 불안 증상의 치료에도 쓰인다.

대나무 줄기의 껍질을 벗기고 중간층을 얇게 깎아 띠 모양으로 만든 것을 한약재로 사용한다. 잎과 줄기도 불에 데워 즙이 흘러나오면 약용으로 사용한다.

* 열담(熱痰) : 담수(痰水)와 열이 서로 뒤엉킨 병증. 몸에서 허열이 나고 음식을 잘 먹지 못하며 두면부에서 열이 난다.

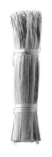
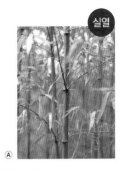

실열

기원 식물	볏과(Gramineae/Poaceae) 화미죽(*Bambusa tuldoides* Munro), 솜대(*Phyllostachys nigra* Munro var. *henonis* Stapf ex Rendle), 왕대(*Phyllostachys bambusoides* Siebold et Zuccarini), 또는 동속 근연 식물인 볏과의 겉껍질을 제거한 중간층
주요 성분	트리테르페노이드(triterpenoid), 리그닌(Lignin), 펜토산(Pentosan), 셀룰로스(Cellulose)
성미/귀경	미한(微寒), 감(甘)/폐, 위장
약효	해열, 거담 등
처방	청폐탕(淸肺湯), 죽여온담탕(竹茹溫膽湯) 등

茶葉

Green Tea Leaf · CAMELLIAE SINENSIS FOLIUM

차엽

머리와 눈을 맑게 하고 녹차로 사랑을 받다

기원 식물인 차엽은 중국, 한국, 일본에서는 아주 오래전부터 약으로 사용되었다고 전해진다. 지금은 비산화차인 녹차를 비롯해 완전 산화차인 홍차, 부분 산화차인 우롱차 등으로 소비되고 있다.

머리와 눈을 맑게 하는 기능이 있고, 두통이나 졸음, 현기증, 안구 충혈 등의 완화에 사용된다. 풍한(風寒)에 기인한 두통 치료제인 천궁다조산(川芎茶調散)에는 차엽이 들어간다. 12세기 일본의 한방서인 『화제국방(和劑局法)』에서는 천궁다조산을 녹차와 함께 복용하도록 기록되어 있다. 이 또한 좋은 복용법이다.

차엽은 이뇨, 지사 작용도 있어 소변의 양이 감소하거나 설사가 날 때 처방되지만, 카페인이 함유되어 있어 불면증이 있는 사람은 복용하는 데 주의가 필요하다. 민

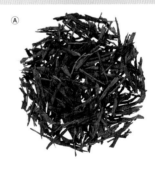
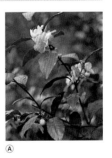

간에서는 구내염의 개선과 감기를 예방하기 위하여 뜨거운 물에 우려내 양칫물로 사용하기도 한다.

기원 식물	차나뭇과(Theaceae) 차나무(*Camellia sinensis* var. *sinensis* (L.) Kuntze)의 잎
주요 성분	카페인(caffeine), 테오필린(theophylline), 카테킨(catechin), 타닌(tannin) 등
성미/귀경	양(凉), 고(苦), 감(甘)/폐, 위장
약효	안구 충혈 완화, 이뇨 작용
처방	천궁다조산(川芎茶調散) 등

지모

허열　실열

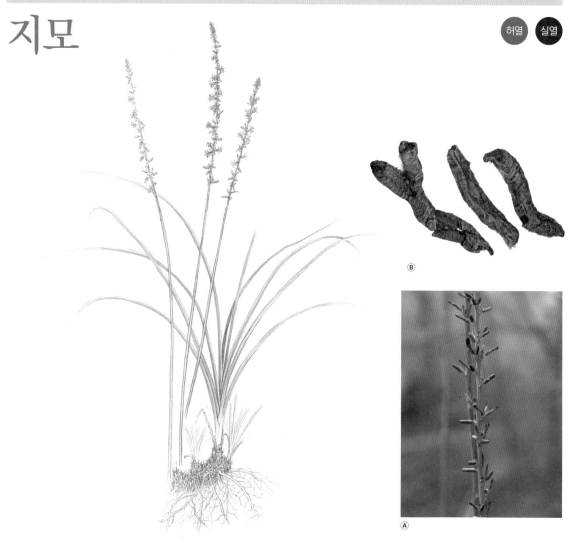

Ⓐ

Ⓑ

건조한 입과 피부의 열감을 진정

수분을 공급해 열을 내리는 작용이 있어 갈증을 수반한 열증에 사용하는 중요한 생약이다. 실열과 허열에 모두 처방할 수 있으며, 발열에 의한 탈수, 마른기침, 찬 것을 찾는 갈증, 건선 피부염 등 다양한 열감을 완화하기 위해 사용된다. 따라서 열감을 수반하는 관절염, 전신 열감과 목마름증을 동반하는 더위 먹음 등의 증세에도 처방된다.

신장의 음허로 인한 허열로 발생하는 갈증, 현기증, 식은땀의 완화에도 좋고, 노화에 따른 건선(혈허로 인한) 피부염의 열감이나 가려움증을 진정시키는 효능도 있다. 실열에는 석고, 허열에는 황백을 함께 배합한다. 유통되는 것의 대부분이 중국산이며, 그중에서도 수분

이 있고 쓴맛과 달콤한 맛이 있는 것이 품질이 좋다.

기원 식물	백합과(Liliaceae) 지모(*Anemarrhena asphodeloides* Bunge)의 뿌리줄기
주요 성분	티모사포닌(timosaponin) AⅢ, 만기페린 (mangiferin)
성미/귀경	한(寒), 고(苦)/폐, 비, 신장
약　　효	해열, 해갈 작용
처　　방	백호가인삼탕(白虎加人蔘湯), 소풍산(消風散), 계작지모탕(桂芍知母湯), 산조인탕(酸棗仁湯), 자음강화탕(滋陰降火湯), 자음지보탕(滋陰至寶湯) 등

정향

양허　기체

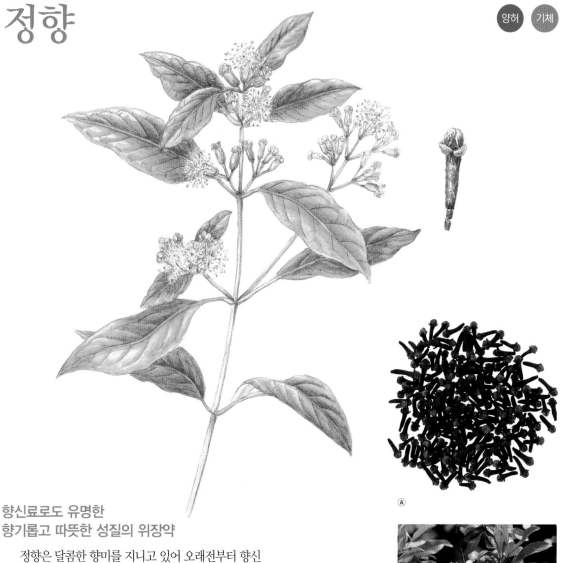

Ⓐ

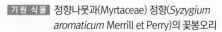

Ⓐ

향신료로도 유명한
향기롭고 따뜻한 성질의 위장약

정향은 달콤한 향미를 지니고 있어 오래전부터 향신료로 사용되어 왔다. 정향이라는 이름은 꽃봉오리의 모양이 '못(丁)'의 모양을 닮은 데서 유래하였다. '클로브(clove)'도 프랑스어로는 '못'을 의미한다. 향신료로 사용하는 일 외에 향수나 구취 제거제, 구강 청결제 등으로 널리 사용된다.

복부를 따뜻하게 하고 기를 순환시키는 작용이 있다. 따라서 복부 냉증에 기인한 메스꺼움, 딸꾹질, 더부룩함, 복통, 설사 등의 정체된 소화기계의 운동 개선에 사용된다.

하체의 소화기계, 비뇨 생식기를 따뜻하게 하는 효력이 있고, 신장의 양허 상태를 개선하기 위하여 사용된다. 정향을 한겨울에 따뜻한 와인에 넣어 마시는 것은 한방의학적으로도 이치에 맞다.

기원 식물	정향나뭇과(Myrtaceae) 정향(*Syzygium aromaticum* Merrill et Perry)의 꽃봉오리
주요 성분	유게놀(eugenol)
성미/귀경	온(溫), 신(辛)/폐, 위장, 비, 신장
약　　효	냉증 개선, 건위 작용 등
처　　방	정향시체탕(丁香柿蔕湯), 여신산(如神散), 치타박일방 등

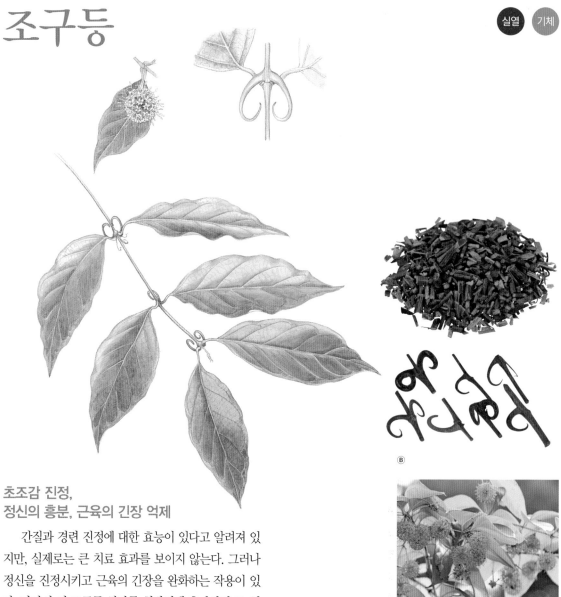

조구등

실열　기체

초조감 진정,
정신의 흥분, 근육의 긴장 억제

　간질과 경련 진정에 대한 효능이 있다고 알려져 있지만, 실제로는 큰 치료 효과를 보이지 않는다. 그러나 정신을 진정시키고 근육의 긴장을 완화하는 작용이 있다. 따라서 이 조구등 하나를 처방전에 추가하면 그 처방전의 인상이 완전히 달라진다. 억간산(抑肝散)과 배합되며, 영아의 밤새 울음과 열성 경련의 예방, 또한 노인의 불안, 초조감 등 겉보기에는 흥분성이지만 그 배경은 민감함, 약함이 있는 경우에 처방한다. 따라서 소아, 고령자라는 독특한 적용 범위가 있다. 그러나 나이에 무관하게 사용할 수 있다.

　유효 성분이 휘발성이 강하기 때문에 탕약에 넣을 경우에는 완전히 달인 뒤 마지막에 넣고 휘발성 성분이 모두 날아가기 전에 복용해야 효과가 높다.

ⓑ

기원 식물	꼭두서닛과(Rubiaceae) 조구등(*Uncaria rhynchophylla* Miquel), 화구등(*Uncaria sinensis* Haviland) 또는 대엽구등(*Uncaria macrophylla* Wallich)의 가시가 달린 어린 가지(일본에서는 데치거나 찐 것 포함)
주요 성분	린코필린(rhynchophylline)
성미/귀경	미한(微寒), 감(甘)/간, 심포
약　효	경련 진정 등
처　방	조등산(釣藤散), 억간산(抑肝散), 칠물강하탕(七物降下湯) 등

猪苓

저령

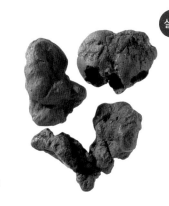

실열　수독

체내 여분의 물을 제거하고 열도 식힌다

　　기원 식물인 저령은 버섯의 균핵으로서 표면이 울퉁불퉁하고 흑갈색을 띠는 덩어리의 형태이다. 이름은 멧돼지의 배설물을 닮았다는 데서 유래되었다. 복령도 같은 구멍장이버섯과의 균핵이지만, 이수 작용은 저령이 복령보다 더 탁월하다.

　　저령과 복령은 보통 상승효과가 있어 함께 사용한다. 소변량의 감소와 부종, 설사 등의 개선에 사용되고, 또한 해열 작용도 다소 있어 염증성 부종에도 처방할 수 있다. 습열에 의한 배뇨 시의 통증과 혈뇨, 배뇨 곤란, 목마름증 등의 개선을 위해서도 사용된다.

Ⓐ

기원 식물	구멍장이버섯과(Polyporaceae) 저령 (*Polyporus umbellatus* Fries)의 균핵을 햇볕에 말린 것
주요 성분	에르고스테롤(ergosterol).
성미/귀경	평(平), 감(甘), 담(淡)/신장, 방광
약　효	부종의 진정 등
처　　방	인진오령산(茵蔯五苓散), 시령탕(柴苓湯), 저령탕(猪苓湯) 등

天南星

천남성

수독

강한 조습화담(燥濕化痰)*의 작용으로 사지마비를 개선

　　같은 천남성과의 반하와 함께 담음(40쪽 참조)의 대표 약물로 생으로 먹으면 목에 극심한 통증을 느낄 정도로 자극이 강한 한약재이다. 가래를 제거하는 작용으로 질기고 잘 안 나오는 가래, 기침, 가슴 조임 등에 사용된다. 천남성의 특징은 체표부의 경락에 작용해 풍담(경락에 정체된 가래로 뇌혈관 장애와 사지의 말초신경장애에 의한 증상과 연결됨)을 제거하는 작용이 우수한 것으로 알려져 있다. 저림, 사지마비, 안면신경마비 등에 조기에 쓰면 좋다.

　　풍사・습사의 처방 한약재와 배합하여 관절통, 신경통 등에도 쓴다.

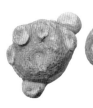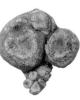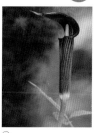

Ⓑ　　　　　　　　　　Ⓐ

기원 식물	천남성과(Araceae) 두루미천남성(*Arisaema heterophyllum* Blume), 천남성(*Arisaema erubescens* Schott), 둥근잎천남성 (*Arisaema amurense* Maximowicz) 또는 기타 동속 근연 식물의 코르크층을 제외한 덩이줄기에서 주피를 완전히 제거한 것
주요 성분	트리테르페노이드 사포닌(triterpenoid saponin)
성미/귀경	온(溫), 유독(有毒), 고(苦), 신(辛)/폐, 간, 위장
약　효	가래 제거(거담), 경련 진정
처　　방	이출탕(二朮湯), 청습화담탕(淸濕化痰湯) 등

* 조습화담(燥濕化痰) : 거담법의 일종. 습사(濕邪)를 제거하여 가래를 제거한다는 뜻이다.

진피

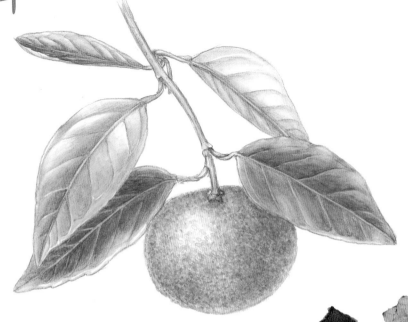

습기가 많은 지역에서의 중요한 한약재

　감귤류(운향과)의 한약재(진피, 귤피, 지실, 등피)는 신맛, 단맛의 균형과 성숙, 미성숙으로 효능을 나누고 있다. 전반적으로 기를 순환시키고 습을 제거하는 작용이 우수하다.

　단맛은 '비위(脾胃)'에, 신맛은 '간'에 작용하는 경향이 있다. 한약재로 사용되는 감귤류는 한정되어 있지만, 이러한 효능을 참고로 평소 신맛이 강한 레몬, 유자, 시콰사(오키나와 특산의 감귤류) 등을 섭취하는 것도 좋은 방법이다.

　단맛이 나는 진피는 기를 순환시키고, 습사와 식적(食積)을 제거하여 메스꺼움, 더부룩함, 복부 팽만감 등의 증상을 개선한다. 가래를 동반하는 기침에 대해 폐에 기를 돌게 하여 가래를 제거함으로써 증상을 개선한다.

　몸에서 습기를 제거하는 작용이 있어 일본과 같이 습도가 높은 지역에서는 위장을 보호하는 중요한 한약재로 사용된다. '진(陳)'은 '오래된', '묵은'이라는 뜻에서 알 수 있듯이, 진피는 귤을 수확한 뒤 껍질을 3년 이상에 걸쳐 서서히 그늘에서 말린다. 오래 말린 것일수록 품질을 더 높이 친다.

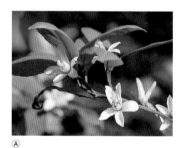
Ⓑ

Ⓐ

기원 식물	운향과(Rutaceae) 귤(*Citrus unshiu* Markovich) 또는 제감단배성 1호 (*Citrus reticulata* Blanco)의 성숙한 과피
주요 성분	헤스페리딘(hesperidin), 노빌레틴(nobiletin)
성미/귀경	온(溫), 신(辛), 고(苦)/폐, 비
약　효	기의 순환 촉진 등
처　방	이진탕(二陳湯), 육군자탕(六君子湯), 평위산(平胃散), 조등산(釣藤散), 반하백출천마탕(半夏白朮天麻湯), 복령음(茯苓飮) 등

천마

수독

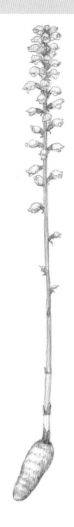

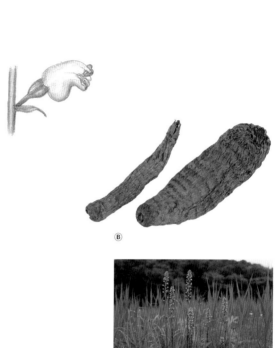

Ⓑ

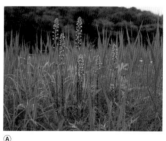

Ⓐ

현기증 등 어지럼증에 유효한
확실한 한약재

바람이 불면 나무가 흔들리듯이, 몸이 어지러운 상태도 마치 바람이 불고 있는 상태로 간주한다. 그런데 이러한 상태는 몸 내부에서 발생하기 때문에 '내풍(말하자면, 내부에 부는 바람)'이라 한다. 구체적인 증상으로는 현기증, 어지럼증, 손발의 떨림, 경련, 그 밖에 바람이 부는 듯이 갑자기 나타나는 두통, 이명, 손발 저림, 사지 마비도 '내풍'으로 생각해 왔다.

내풍의 치료를 위한 대표적인 한약재로는 천마가 있다. 내풍은 대부분 간과 관계가 있으며, 보통 간의 기능을 높이는 다른 한약재(시호, 향부자, 당귀, 작약, 천궁 등)와 배합해 사용된다. 이외에도 손발의 '풍습사(風濕邪)'를 제거하는 효력이 있고, 손발 저림, 근력 약화, 감각 마비의 증상 개선을 위해 사용되고 있다.

엽록소가 없는 뿌리에는 뽕나무버섯아종(*Armillaria mellea* sp. *nipponica*)의 균류가 공생하며, 이 뽕나무버섯아종이 만든 영양분을 흡수하기 때문에 '도둑의 다리'라는 별명이 있다. 이 덩이줄기가 뿌리 위에 똑바로 서 있는 모습은 '흔들리지 않는' 천마의 효능을 잘 나타내고 있다.

기원 식물	난초과(Orchidaceae) 천마(*Gastrodia elata* Blume)의 덩이줄기를 쪄서 말린 것
주요 성분	바닐릴알코올(vanillyl alcohol)
성미/귀경	미온(微溫), 감(甘)/간
약효	경련 진정, 진통 작용
처방	반하백출천마탕(半夏白朮天麻湯) 등

천문동

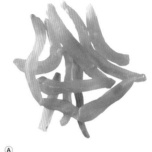

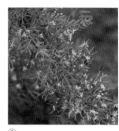

음허

폐를 촉촉하게 하고 기침을 진정

　가지가 무수히 분지하고 우거지는 덩굴성 식물로서 잎이 줄기처럼 가늘어 수분의 증발이 억제된다. 몸을 축축하게 하는 보음 작용(補陰作用)*이 있어 폐와 신장에 잘 작용한다. 폐를 촉촉하게 하여(기도에 점액의 분비 촉진) 열을 식힘으로써 가래가 쉽게 배출되도록 하고 기침을 멎게 한다.

　신장을 촉촉하게 하여 열을 식힘으로써 신장의 음허에 의한 하반신의 권태감과 숨이 차는 증세의 개선에도 사용된다. 민간에서는 약주로서, 또는 꿀에 절여 자양 강장을 꾀하고 기침을 멎게 하기 위하여 사용한다.

　맥문동과 같은 약리 작용이 있다. 맥문동보다 축축하게 하는 작용이 강하지만, 마음을 차분하게 진정시키는 작용은 없다.

* 보음 작용(補陰作用) : 음이 허한 것을 보하는 작용. 일본에서는 '자음 작용(滋陰作用)'이라고 한다.

기원 식물	백합과(Liliaceae) 천문동(*Asparagus cochinchinensis* Merrill)의 덩이뿌리를 뜨거운 물로 삶거나 찐 뒤 겉껍질을 제거하고 말린 것
주요 성분	아스파라긴(asparagine)
성미/귀경	대한(大寒), 감(甘), 고(苦)/폐, 신장
약 효	해열 작용, 거담 작용
처 방	자음강화탕(滋陰降火湯), 청폐탕(清肺湯), 감로음(甘露飲) 등

동과자

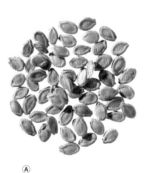

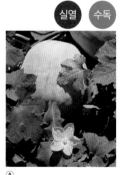

실열　수독

폐와 대장의 열을 식히고, 식용도 되는 동과의 씨앗

　동과자는 조림이나 수프 등에 사용되는 박과 식물인 동아의 씨앗이다. '동과인(冬瓜仁)'이라고도 한다. 붉은팥, 의이인(薏苡仁), 차전자(車前子) 등과 마찬가지로 이수 작용이 있다. 하나의 덩굴에 수많은 꽃을 피우지만, 그중에 열매를 맺는 것은 극히 일부이다.

　폐와 대장의 열과 습을 제거하고, 고름을 배출시키는 작용이 있다. 폐렴에 의한 기침과 가래, 흉통 등의 증상과 폐 화농증, 맹장염, 게실염과 같은 국소적인 화농성 염증의 소염과 배농을 위해 처방된다.

　동과의 껍질은 '동과피(冬瓜皮)'라고 하며, 이수 작용이 있는 한약재로서 부기와 소변량의 감소 등을 개선하기 위하여 사용된다.

기원 식물	박과(Cucurbitaceae) 동아(*Benincasa cerifera* Savi) 또는 동속의 동아류(*Benincasa cerifera* Savi forma *emarginata* K. Kimura et Sugiyama)의 씨앗
주요 성분	트리고넬린(trigonelline)
성미/귀경	한(寒), 감(甘)/비, 위장, 대장, 소장
약 효	해열 작용, 배농 작용 등
처 방	대황목단피탕(大黃牧丹皮湯) 등

당귀

혈허   어혈

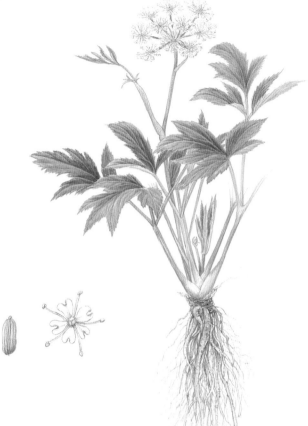

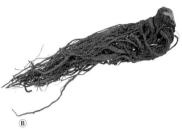
Ⓑ

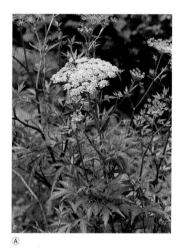
Ⓐ

보혈의 한약재를 대표해 다양한 처방에 배합

보혈에는 거의 예외 없이 당귀를 사용한다. 단 한방에서 '혈허(血虛)'의 개념은 현대 의학의 '빈혈'과는 다음과 같은 맥락에서 상당히 다르다. 하나는 생리 조절과 관계가 있는 것이다. 혈허의 상태에서는 월경이 순조롭지 못하고, 임신과 임신 유지, 산후에도 문제가 발생한다. 당귀는 월경 주기의 연장, 생리량의 감소, 월경 중단, 월경 시 과다 출혈 등 부인과 질환의 주요 약으로서 다양한 처방전에 보혈을 목적으로 배합되고 있다.

또한 당귀는 어혈을 개선하는 행혈(활혈) 작용도 있어 경락에서 혈액의 운행을 좋게 하고, 통증을 개선하기 때문에 두통, 흉통, 근육통 등의 완화에도 유효하다. 또한 혈액은 신체와 정신 활동의 기초가 되기 때문에 당귀는 혈허로 인한 현기증, 두근거림, 불면증, 피부색 불량 등의 개선에 이용된다.

혈액은 전신 증상 이외에도 피부의 회복 기능이 있기 때문에 그러한 혈액의 기능을 촉진하는 당귀는 피부 화농증, 타박상으로 인한 증상과 같은 피부과 질환의 치료에도 사용된다. 장의 기운을 원활히 하는 '윤장(潤腸)'의 작용도 있어 건조한 대변에 기인한 변비의 개선에도 사용된다.

기원 식물	산형과(Umbelliferae) 일당귀(*Angelica acutiloba* Kitagawa), 북해도당귀(*Angelica acutiloba* Kitagawa var. *sugiyamae* Hikino)의 뿌리(JP), 참당귀(*Angelica gigas* Nakai)의 뿌리
주요 성분	리구스틸라이드(ligustilide)
성미/귀경	온(溫), 감(甘), 신(辛)/심장, 간, 비
약 효	혈액 순환 촉진 등
처 방	당귀작약산(當歸芍藥散), 보중익기탕(補中益氣湯), 귀비탕(歸脾湯), 인삼양영탕(人蔘養榮湯), 온경탕(溫經湯), 자운고(紫雲膏), 당귀음자(當歸飮子) 등

도인

어혈

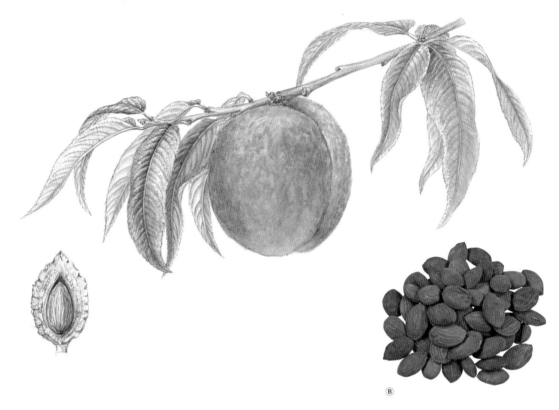

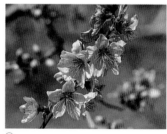

Ⓑ

Ⓐ

혈행을 촉진하고
어혈을 개선하는 대표적인 약

　　도인(桃仁)은 어혈로 인한 혈의 정체 현상을 개선하고, 혈행을 촉진하는 효능이 있는 대표적인 한약재이다. 흔히 목단피와도 함께 많이 사용된다.

　　어혈로 인한 월경통과 월경량의 감소, 월경 정지, 혈괴 등 월경과 관련된 생리 불순에 자주 사용되고, 수술이나 상처 등 외상 후에 생기는 어혈로 인한 통증을 진정시키는 데에도 사용된다. 국소의 화농성 질환은 대부분 어혈을 동반하기 때문에 처방에 도인이 들어간다.

　　도인은 복사나무 열매인 복숭아의 씨앗을 건조한 것인데, 크고 기름기가 많을수록 최상품으로 여긴다. 이 기름기 성분은 대변을 부드럽게 하는 효과가 있어 변비의 개선에도 효과적이다.

기원 식물	장미과(Rosaceae)의 복사나무(*Prunus persica* Batsch) 또는 산복사나무(*Prunus persica* Batsch var. *davidiana* Maximowicz)의 씨앗
주요 성분	아미그달린(amygdalin)
성미/귀경	평(平), 고(苦), 감(甘)/심장·간·대장
약　효	혈액의 운행을 촉진하고, 고름을 배출시킨다.
처　방	탈명환(奪命丸), 도핵승기탕(桃核承氣湯), 대황목단피탕(大黃牧丹皮湯), 계지복령환료가의이인(桂枝茯苓丸料加薏苡仁), 윤장탕(潤腸湯) 등

독활

수독

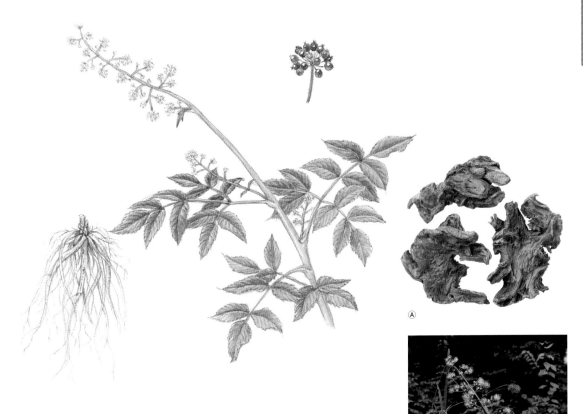

ⓐ

ⓐ

풍(風), 한(寒), 습(濕)의 사(邪)를
제거하는 한약재

독활(獨活)은 두릅나뭇과의 여러해살이 초본인 땅두릅의 뿌리를 건조시킨 것이다. 중국의 독활은 '당독활(唐獨活)'이라고도 하는데, 산형과(繖形科, Umbelli-ferae)의 중치모당귀(重齒毛當歸, *Angelica pubes-cens* Maxim. f. *biserrata* Shan et Yuan.)의 뿌리나 뿌리줄기를 햇볕에 말린 것이다. 모두 다 유통되지만, 일반적으로 독활이라고 하면 땅두릅의 뿌리를 가리킨다.

손발 경락에서 기혈의 순환을 돕고 풍사와 습사를 제거하여 그로 인한 경부, 손발, 허리의 저림, 통증, 관절통 등의 완화에 효능이 있다. 풍사와 습사는 냉기와 습도에 의해 악화하는 경우가 많다. 따라서 이때는 몸을 따뜻하게 하거나 습기를 없애는 한약재를 사용한다.

기원 식물	두릅나뭇과(Araliaceae)의 땅두릅(*Aralia continentalis* Kitagawa)의 뿌리줄기
주요 성분	오스톨(osthol)
성미/귀경	미온(微溫), 신(辛), 고(苦)/신장·방광
약 효	몸 표면에서 사(邪)를 없애고 통증을 진정시킨다.
처 방	형방패독산(荊防敗毒散), 독활기생탕(獨活寄生湯), 독활갈근탕(獨活葛根湯), 십미패독탕(十味敗毒湯) 등

두충

기허

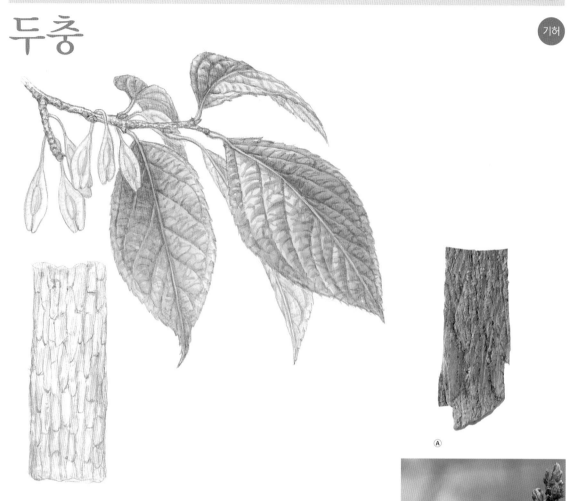

Ⓐ

Ⓐ

잎의 '두충차'로 유명한 신장의 보약

두충차가 잎을 사용하는 것과는 달리 한약재로서의 두충은 고무같이 끈적끈적한 나무껍질을 사용한다. 한방의학적으로 끈적끈적한 물질은 신장을 보한다고 하는데, 이 두충도 그중 하나이다.

두충은 몸의 성장 및 발달, 생식과 노화를 주관하는 신장을 보하는 보신약으로서, 특히 근골을 강화하여 다리와 허리의 관절통과 근력의 저하를 예방한다. 신허(腎虛)로 인해 생긴 이명의 치료에도 사용된다. 즉효성을 바라는 것보다 일상적으로 내복하여 서서히 효능을 보는 것이 좋다.

또한 안태(安胎)*의 작용이 있어 습관성의 유산을 예방하고, 임신을 지속시키는 효능도 있는 것으로 알려져 있다.

* 안태(安胎) : 태동불안이나 습관성 유산인 '활태(滑胎)'의 경험이 있는 임신부에게 유산을 예방하기 위하여 안정된 상태를 유지할 목적으로 시행하는 치료 (《대한한의학회 표준한의학용어집 2.1》).

기원 식물	두충과(Eucommiaceae)의 두충나무 (*Eucommia ulmoides* Oliver)의 껍질
주요 성분	구타페르카(gutta-percha)
성미/귀경	온(溫), 감(甘)/간·신장
약　효	유산 방지 등
처　　방	대방풍탕(大防風湯) 등

인삼

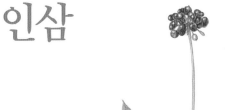

기허 음허

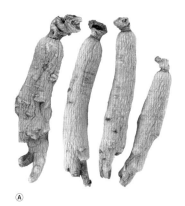

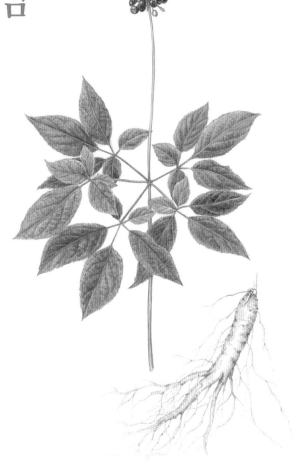

Ⓐ

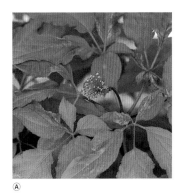

Ⓐ

예로부터 귀하게 여긴
보기(補氣)의 중요 생약

한반도, 중국 동북부가 주요 산지인 인삼은 흔히 '고려인삼'이라고도 한다. 인삼은 내한성이 매우 강하고 산림 아래에서 서서히 잎과 줄기가 성장한다. 그리고 성장하는 가운데 주변 토양의 영양을 모조리 흡수하여 뿌리에 축적하는 힘이 있다. 이것이 '보익(補益)'의 원천이다. 인삼은 다른 식물과의 경쟁에서 약하고, 기온 상승에 매우 취약한 단점이 있다.

기를 보하면 약해진 장부가 정상적으로 움직이기 시작하고, 피로 및 권태를 해소하고 병후의 기력을 회복시켜 온몸의 기능을 촉진한다. 비와 위장의 기력을 보하는 작용이 매우 우수하여 소화력을 높이고, 식욕 부진 등 위장 허약의 개선에 사용된다. 또한 폐의 기능과 활동을 돕고, 감기에 걸리기 쉬운 체질의 개선에도 사용된

다. 심장에도 작용하여 몸과 마음을 안정시킨다. 기를 보하여 혈액, 진액의 생성도 촉진하기 때문에 온몸의 기를 보하는 데 없어서는 안 될 한약재이다.

기원 식물	두릅나뭇과(Araliaceae)의 여러해살이 초본인 인삼(*Panax ginseng* C.A. Meyer)의 뿌리에서 잔뿌리를 제거해 햇볕에 건조한 것, 또는 이를 살짝 데친 것
주요 성분	진세노사이드(ginsenoside)
성미/귀경	미온(微溫), 감(甘), 미고(微苦)/폐·비
약 효	기를 보충
처 방	인삼탕(人蔘湯), 사군자탕(四君子湯), 육군자탕(六君子湯), 보중익기탕(補中益氣湯), 십전대보탕(十全大補湯), 백호가인삼탕(白虎加人蔘湯), 청서익기탕(淸暑益氣湯) 등

인동

열을 식혀 근육과 관절의 통증을 완화

　인동은 일본에서는 인동덩굴의 잎이나 줄기를 사용하여 인동등 또는 금은등(등은 덩굴을 뜻한다)이라고도 한다. 중국에서는 주로 금은화의 꽃봉오리를 사용한다. 바람이 강한 암벽, 숲의 가장자리에서도 잘 자란다.

　작용은 꽃인 금은화와 비슷하나 줄기를 쓰면 경락에 대한 작용이 더 강하다. 금은화와 마찬가지로 풍열에 인한 목의 통증을 개선하고, 화농성염증을 해독하는 작용을 한다. 또한 경락에 작용해 근육과 관절의 통증을 완화시키는 작용도 있다. 복용뿐만 아니라 외용약으로도 습진이나 화농증, 관절염, 치질 등에 사용되며 입욕제로 땀띠와 요통, 냉증의 개선에 사용되기도 한다.

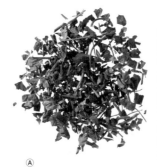
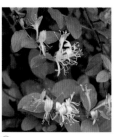

Ⓐ　　　　Ⓐ

기원 식물	인동과(Caprifoliaceae)의 인동덩굴(*Lonicera japonica* Thunberg)의 잎 또는 줄기
주요 성분	로니세린(lonicerin)
성미/귀경	한(寒), 감(甘)/폐·위
약　효	해열, 해독, 지혈
처　방	치두창일방(治頭瘡一方) 등

중국패모

폐의 열을 식혀 기침, 가래를 제거한다

　'중국패모(中國貝母)'에서 '패모(貝母)'라는 이름은 두 개의 비늘 조각이 마치 어머니가 자식을 품에 안은 듯 합쳐져 있는 데서 유래되었다. 중국에서는 '절패모(浙貝母)'와 '천패모(川貝母)'로 구분한다. 절패모는 같은 중국패모의 인경(鱗莖), 즉 비늘줄기를 사용한 한약재이지만, 천패모는 중국패모 이외의 같은 속(屬)에 속하는 패모를 쓴다.

　두 패모 모두 기침과 가래의 완화에 효능이 있지만, 절패모가 청열(淸熱) 작용이 더 뛰어나다. 반면 천패모는 폐에 음(陰)을 보충하는 작용이 더 뛰어나다. 진한 가래를 발산시키는 작용이 있어 국소적 화농성의 초기 염증, 림프절의 부기인 종류(腫瘤)* 등의 완화를 위해 사용할 수 있다.

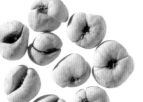
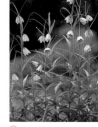

Ⓐ　　　　Ⓐ

기원 식물	백합과(Liliaceae)의 중국패모(*Fritillaria verticillata* Willdenow var. *thunbergi* Baker)의 비늘줄기
주요 성분	페이민(peimine)
성미/귀경	한(寒), 고(苦)/폐·심장
약　효	해열
처　방	자음지보탕(滋陰至寶湯), 청폐탕(淸肺湯) 등

* 종류(腫瘤) : 피부의 융기 병변인 '결절(結節)'보다 더욱더 융기된 형태의 혹을 말한다.

맥아

기체 기허

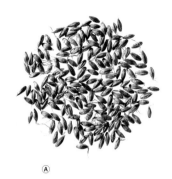
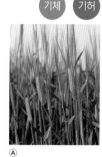

ⓐ　　　　　　　　　ⓐ

위장의 문제를 해소하는
보리를 사용한 한약재

　세계 각지에서 재배되는 보리는 '압맥(壓麥)*'의 형태로 식용으로 사용되는데, 맥아는 보리의 발아한 열매를 사용하는 한약재이다.

　발아한 곡물의 열매에는 녹말의 분해 효소가 발현되어 있다. 따라서 탄수화물의 소화를 도와줄 수 있어, 민간에서는 '소화약'이라고까지 부른다. 벼의 열매를 가공하여 발아시킨 '곡아(穀芽)'는 맥아보다는 음식의 소화력이 떨어지지만 건위 작용은 오히려 더 뛰어나다.

　소아나 유아의 위장 장애를 개선하는 데에도 효과적이다. 교이(膠飴)는 이들의 장점을 결합한 발효 의약인 동시에 음식이다. 맥아의 또 다른 효능은 간의 기능을 원활하게 하고, 유즙(乳汁)의 분비를 억제하는 것이다.

* 압맥(壓麥) : '납작보리', '정맥'이라고도 한다. 보리에서 겨나 외피를 제거해 압편기에 넣은 뒤 적당한 수분과 열을 가해 납작하게 누른 것이다.

기원 식물	볏과(Gramineae)의 두해살이 초본인 보리 (*Hordeum vulgare* Linné)의 성숙한 열매를 발아시킨 것
주요 성분	말토스(maltose), 호르데닌(Hordenine)
성미/귀경	평(平), 감(甘)/비·위장
약　　효	위장의 상태 개선, 유즙 분비 억제
처　　방	반하백출천마탕(半夏白朮天麻湯) 등

白芷

Angelica Dahurica Root · ANGELICAE DAHURICAE RADIX

백지

수독

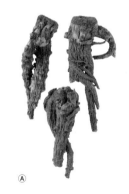
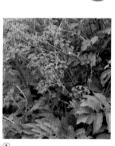

ⓐ　　　　　　　　　ⓐ

두통, 코막힘에 효과가 있는
대표적인 한약재의 하나

　백지(白芷)는 습사(濕邪)를 제거하는 작용이 뛰어나 한법(汗法)*에 주로 사용되는 약의 일종이다. 두통(특히 전두부)이나 치통, 근육통 등 머리 및 안면 통증을 없애는 효능이 있어 천궁다조산(川芎茶調散)의 재료로 사용된다. 그리고 코막힘을 풀어 주는 작용이 있다. 또한 고름을 몸 밖으로 내보내는 배농(排膿) 작용이 있어, 편도염, 충수염, 피부염 등의 염증을 억제하기 위해 형개연교탕(荊芥連翹湯)에도 쓰인다. 중국에서는 사천산(四川産)을 '천백지(川白芷)', 항주산(杭州産)을 '항백지(杭白芷)'라고 부르고, 산형과 특유의 강한 냄새가 나고 방향성이 강한 것을 최고의 품질로 친다.

* 한법(汗法) : 병을 다스리기 위해 몸에 땀이 나게 하여 몸 표면의 '표사(表邪)'를 풀고 제거하는 치료법. 표사는 피부나 몸 표면에 주로 생기는 병증이다.

기원 식물	산형과(Umbelliferae)의 구릿대(*Angelica dahurica* Bentham et Hooker)의 뿌리
주요 성분	비야크앙겔리콜(byakangelicol)
성미/귀경	온(溫), 신(辛)/ 폐·비·위장
약　　효	몸 표면의 사(邪)를 없애고, 통증을 멈추게 하고, 고름을 배출시키는 등
처　　방	형개연교탕(荊芥連翹湯), 오적산(五積散), 청상방풍탕(淸上防風湯), 소경활혈탕(疏經活血湯), 천궁다조산(川芎茶調散) 등

맥문동

허열   음허

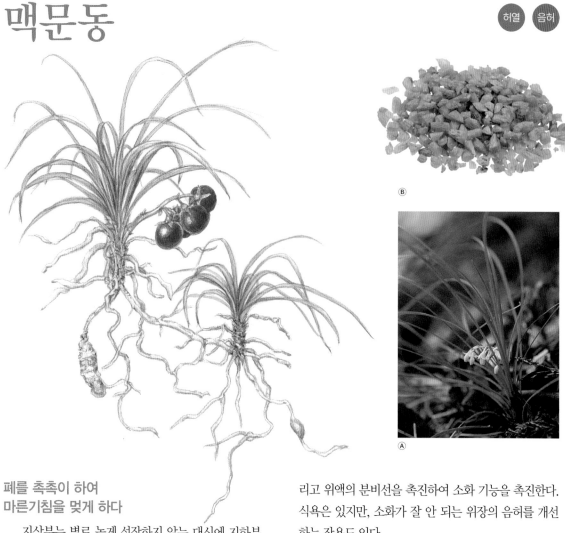

폐를 촉촉이 하여
마른기침을 멎게 하다

지상부는 별로 높게 성장하지 않는 대신에 지하부는 깊이 2m까지 뿌리를 내린다. 일정한 습도를 유지하면서 토양을 강하게 굳히는 힘이 있어 제방에 심는 일이 많다. 본래는 음지와 습지를 좋아하여 일조와 관계없이 연중 푸르다.

지상부는 마치 머리카락처럼 무수하면서도 길쭉한 선형의 잎이 사방팔방으로 뻗어 내리고, 그 사이를 헤치면 짙은 보라색 열매가 얼굴을 내민다. 뿌리에서 방추형으로 부푼 부위(덩이뿌리)를 한약재로 사용한다. 음습지를 좋아하고 토양의 습도를 유지하는 기능은 맥문동이 자연계에서의 보습력을 발휘한 것인데, 그 잎은 폐에 효과가 있다.

점액의 분비를 촉진하여 목의 건조감을 없애고 폐를 촉촉하게 하여 열을 식히면서 기침을 멎게 한다. 그리고 위액의 분비선을 촉진하여 소화 기능을 촉진한다. 식욕은 있지만, 소화가 잘 안 되는 위장의 음허를 개선하는 작용도 있다.

또한 건조하고 딱딱한 변을 동반하는 변비에는 이 보습 작용을 이용하여 배변을 쉽게 한다. 그 외에도 정신을 차분히 가라앉히고 불면증이나 두근거림, 홍조 등을 개선하는 작용도 있다.

기원 식물	백합과(Liliaceae) 소엽맥문동(*Ophiopogon japonicus* (L.f.) KerGawler)의 덩이뿌리
주요 성분	오피오포고닌(ophiopogonin)
성미/귀경	미한(微寒), 감(甘), 미고(微苦)/심장·폐·위장
약 효	폐를 촉촉이 만들고, 기침을 멎게 한다.
처 방	맥문동탕(麥門冬湯), 자음지보탕(滋陰至寶湯), 죽여온담탕(竹茹溫膽湯), 온경탕(溫經湯), 자감초탕(炙甘草湯), 신이청폐탕(辛夷淸肺湯) 등

薄荷

Mentha Herb・MENTHAE HERBA

박하

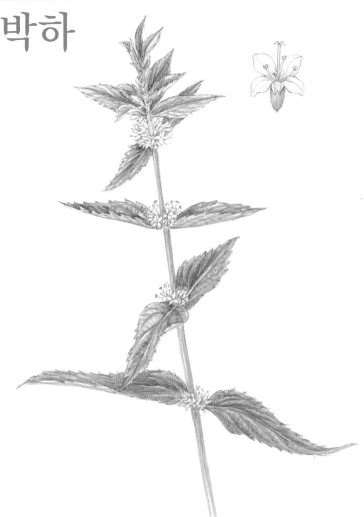

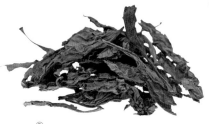

Ⓑ

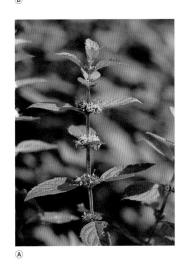

Ⓐ

청량감 있는 향이
열 증상을 제거한다

박하는 청량한 멘톨 향이 강하여 허브티나 각종 제과 등에 사용된다. 신선하면서도 향의 성분이 온전히 유지된 것일수록 최고의 품질로 여긴다. 뜨거운 물에 박하를 우릴 때는 휘발성 성분이 다 날아가지 않도록 가장 나중에 넣는다.

열감(熱感)이 강한 감기를 차게 하면서 치료하는데, 머리, 눈, 목에 잘 작용하는 것이 큰 특징으로서 두통, 인두통(咽頭痛), 목의 쉼, 안구 충혈의 치료에 사용된다. 또한 흐릿한 의식이나 침침한 눈을 맑게 하는 기능도 있다.

그 밖에도 간 기능에 도움이 되고, 심적 상태에 영향을 준다. 열이 발산되지 않아 정신적으로 기분이 우울할 때나 기분이 불쾌할 때, 스트레스로 인하여 가슴 옆구리가 당기거나 가려울 때 개선할 목적으로 사용된다. 박하의 시원한 청량감이 기의 운행을 도와 그러한 증상들을 개선하는 것이다.

기원 식물	꿀풀과(Labiatae) 여러해살이 초본인 박하 (*Mentha arvensis* Linné var. *piperascens* Malinvaud et Hol)의 지상부
주요 성분	멘톨(menthol)
성미/귀경	양(凉), 신(辛)/폐·간
약 효	몸 표면의 사(邪)를 제거하는 등
처 방	가미소요산(加味逍遙散), 천궁다조산(川芎茶調散), 청상방풍탕(清上防風湯), 은교산(銀翹散), 방풍통성산(防風通聖散) 등

빈방풍

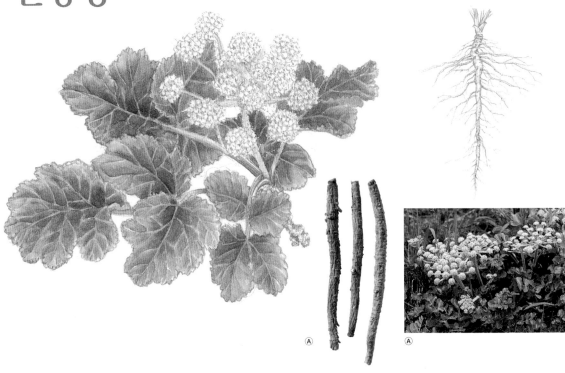

Ⓐ   Ⓐ

감기의 열, 두통, 관절통을 개선

한약재로는 본래 산형과의 방풍(防風, *Ledebouriella seseloides* H. Wolff)을 기본적으로 사용하지만, 방풍이 자생하지 않는 지역에서는 그와 향이 비슷한 갯방풍의 뿌리를 사용하였다. 이것을 '빈방풍(濱防風)', '해방풍(海防風)'이라고 한다. 중국에서는 이 빈방풍의 뿌리를 '북사삼(北沙蔘)'이라고 한다. 이에 대하여 '남사삼(南沙蔘)'도 있는데, 이것은 초롱꽃과(Campanulaceae)의 '당잔대(*Adenophora stricta* Miquel)'나 '사삼(沙蔘, *Adenophora triphylla* A. de Candolle)'의 뿌리를 가리킨다.

빈방풍은 방풍보다 감기에 대하여 발한을 통해 표사(表邪)를 제거하는 한법(汗法) 작용이 약하지만, 폐와 위장 분비선의 기능을 활발하게 하여 촉촉이 하는 작용이 있다. 따라서 헛기침이 나고 식욕은 있되 소화가 잘 안 되는(위 음허) 병증의 치료에 사용한다.

음허(陰虛)의 증상에 감기약으로 사용하면 구강 건조증이 잘 나타나지 않아 좋은 처방이 될 수 있다. 같은 처방전이라도 '방풍'을 사용하는 경우와 '빈방풍'을 사용하는 경우가 있는데, 이때는 잘 구분하여 사용하는 것이 좋다.

참고로 일본에서는 고급 야채 요리로도 많이 먹기 때문에 시중의 야채 가게에서도 판매되고 있어 흔히 '야채 가게 방풍'이라고도 한다.

기원 식물	산형과(Umbelliferae) 갯방풍(*Glehnia littoralis* Fr. Schmidt ex Miquel) 뿌리나 뿌리줄기
주요 성분	임페라토린(imperatorin)
성미·귀경	미한(微寒), 감(甘), 고(苦)/폐·위장
약 효	몸의 표사를 없애고 기침을 멎게 한다.
처 방	청상방풍탕(淸上防風湯), 십미패독탕(十味敗毒湯), 소풍산(消風散), 용담사간탕(龍膽瀉肝湯)

반하

기체 수독

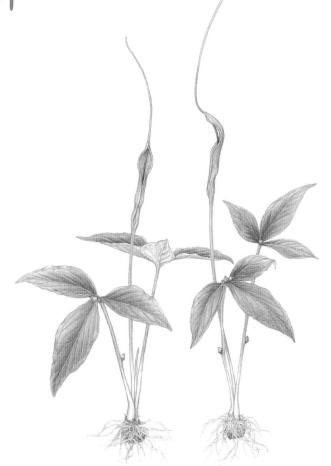

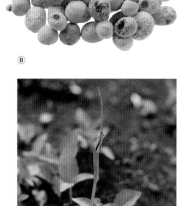

Ⓑ

Ⓐ

습기가 많은 지역에서는 빠뜨릴 수 없는 한약재

여름 중반에 꽃을 피우는 데서 식물의 이름이 유래된 반하(半夏)는 논밭이나 산의 길가나 습지에서 자생한다. 산촌에서는 곡식, 채소와 함께 반하를 재배한 적도 있지만 농약에 매우 약하여 최근에는 잘 볼 수 없게 되었다.

몸에서 습기를 제거하여 습사(濕邪)와 관련된 가래가 많은 기침, 구토와 현기증, 가슴 막힘 등의 증상에 효능이 있다.

또한 위장에서 콜랑거리는 증세 등 수분 정체를 개선하는 데에도 자주 사용된다. 검사를 해도 이상이 없고 목에 뭔가 막히는 듯한 느낌이 드는 '인후두부이상감증'에는 반하후박탕(半夏厚朴湯)을 처방하는데, 막힘을 없애는 반하의 효능을 이용하여 개선하는 것이다. 따라서

기의 운행을 촉진하여 우울증의 개선을 위해서도 사용된다. 생으로 사용하면 목이 찔리는 듯한 매우 큰 불쾌감을 동반하기 때문에 반드시 가열 처리를 한 뒤 처방해야 한다.

기원 식물	천남성과(Araceae)의 여러해살이 초본인 반하(Pinellia ternata (Thunb.) Breitenbach)의 덩이줄기에서 주피를 제거한 것
주요 성분	호모겐티스산(homogentisic acid)
성미/귀경	온, 유독, 신/비·위
약 효	메스꺼움을 진정시키고 가래를 없앤다.
처 방	이진탕(二陳湯), 반하백출천마탕(半夏白朮天麻湯), 소청룡탕(小青龍湯), 반하후박탕(半夏厚朴湯), 반하사심탕(半夏瀉心湯), 맥문동탕(麥門冬湯) 등

백합

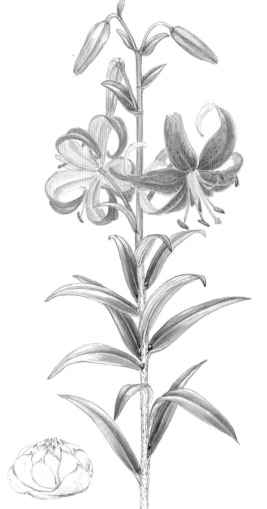

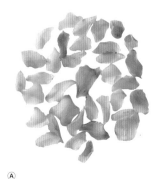

Ⓐ

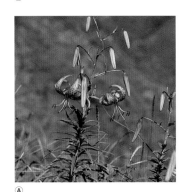

Ⓐ

마른기침을 가라앉히고 몸을 촉촉하게 한다

백합과 여러해살이 초본인 참나리, 백합 등의 비늘줄기를 이용한 한약재이다. 쓴맛이 적은 참나리나 산나리(*Lilium auratum*) 등의 비늘줄기는 식용으로도 사용되고 있다. 체내에 진액이 부족한 상태를 호전시키고, 폐, 심장에 작용성이 높다. 건조증을 동반하는 폐열에 대해 촉촉이 하고 가라앉히는 작용이 있어 기침을 멎게 한다. 그 밖에 인두, 비강의 염증과 건조증을 개선하는 데에도 사용된다.

또한 백합병(百合病)이라는 마음의 큰 병을 앓은 뒤의 미열과 정신 불안(불면, 두근거림, 초조, 불안)의 치료를 위해 처방되었는데, 이는 백합이 마음을 적셔 정신을 안정시키는 것으로 생각되었기 때문이다.

유럽에서 백합의 뿌리는 부인병의 치료에도 사용되고, 또 순산을 돕는 기능이 있다고 여겨 출산 무렵에 사용되기도 한다.

기원 식물 백합과(Liliaceae)의 여러해살이 초본인 참나리(*Lilium lancifolium* Thunberg), 백합(*Lilium brownii* F.E. Brown var. colchesteri Wilson), 당나리(*Lilium brownii* F.E. Brown ex Miellez) 또는 큰솔나리(*Lilium pumilum* De Candlle)의 비늘줄기를 찐 것

주요 성분 녹말(starch)

성미/귀경 미한(微寒), 감(甘), 고(苦)/심장·폐

약효 폐를 촉촉이 하고 기침을 멎게 하며, 정신을 안정시킨다.

처방 신이청폐탕(辛夷淸肺湯) 등

白朮　　　　　　　　　　Atractylodes Rhizome · ATRACTYLODIS RHIZOMA

백출

수독　기허

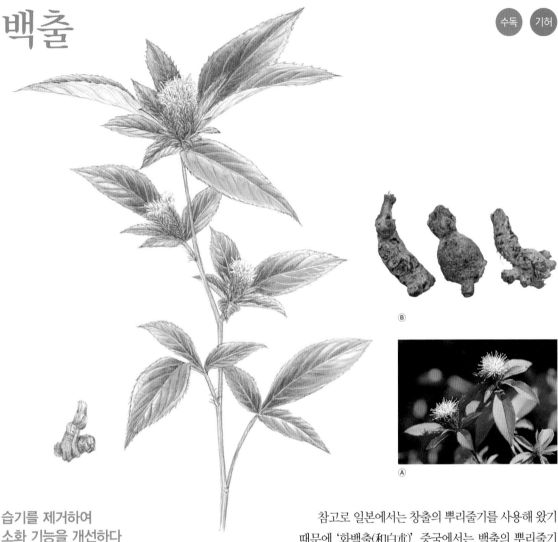

ⓑ

ⓐ

습기를 제거하여
소화 기능을 개선하다

백출은 삽주의 뿌리줄기인 창출(蒼朮)과 마찬가지로 몸에서 여분의 습기를 제거하는 기능이 있다. 소화기(비와 위장)의 기능을 촉진하는 힘은 백출이 창출보다 더 우수하다. 이 백출과 창출은 유연관계가 가까워 서로 이종 교배도 할 수 있지만, 두 식물은 향기도 유효성분도 각기 서로 다르다.

습사를 제거하고 약해진 소화기를 보하여 권태감, 식욕 부진, 체한 증상 등을 개선한다. 습기를 제거하는 작용이 있어 부종이나 현기증, 휘청거림, 관절통 등의 처방에도 사용된다.

창출과 함께 사용하면 습기 제거력을 훨씬 더 높일 수 있어 이출탕(二朮湯), 반하백출천마탕(半夏白朮天麻湯)에는 두 가지 한약재가 모두 들어 있다.

참고로 일본에서는 창출의 뿌리줄기를 사용해 왔기 때문에 '화백출(和白朮)', 중국에서는 백출의 뿌리줄기를 사용해 왔기 때문에 '당백출(唐白朮)'이라고 한다. 모두 특이한 냄새와 함께 약간의 쓴맛이 있다.

기원 식물	국화과(Compositae)의 여러해살이 초본인 삽주(*Atracty-lodes japonica* Koidzumi ex Kitamura) 또는 백출(*Atractylodes macrocephala* Koidzum)의 뿌리줄기에서 주피를 제거한 것.
주요 성분	아트락틸론(atractylon)
성미/귀경	온(溫), 미향(微香), 감(甘), 미고(微苦)/비·위장
약　효	기를 보하고, 설사를 멎게 하는 등
처　방	신귀비탕(歸脾湯), 자음지보탕(滋陰至寶湯), 이출탕(二朮湯), 인삼양영탕(人蔘養榮湯), 반하백출천마탕(半夏白朮天麻湯) 등

비파엽

실열

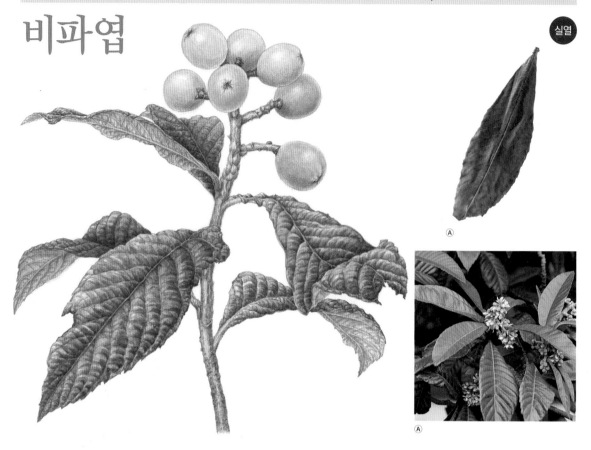

Ⓐ

Ⓐ

기침을 멎게 하고
목에 유효한 비파나무의 잎

비파나무의 잎을 말려서 사용한 약재인 비파엽은 쓴맛이 난다. 그리고 폐와 위장을 차게 하는 성질과 기가 위로 치솟는 것을 거꾸로 내리는 성질이 있다. 한방의학에서는 기침, 가래와 구토를 본래 아래로 내려가야 하는 기(氣)가 거꾸로 올라가면서 생기는 병태로 본다. 따라서 폐에 열이 많은 폐열(肺熱)로 인한 기침이나 가래의 해소와 위장에 열이 차는 위열(胃熱)로 인한 구토의 치료에 사용된다.

기침의 처방에는 비파엽을 불에 쬐어 사용하고, 구역질의 처방에는 불에 굽지 않고 그대로 사용한다. 잎 뒷면에 융모가 많아 자극성이 있어 모두 제거한 뒤 사용한다.

비파(枇杷)라는 이름은 열매 모양이 악기인 비파와 비슷한 데서 유래되었다고 한다. 비교적 온난한 지역에서 재배된다. 열매는 식용 외에도 소주에 담아 약주로

만들 수 있다. 잎은 비파잎차로 우려내 마시거나, 땀띠, 습진의 치료를 위한 입욕제로도 활용되었다.

한방의학에서는 '폐는 피모(皮毛)*를 주관한다'고 보기 때문에 폐에 효과가 있는 한약재를 피부 증상의 치료에 사용하기도 한다.

참고로 일본에서는 다이쇼시대(大正時代)에 불에 구운 비파엽을 환부에 댄 뒤 그 위로 열을 가하는 '비파엽 (온압) 요법' 의 민간요법까지 등장하였다.

* 피모(皮毛) : 몸의 피부와 그 피부에 난 체모의 통칭.

기원 식물	장미과(Rosaceae) 비파나무(*Eriobotrya japonica* (Thunb.) Lindley)의 잎을 건조한 것
주요 성분	네롤리돌(nerolidol)
성미/귀경	양(凉), 고(苦)/폐·위
약효	기침을 멎게 하고, 메스꺼움을 가라앉힌다.
처방	신이청폐탕(辛夷淸肺湯), 감로음(甘露飮) 등

빈랑자

檳榔子 · Areca · ARECAE SEMEN

기체 · 수독

소화불량을 개선하고
기생충의 구제(驅除) 효과가 있다

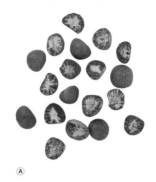
Ⓐ

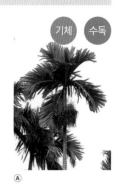
Ⓐ

빈랑(檳榔)은 열대, 아열대의 야자수와 비슷하게 곧게 위로 뻗어나가 키가 매우 높은 나무이다. 수염뿌리로 대량의 수분을 흡수하여 수 미터 높이의 상층부에까지 끌어올리는 힘이 있다.

빈랑나무 열매 속의 종자인 빈랑자는 이수(利水)를 좋게 하는 한약재이면서 기를 잘 돌게 하여 아래로 내리는 작용이 있다. 복부에 기가 정체한 기체(氣滯)를 제거하고, 장관의 운동을 원활하게 하여 더부룩함, 변비, 복통 등의 치료에 사용된다.

또한 습을 제거하는 작용도 있어 다리의 부기 해소에도 사용되었고, 외상, 칼에 베인 자상에도 사용되었다. 이는 환부의 기체(氣滯), 수체(水滯)를 제거하기 위해 사용한 것이지만, 니코틴과 유사한 성분이 함유되어 있어 통증 완화와 진정 작용도 있다. 장 내의 기생충 구제에도 사용된다.

기원 식물	야자나뭇과(Palmae)의 빈랑(*Areca catechu* Linné)의 종자
주요 성분	아레콜린(arecoline)
성미/귀경	온(溫), 신(辛), 고(苦)/위장·대장
약효	구충 등
처방	여신산(如神散), 연년반하탕(延年半夏湯) 등

복령

茯苓 · Poria Sclerotium · PORIA

수독 · 기허

수분의 정체를 개선하는 이수(利水) 한약재

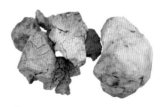
Ⓑ

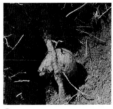
Ⓐ

복령은 쇠약한 소나무에 기생하는 버섯의 일종으로서 땅속에 주먹 2개만 한 크기의 덩어리 형태로 존재한다. 복령의 겉껍질인 복령피(茯苓皮)는 피부의 수분을 제거하는 작용이 있다.

한방의학에서는 '껍질로 피부를 치료한다'는 사고에 근거해 한약재로 사용한다. 몸에서 과다한 수분을 제거하는 이수(利水) 작용이 있기 때문에 수독으로 인한 현기증이나 부종 등의 증상을 개선하는 데 사용한다.

비의 기를 보하는 힘과 정신을 안정시키는 작용이 있고, 또한 식욕 부진, 체함, 메스꺼움 등 소화기 증상의 처방전에 자주 사용된다. 그 밖에도 불안, 잘 놀라는 증상, 불면증, 가슴 두근거림 등을 개선하는 데에도 사용된다.

기원 식물	구멍쟁이버섯과(Polyporaceae)에 속하는 복령 (*Wolfiporia cocos* (Schw.) Kyu. et Gilbn. f)의 균핵으로 보통 외층을 거의 제거한 것
주요 성분	에브리코산(eburicoic acid)
성미/귀경	평(平), 감(甘)/심장·폐·비·위장·신장
약효	부기를 가라앉히고, 피부의 사(邪)를 제거한다.
처방	오령산(五苓散), 사군자탕(四君子湯), 반하백출천마탕(半夏白朮天麻湯), 반하후박탕(半夏厚朴湯), 탈명환(奪命丸), 영계출감탕(苓桂朮甘湯) 등

부자

양허   수독

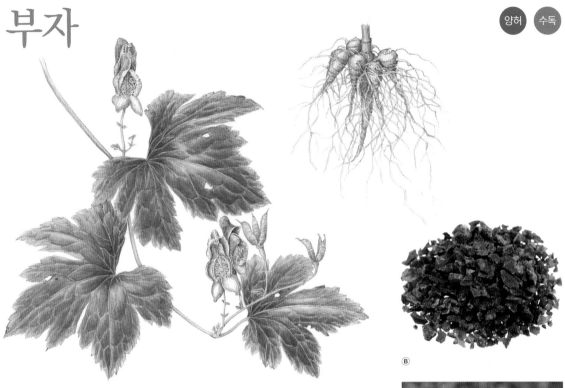

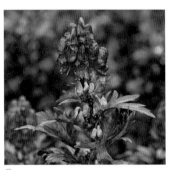

Ⓐ

Ⓑ

독성이 강한 오두(烏頭)의 덩이뿌리를 사용한 한약재

옛날에는 급성 질환으로 쇼크 상태에 빠졌을 때나 체력을 심하게 소모하였을 때 몸에 강력한 온기를 불어 넣기 위해 사용하였다. 바곳속의 식물인 오두(烏頭)의 자근(子根)은 '부자(附子)', 모근(母根)은 '천오(川烏)'라 고 하여 구분한다.

청자색의 사냥모자와 비슷한 형태의 꽃이 활짝 피 었을 때는 바곳속 식물로 쉽게 알 수 있다. 그러나 싹이 갓 튼 어린 개체는 미나리 등의 산나물로 잘못 알고 섭 취하여 중독 증세를 보일 수 있어 주의해야 한다.

한약재로는 생물의 상태 그대로 사용하는 경우와 가공을 통해 아코니틴(aconitine)의 독성을 감소시켜 사용하는 경우가 있다. 생물 상태로 사용할 때는 반드시 의사나 약사와 같은 전문가의 처방에 따라야 한다.

몸을 따뜻하게 하여 순환을 좋게 하고, 진통 작용이 있어 몸이 차가워지고 관절이 아플 때 통증 개선에 주로 사용된다. 또한 몸이 차가워지면 붓기 쉬워지기 때문에 이수약과 배합하여 자주 사용된다. 한기에 의한 아주 심 한 감기, 노화에 의한 냉기(신양허), 복부 냉증에 의한 만성 설사(비양허) 등을 치료하는 데에도 사용된다.

기원 식물	미나리아재빗과(Ranunculaceae) 바곳속의 여러해살이 초본인 오두(烏頭, *Aconitum carmichaeli* Debeaux) 또는 한라돌쩌귀 (*Aconitum japonicum* Thunb. sp. *napiforme* Kadota)의 덩이뿌리를 가공한 것
주요 성분	아코니틴(aconitine)
성미/귀경	대열(大熱), 유독(有毒), 대신(大辛)/심장·비· 신장
약 효	냉증 개선과 통증의 진정 등
처 방	진무탕(眞武湯), 가미신기환(加味腎氣丸), 대방 풍탕(大防風湯), 팔미지황환(八味地黃丸), 계 지가출부탕(桂枝加朮附湯), 마황부자세신탕(麻 黃附子細辛湯) 등

방기

습기를 제거하여 하반신의 통증을 완화한다

덩굴 식물은 손발의 경락에 잘 작용하는데 방기도 마찬가지이다. 풍습사(風濕邪)를 제거하고 기혈의 운행을 좋게 한다. 손발, 무릎의 관절통이나 신경통의 완화를 위해 사용한다.

또한 이수 작용도 있어 통증 부위에 부기를 동반하는 증상에도 사용한다. 특히 하체, 무릎에 작용하기 때문에 변형성 관절증 중에서도 무릎 치료를 위해 자주 쓰인다. 무릎 통증은 체중의 부하와 깊은 관련이 있는데, 보통 물살이 찐다는 표현은 자주 붓거나 살찌기 쉬운 상태에 있다는 뜻이다.

흔히 체액의 저류와 지방의 증가는 관련이 없다고 생각되지만, 한방의학에서는 연관성이 있다고 보고 방기가 처방에 자주 사용된다.

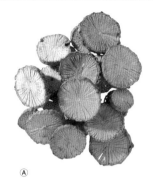
Ⓐ

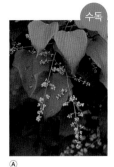
수독
Ⓐ

기원 식물	방기과(Menispermaceae)의 덩굴 식물인 방기(*Sinomenium acutum* Rehder et Wilson)의 덩굴성 줄기와 뿌리줄기
주요 성분	시노메닌(sinomenine)
성미/귀경	한(寒), 신(辛), 고(苦)/간·비
약 효	습기를 제거하고 붓기를 가라앉힌다.
처 방	소경활혈탕(疎經活血湯), 방기황기탕(防己黃耆湯), 목방기탕(木防己湯) 등

박속

어혈을 제거하고 해독 효능이 있다

박속은 참나뭇과 낙엽활엽교목의 껍질로서 체표와 체내의 어혈을 푸는 데 효능이 있어 외과에서는 꼭 필요한 타박상, 염좌의 처방제이다. 이와 효능이 비슷한 한약재로는 벚나무 껍질이 있다. 양자는 모두 나무껍질을 사용하는 점과 효능에서 매우 유사하다.

박속은 어혈을 제거하는 작용이 좋고, 벚나무 껍질은 고름을 배출하는 배농 작용이 좋다. 나무껍질을 어혈의 처방에 사용하는 것은, '껍질로 껍질을 치료한다'(여기서는 나무껍질로 사람의 피부를 치료한다는 의미)는 전통적인 사고와 타닌에 의한 수렴·항균 작용(상처 치유) 등에 근거한 것이다.

어혈을 제거하고 순환 기능의 장애나 혈액의 정체를 개선하고, 타박상 등으로 인한 부기와 통증을 줄인다. 피부 외에도 치질이나 설사, 하혈 등의 개선에도 사용한다.

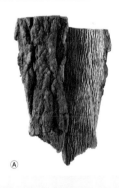
Ⓐ

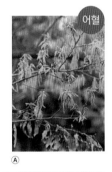
어혈
Ⓐ

기원 식물	참나뭇과(Fagaceae) 상수리나무(*Quercus acutissima* Carruthers), 졸참나무(*Quercus serrata* Thunb. ex Murray), 신갈나무(*Quercus mongolica* Fischer ex Ledebour var. *crispula* Ohashi) 또는 굴참나무(*Quercus variabilis* Blume)의 껍질
주요 성분	케르세틴(quercetin), 탄닌(tannin)
성미/귀경	한(寒), 신(辛), 고(苦)/간·비
약 효	혈행을 좋게 하고, 열을 내린다.
처 방	십미패독탕(十味敗毒湯), 치타박일방(治打撲一方) 등

방풍

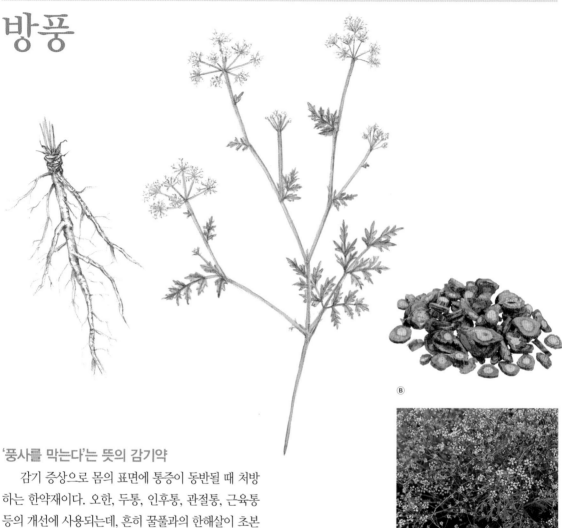

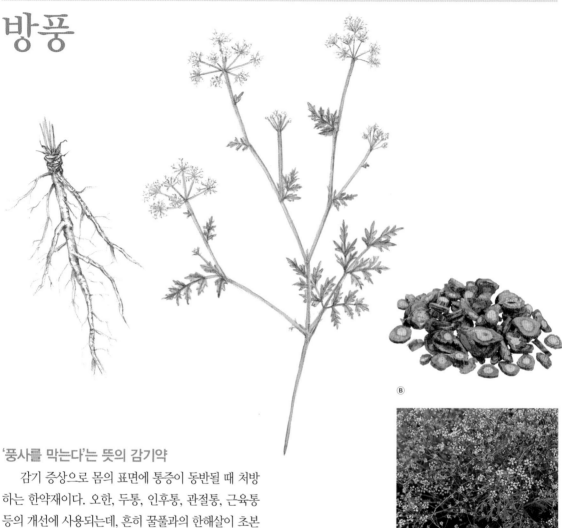

ⓑ

ⓐ

'풍사를 막는다'는 뜻의 감기약

감기 증상으로 몸의 표면에 통증이 동반될 때 처방하는 한약재이다. 오한, 두통, 인후통, 관절통, 근육통 등의 개선에 사용되는데, 흔히 꿀풀과의 한해살이 초본인 형개(荊芥, *Schizonepeta tenuifolia* Briquet)의 말린 꽃과 배합하여 사용한다.

미온성(微溫性)으로서 몸을 말리는 작용이 적기 때문에 폭넓은 목적으로 사용할 수 있는 것이 큰 특징이다. 감기뿐만 아니라 관절염이나 근육통 등의 통증을 완화할 목적으로도 사용할 수 있다.

또한 피부 표면에 잘 작용하기 때문에 습진이나 두드러기 등의 완화에도 사용되고 있다. 특히 두드러기의 가려움증은 갑자기 나타나고 사라지기 때문에 피부 표면을 흐르는 바람, 즉 풍사(風邪)로 여겨져 왔다. 이는 감기에 대한 효능을 가려움증에 응용한 것이다.

참고로 방풍은 중국, 몽고, 시베리아, 한국 등에서는 자생하지만, 일본에서는 자생하지 않는 배경으로 갯방풍의 뿌리가 대용되었다.

기원 식물	산형과(Umbelliferae)의 방풍(*Saposhnikovia divaricata* (Turcz.) Schischk.)의 뿌리나 뿌리줄기
주요 성분	프락시딘(fraxidin)
성미/귀경	미온(微溫), 신(辛), 감(甘)/방광·폐·비
약 효	피부에서 사(邪)를 없애고 통증을 멎게 하며 폐를 촉촉하게 한다.
처 방	형개연교탕(荊芥連翹湯), 소경활혈탕(疎經活血湯), 천궁다조산(川芎茶調散), 소풍산(消風散), 대방풍탕(大防風湯), 조등산(釣藤散), 당귀음자(當歸飮子) 등

목단피

실열　어혈

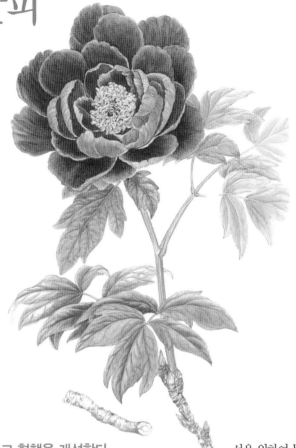

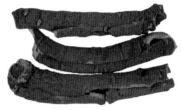
ⓑ

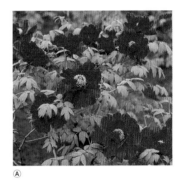
ⓐ

열을 제거하고 혈행을 개선한다

'꽃의 왕'이라는 모란은 오래전부터 관상용뿐만 아니라 한약재로도 재배되었던 나무이다. 목단(牧丹)이라고도 한다. 뿌리 심지에는 유효 성분의 함유량이 적기 때문에, 심을 도려내고 속이 빈 막대형으로 만든 뒤 건조하여 사용한다. 향이 강할수록 품질이 좋으며, 혈행을 개선하는 작용이 있다.

혈액 순환을 촉진하여 어혈을 제거하는 '활혈화어(活血化瘀)'의 작용이 있다. 어혈은 생리의 부조로 인해 생기고, 걸쭉한 혈액이 만성화되면서 덩어리가 된 것으로 본다. 월경에서 혈액 덩어리의 유무를 묻는 것은 바로 어혈의 상태를 확인하기 위한 것이다. 생리통, 생리불순, 부정성기출혈, 출산 후 쇠약 등 여성에서 흔히 보이는 증상의 치료에 매우 효과적이다.

부인과 질환 외에도 말초 혈관의 순환 부전을 배경으로 국소적으로 생기는 염증인 소화기의 충수염, 게실염 등이나 만성 염증에도 어혈이 생기기 쉬운데, 그 개선을 위하여 목단피를 사용한다.

목단피는 몸속 깊은 곳의 열증을 없애고, 혈액의 열도 제거하는 '청열양혈(淸熱凉血)'의 작용도 있어 스트레스로 인해 생긴 열에도 처방할 수 있다. 열사로 인한 발진, 안구 충혈, 만성 미열과 비출혈(코피) 등의 출혈, 갱년기에 열감을 동반한 발한이나 안면홍조 등의 개선에 매우 효과적이다.

기원 식물	작약과(Paeoniaceae)의 모란(*Paeonia suffruticosa* Andrews)의 뿌리껍질
주요 성분	페오놀(paeonol)
성미/귀경	미한(微寒), 고(苦), 신(辛)/심장·간·신장
약　효	메스꺼움을 진정시키고, 혈액 순환을 촉진한다.
처　방	가미소요산(加味逍遙散), 계지복령환(桂枝茯苓丸), 계지복령환료가의이인(桂枝茯苓丸料加薏苡仁), 대황목단피탕(大黃牧丹皮湯), 팔미지황환(八味地黃丸) 등

마황

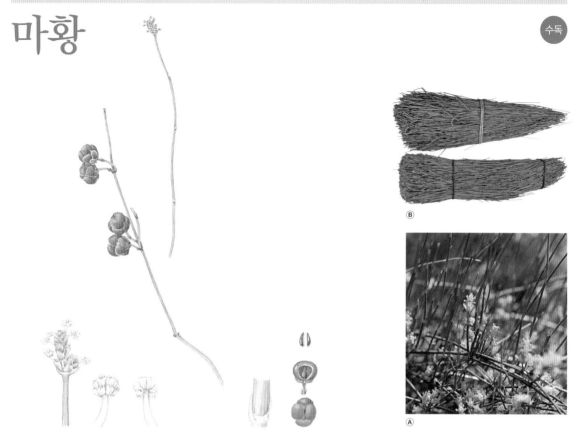

Ⓑ

Ⓐ

수독

오래될수록 좋다고 하는
'육진양약(六陳良藥)*'의 하나

사막이나 건조 지역에 자생하며, 기온 차에 매우 강한 식물이다. 몸을 따뜻하게 하여 발한을 일으키는 한약재 중에서도 그 효능이 가장 강력하다. 오한이 심하고 땀이 나지 않는 유형의 감기에 처방된다. 독감에 대한 효능도 보고되고 있다. 기관지 확장 작용이 있어 기침, 천식과도 같은 호흡 곤란에도 약효가 있다.

또한 정체된 수분을 운행시켜 통증을 없애 주는 작용으로 안면 부종, 부종을 동반하는 관절통 등의 증상을 완화하는 데에 사용된다. 피부병이 장기간 낫지 않을 때 발진을 촉진하여 피부 밖으로 내보내는 투진(透疹) 작용이 있어 피부염의 치료에도 사용된다.

주요 성분인 에페드린은 교감신경을 흥분시키는 작용을 하는데, 부작용으로는 발한 과다, 가슴 두근거림, 혈압 상승이 있다. 스포츠 경기의 도핑 검사에서 금지약으로 정해져 있다. 그러나 갈근탕 등의 잘 알려진 처방에도 함유되어 있어 확인이 필요하다. 또한 위장 장애를

일으키기 쉬워 위장이 약한 사람은 복용량을 줄이는 것이 좋다.

* 육진양약(六陳良藥) : 햇것보다 오래 묵힐수록 품질이 좋아지는 6가지의 한약. 『동의보감(東醫寶鑑)』에는 진피(陳皮), 지실(枳實), 반하(半夏), 마황(麻黃), 낭독(狼毒), 오수유(吳茱萸)가 기록. 그 밖에 형개(荊芥), 향유(香薷), 지각(枳殼)도 동일한 특성이 있다.

기원 식물	한국, 일본에서는 마황과(Ephedraceae)의 초마황(草麻黃, *Ephedra sinica* Stapf), 중국에서는 중마황(中麻黃, *Ephedra intermedia* Schrenk et C.A. Meyer) 또는 목적마황(木賊麻黃, *Ephedra equisetina* Bunge)의 초질경(草質莖)*.
주요 성분	에페드린(ephedrine)
성미/귀경	온(溫), 신(辛), 미고(微苦)/폐·방광
약　　효	몸에서 표사(表邪)를 제거하고, 기침을 멎게 하며, 부기를 가라앉힌다.
처　　방	갈근탕(葛根湯), 소청룡탕(小靑龍湯), 월비가출탕(越婢加朮湯), 마행감석탕(麻杏甘石湯), 신비탕(神祕湯), 마황탕(麻黃湯), 마황부자세신탕(麻黃附子細辛湯) 등

* 초질경(草質莖) : 초본 식물 지상부의 목질이 적어 매우 부드러운 줄기.

120

마인

혈허 음허

마른 대변을 부드럽게 하는 작용

마(麻), 대마(大麻)로도 불리는 삼의 딱딱한 열매로서 데굴데굴하면서 딱딱한 대변을 부드럽게 만드는 효능의 한약재이다. 열매에 든 기름기로 장관을 촉촉이 만들고, 단단하게 마른 대변을 부드럽게 만드는 작용이 있어, 도인(桃仁), 행인(杏仁)의 효능과 비슷하다.

고령자의 혈허, 음허로 인한 변비에 대해서는 힘으로 장을 강제로 움직이기보다는 마인을 복용하여 변비를 완만하게 해소하는 것이 좋다. 임상적으로는 독특한 향미로 인하여 소아에게는 비교적 권장되지 않는다.

그 외에도 영양가가 높아서 혈허나 음허의 보조약으로서 자감초탕(炙甘草湯)에 사용된다. 열매가 잘 맺히고 하얀색을 띠는 것이 고품질이다. 이것을 한약재로 사용할 때는 발아되지 않도록 처리해야 한다.

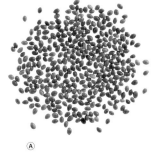
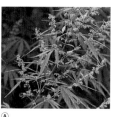

Ⓐ　　　Ⓐ

기원 식물	삼과(Cannabaceae) 삼(*Cannabis sativa* Linne)의 수과(瘦果)*.
주요 성분	팔미트산(palmitic acid)
성미/귀경	평(平), 감(甘)/비장·위장·대장
약　효	배변을 부드럽게 한다.
처　방	자감초탕(炙甘草湯), 윤장탕(潤腸湯), 마인환(麻仁丸) 등

* 수과(瘦果) : 식물 열매의 한 형태로 과피가 단단하여 갈라지지 않는 열매.

목향

기체

부드러운 향기로 위장을 정돈한다

히말라야산맥의 인도, 네팔이 원산지인 국화과의 소중한 한약재이다. 야생 목향은 '워싱턴협약'으로 보호되고 있다. 중국에서는 윈난성과 쓰촨성의 서남 산간지에서 재배되고 있다. 뿌리에 꿀과 같은 달콤한 향이 있다는 데서 '목향(木香)'이라는 이름이 유래되었다.

이 향이 위장의 기를 움직이고 조정하는 작용이 있어 사람의 체질을 불문하고 매우 자주 사용되었다. 비의 기허에 의한 위장 허약증으로 식후 급체, 위통, 소화불량으로 인한 설사 등의 허증(虛証)과 부주의한 식사로 인한 급체, 복부 팽만감, 복통 등을 개선하는 데에도 효과적이다.

중국에는 쥐방울과의 청목향(靑木香, *Aristolochia debilis* Siebold et Zuccarini), 국화과의 토목향(土木香, *Inula helenium* Linné), 천목향(川木香, *Vladimiria sou-*

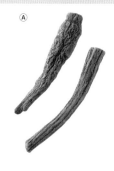
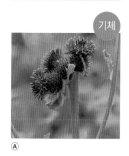

Ⓐ

Ⓐ

liei (Franch.) Ling) 등의 대용 한약재도 있다. 이중 토목향은 일본에서도 재배되어 대용으로 사용된다.

기원 식물	국화과(Compositae) 목향(*Saussurea lappa* Decne. C. B. Clarke)의 뿌리에서 껍질을 제거한 것.
주요 성분	아플로탁센(aplotaxene)
성미/귀경	온(溫), 신(辛), 고(苦)/비·대장
약　효	폐를 촉촉이 하고, 건위 작용
처　방	귀비탕(歸脾湯), 가미귀비탕(加味歸脾湯), 여신산(如神散) 등

목통

실열　수독

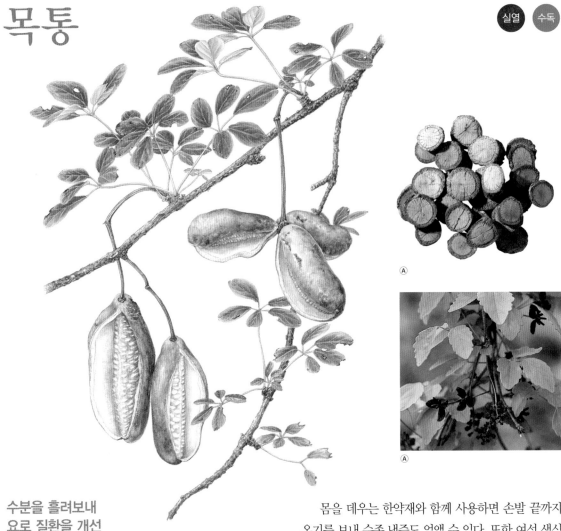

Ⓐ

Ⓐ

수분을 흘려보내
요로 질환을 개선

목통의 기원 식물인 으름덩굴은 미세 구멍(물관, 체관의 관다발)이 무수히 많이 나 있어, '물이 잘 통하게 하는 관'으로 여겼다. 그리고 덩굴이 틈새에까지 침투할 수 있는 성질이 있어 으름덩굴은 혈액, 물이 정체되기 쉬운 곳까지 그 약효가 잘 전해지는 것으로 보았다.

또한 습사를 내려서 소변으로 배출하여 체내 여분의 수분을 요로를 통해 제거하는 데 효과적이다. 특히 여분의 수분 중에서도 열을 띤 습열에 주로 작용한다. 따라서 배뇨 장애, 빈뇨, 혈뇨, 잔뇨감 등 요로 감염의 치료에 사용되었다.

수분 외에도 혈액 순환을 촉진하는 작용도 있어 경락의 습열을 제거하여 혈액의 운행을 개선하면서 관절의 부기, 통증 등을 완화한다.

몸을 데우는 한약재와 함께 사용하면 손발 끝까지 온기를 보내 수족 냉증도 없앨 수 있다. 또한 여성 생식기의 어혈 치료를 위해 행혈약*에 배합해 사용한다.

* 행혈약(行血藥) : 혈액 순환을 촉진하는 방법인 행혈(行血) 효능으로 주로 어혈증을 치료하는 데 사용하는 한방약. '활혈약(活血藥)'이라고도 한다.

기원 식물	으름덩굴과(Lardizabalaceae)의 낙엽관목인 으름덩굴(Akebia quinata Decaisne) 또는 삼엽목통(三葉木通, Akebia trifoliata Koidzumi) 등의 동속(同屬) 식물 줄기에서 주피를 제거하고 가로로 자른 것
주요 성분	아케보사이드(akeboside)
성미/귀경	한(寒), 고(苦)/심장·소장·방광
약　효	해열 등
처　방	오림산(五淋散), 소풍산(消風散), 당귀사역탕(當歸四逆湯), 당귀사역가오수유생강탕(當歸四逆加吳茱萸生薑湯), 용담사간탕(龍膽瀉肝湯) 등

薏苡仁   Coix Seed · COICIS SEMEN

의이인

이뇨 작용이 있고 미용에도 좋은 율무

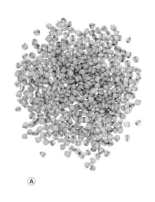
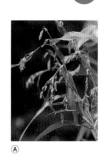

수독

Ⓐ   Ⓐ

이수(利水)에 효능이 좋은 약이다. 배농 작용이 있고, 사지의 부종을 제거하면서 근육을 이완하는 작용도 있는 것이 큰 특징이다. 표피가 국소적으로 증식하는 사마귀를 치료하는 민간약으로 보통 알려졌지만, 본래는 습사를 제거하는 작용과 배농 작용이 있어 피부 화농증과 여드름의 치료제로 사용되는 미용 한약재이다.

또한 맹장염과 게실염 등 소화기의 화농성 염증에 배농을 위하여 처방되었다. 몸이 붓기 쉽고, 각 부위에 염증이 생기기 쉬운 사람은 평상시에 의이인을 복용해 두는 것이 좋다. 관절과 근육이 붓고 통증이 있을 때 습사를 제거하는 용도로도 쓰인다.

기원 식물	볏과(Gramineae) 율무(*Coixlacryma-jobi* Linne var. *mayuen* (Roam.Call.) Stapf)의 잘 익은 씨.
주요 성분	코익세놀라이드(coixenolide)
성미/귀경	미한(微寒), 감(甘), 담(淡)/비·위장·폐
약 효	해열, 배농 작용
처 방	계지복령환료가의이인(桂枝茯苓丸料加薏苡仁), 마행의감탕(麻杏薏甘湯), 의이인탕(薏苡仁湯) 등

칼럼

한약재임에도 바로 먹을 수 있는 '용안육(龍眼肉)'

한방에서는 나무에 열리는 열매도 한약재로 종종 사용한다. 대표적인 예로는 용안육, 대추, 구기자, 산수유, 여지 등이 있다. 그중에서도 용안육과 여지는 모두 무환자나뭇과에 속하며, 포도송이와도 같이 하나의 가지에 여러 열매를 맺는 것이 특징이다.

동남아시아가 원산지인 용안(龍眼)의 열매인 용안육은 당나라 황제 현종이 사랑하는 양귀비(楊貴妃, 719~756)를 위하여 멀리 남령산맥(南嶺山脈) 이남인 영남(嶺南)에서 도읍지인 장안(長安)까지 빠른 말을 이용해 운송하였다는 일화가 있는 여지보다 약간 더 작지만, 육즙은 오히려 더 많고 맛도 더 달콤하다.

모두 동남아시아에서는 일상적으로 먹는 과일이다. 그중 용안육에는 중앙에 큰 씨가 들어 있어 식육 부위가 적고, 독특한 향기로 호불호가 갈린다. 따라서 여지보다는 일반적이지 않다.

한약재인 용안육은 용안의 익은 열매에서 껍질과 씨를 제거한 뒤 건조한 것이다. 열대의 풍요로운 환경에서 자란 용안은 단맛이 매우 강하고, 자양 성분을 함유하여 혈액 순환을 좋게 하고, 부족한 혈액도 보하여 강장 작용이 좋다. 특히 심장에 혈액을 충분히 운송하여 의식과 감정을 안정시키는 효능도 있다. 따라서 신경쇠약이나 불면, 건망증 등을 개선하는 처방제에 사용된다.

용안육

기허 혈허

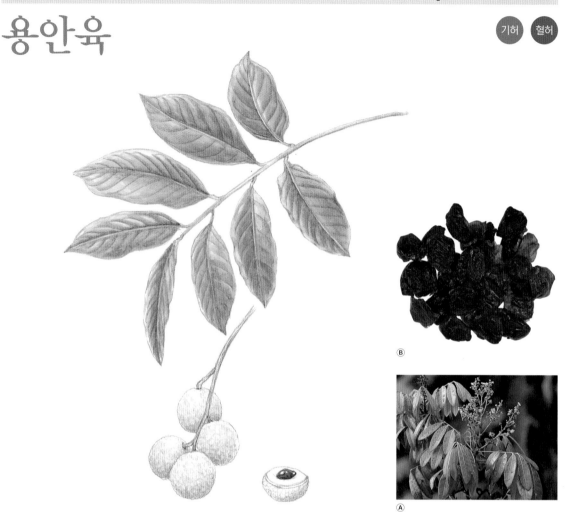

Ⓑ

Ⓐ

단맛이 강한
말린 과일의 생약

용안육(龍眼肉)은 과일로 재배되는 단맛이 강한 용안(龍眼)의 과육으로, 말린 열매가 한약재로 사용된다. 그 이름은 여지와 비슷한 둥근 열매 속에 든 커다랗고 검은 씨가 '용의 눈'과 같다고 하여 유래되었다고 한다.

아열대, 열대의 고온다습한 기후에 잘 자라고, 그 용안육은 강한 단맛과 수분을 함유하고 있다. 용안이 열매를 맺기 위해서는 일조 시간, 토양, 온도 등이 적합해야 한다.

용안육은 기와 혈을 모두 보하는 작용이 있으며, 특히 심장에 작용성이 크다. 전신 권태 등의 쉽게 피로해지는 시기에는 단맛과 자양분으로 비(소화기관)에 기를 보하여 체력을 회복시키고, 가슴 두근거림이나 불면증

같은 기분이 불안정한 상태에 대해서는 심장에 혈액을 보충하여 정신을 안정시킨다.

기원 식물	무환자나뭇과(Sapindaceae) 용안 (Dimocarpus longan Loureiro)의 헛씨껍질 (假種皮)*.
주요 성분	수크로스(sucrose)
성미/귀경	온(溫), 감(甘)/심장·비
약 효	정신 안정, 보혈 작용
처 방	귀비탕(歸脾湯), 가미귀비탕(加味歸脾湯) 등

* 헛씨껍질 : '가종피(假種皮)'라고도 한다. 수정 후 태(胎) 자리나 또는 식물의 밑씨가 심피에 부착하는 부위인 주병(珠柄)이 비대해져 씨를 둘러싼 열매껍질.

용담

 실열   수독

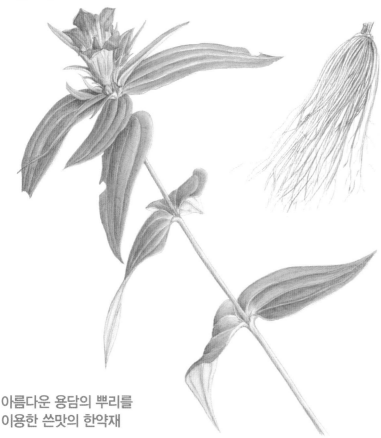

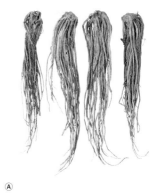

Ⓐ

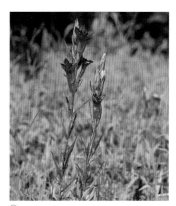

Ⓐ

아름다운 용담의 뿌리를 이용한 쓴맛의 한약재

용담은 쓴맛이 강한 것일수록 고품질로 여긴다. 중국에서는 그 맛이 마치 '용의 쓸개와도 같이 맛이 쓰다'고 하여 '용담'이라고 이름을 붙였다고 한다. 일본에서는 웃음을 멎게 할 정도로 쓴맛이라는 뜻에서 예로부터 '소지초(笑止草)'라고도 불렀다.

용담은 건위약 중에서도 쓴맛을 지닌 '고미건위약(苦味健胃藥)'에 해당한다. 습열을 제거하는 작용이 있으며, 특히 하복부의 습윤한 부위에 생긴 염증에 약효가 있다. 방광염, 질염, 음부 습진, 음부 가려움증 등 요로와 음부의 치료에 처방된다.

또 하나의 특징은 '간담(肝膽)'에 작용한다는 것이다. 간담에 작용한다는 의미는 신체적으로는 눈, 귀, 측두부, 늑골 밑, 생식기, 음부에 흐르는 경락에 작용하고, 또한 감정, 특히 분노로 생긴 초조, 조바심 등의 정신적인 증상에 작용한다는 뜻이다. 두통, 안구 충혈, 이명 등의 개선에도 사용된다.

기 원 식 물	용담과(龍膽科, Gentianaceae)의 용담(龍膽, Gentiana scabra Bunge), 과남풀(Gentiana triflora Pallas) 또는 조엽용담(條葉龍膽, Gentiana manshurica Kitagawa)의 뿌리 및 뿌리줄기
주 요 성 분	겐티오피크로사이드(gentiopicroside)
성미/귀경	한(寒), 고(苦)/담낭
약 효	메스꺼움을 멎게 하는 작용 등
처 방	용담사간탕, 소경활혈탕 등

125

고량강(양강)

위장 장애를 치료하는 방향성 건위약

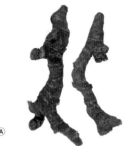
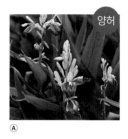

생강과(生薑科)의 식물은 온대에서 볼 수 있는 종류를 제외하고 그 대부분이 열대와 아열대의 지역에서 자생한다. 태국에서는 열대성 식물인 고량강을 카레에서 결코 **빼놓을 수 없는** 향신료로 사용하고 있다.

고량강은 맛이 강렬하게 맵고, 향이 생강과 후추의 향을 마치 합친 듯하다. 이름은 영미권에서는 '걸랭걸(galangal)', 프랑스에서는 '갈랑가(galanga)', 한국에서는 '고량강(高良薑)', 일본에서는 '타이쇼가(タイ生姜)'(태국 생강) 등 지역마다 매우 다양하게 불리고 있다.

고량강의 매운맛은 냉기로 긴장된 복부를 따뜻하게 하고 통증을 사라지게 한다. 말린 생강인 건강(乾薑)과 약효는 전체적으로 비슷하지만 미세한 차이도 있다. 건강이 냉기로 인한 복통 및 설사에 효능이 있다면, 고량강은 냉기로 인한 복통 및 구토에 더 효능이 있다고 한다.

또한 건강은 비, 위장, 폐, 심장에도 효능을 미치면서 영향 범위가 넓은 한편, 고량강은 비, 위장에 효능이 특화되어 있다. 중국에서는 고량강보다 건강을 더 구하기 쉽고, 또한 사용 경험도 풍부하여 건강을 더 많이 사용한다.

기원 식물	생강과(Zingiberaceae) 고량강(*Alpinia officinarum* Hance)의 뿌리줄기.
주요 성분	시네올(cineole)
성미/귀경	열(熱), 신(辛)/비·위장
약　효	냉증 개선, 통증 완화, 구역질 억제
처　방	안중산(安中散) 등

칼럼

가공법에 따라 네 가지의 다른 한약재로 사용되는 생강

아시아의 고온다습한 열대 지역이 원산지인 생강은 각종 요리에 상쾌한 매운맛을 더하는 양념으로, 날고기와 생선의 잡내를 없애 주는 향신료로, 또한 한약재로서 전 세계 곳곳에서 사용되고 있다.

생강은 살균력이 매우 강한 식물이다. 특히 생강의 뿌리에 든 매운맛 성분은 살균력 외에도 몸을 따뜻하게 하여 소화력을 높여 위장을 조정하면서 식욕을 증진하는 효능도 있는 것으로 알려져 있다.

한방의학에서는 생것을 '생강', 건조한 것을 '건강'으로 구분해 사용한다. 또한 건강은 중국과 한국에서는 생강을 보통 햇볕에 건조한 것을, 일본에서는 생강을 인위적으로 가열한 것을 가리킨다.

생강은 향뿐만 아니라 해독성도 강하여 생선회나 초밥과 함께 향신료로 먹거나, 또 강한 발한 작용이 있어 감기 초기에 처방하는 갈근탕의 한약재로 사용된다. 반면 건강은 생강에 비해 향은 약하지만 매운맛은 더 강하여 그만큼 몸 내부를 따뜻하게 하는 온후(溫厚) 작용이 더 강하다. 이와 같은 배경으로 영강출감탕(苓薑朮甘湯)과 사역탕(四逆湯)과 같은 냉증을 개선하는 탕약에 재료로 사용된다.

또한 증기에 찐 뒤에 구운 '포강(炮薑)'은 가열로 인해 향과 발한 작용이 줄어들어 장부를 따뜻하게 하는 온후 작용을 위해 사용한다. 그 밖에도 탄 재는 지혈 작용이 있다고 생각하여 생강 겉면을 인위적으로 검게 태워서 지혈 작용을 높인 '외강(煨薑)'의 생약으로도 사용된다.

이같이 같은 식물이라도 그 가공법에 따라 성질이 크게 변하기 때문에 각각 다른 한약재로 사용하는 것이다.

영지

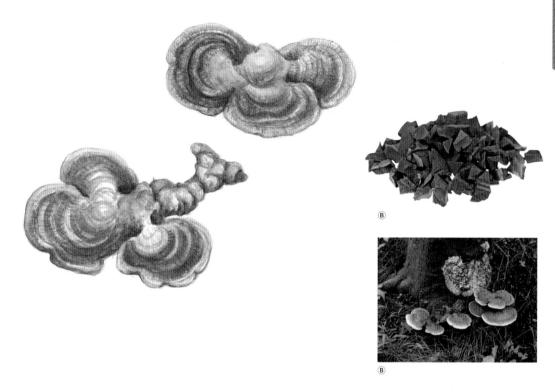

Ⓑ

Ⓑ

지친 심신을 보양한다

흔히 '불로초'라는 이름으로 민간약과 건강식품에도 사용되는 영지. 예전에는 구하기가 어려워 가격이 매우 비싼 영약이었지만, 최근에는 인공 재배를 통해 쉽게 구할 수 있어 가격도 많이 내렸다.

대부분의 기생식물은 보기(補氣) 작용을 한다. 그리고 다른 생물로부터 영양을 효율적으로 흡수하여 축적하는 기능성이 강하다. 이로 인해 '일체의 허증허로(虛症虛勞)'에 처방할 수 있다는 한약재로 생각되면서 단독으로 복용할 수도 있다.

전신적인 기허(氣虛)로 인한 체력 저하나 피로 권태, 무기력 등의 증상을 개선하는 데 사용할 수 있다. 기를 보하는 힘은 온화하여 정신도 잘 보하며 불면이나 가슴 두근거림, 정신 안정을 위해서도 사용된다. 또한 폐의 기를 보하여 기침을 멎게 하는 효과도 있고, 만성 기침이나 기관지 천식, 만성 기관지염의 체질 개선에도 효과

적이다. 특히 폐와 신장의 허약을 근본부터 보하는 '납기(納氣)'라는 작용은 영지의 큰 특징이다.

기생식물은 다른 생물에게는 종양과 같은 것이지만, 한방의학에서는 그 '종양과도 같은 것'을 사람의 종양을 치료하는 데에 응용해 왔다. 병과 비슷한 것을 사람의 약으로 응용하는 발상은 한방의학에서 많이 볼 수 있다.

기원 식물	구멍장이버섯과(Polyporaceae) 영지 (*Ganoderma lucidum* (Leysser ex Fries) Karst)의 자실체.
주요 성분	β-D-글루칸(glucan), 에르고스테롤 (ergosterol)
성미/귀경	평(平), 감(甘)/신장·비
약 효	강장, 정신 안정, 건위, 기침을 멎게 하는 진해(鎭咳) 등.
처 방	물로 추출하는 탕약에 넣어 사용하는 경우가 많다.

127

연교

실열

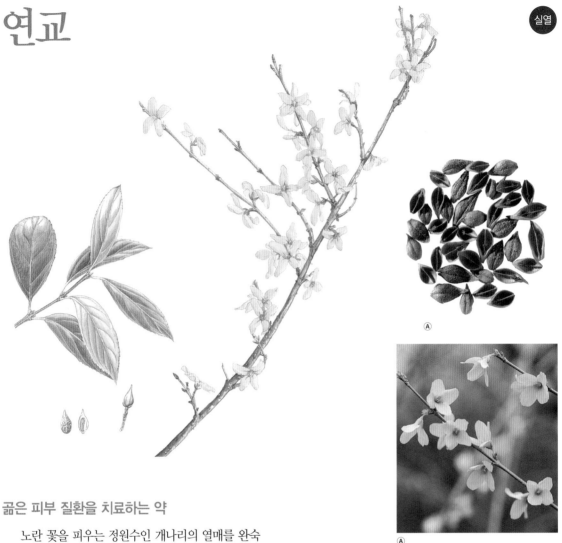

Ⓐ

Ⓐ

곪은 피부 질환을 치료하는 약

노란 꽃을 피우는 정원수인 개나리의 열매를 완숙되기 전에 수확하여 다갈색이 될 때까지 햇볕에 말려 사용하는 한약재이다. 크고 신선하면서 갈색인 것이 품질이 좋다.

염증을 가라앉히고 고름을 배출하는 작용이 있어 피부의 화농을 치료하는 약으로 널리 사용된다. '창가(瘡家)의 묘약'이라고도 하여(창가는 화농성 피부염을 잘 앓거나 잘 낫지 않는 사람) 피부 질환의 중요한 치료제로 다루어지고 있다. 특히 편도선염에 자주 처방된다.

열감이 강한 유형의 감염증(온병), 풍열(53쪽 금은화 참조) 증세의 초기와 중기에 치료를 위하여 널리 사용된다. 심장의 열을 식히는 작용도 하고, 열사(熱邪)가 심장에 미친 경우의 열감이나 헛소리 등 혀의 염증을 가라앉히는 데에도 사용된다.

기원 식물	물푸레나뭇과(Oleaceae)의 당개나리 (*Forsythia suspensa* (Thunb.) Vahl) 또는 의성개나리(*Forsythia viridissima* Lindley)의 열매를 쪄서 햇볕에 말린 것/당개나리의 열매
주요 성분	포르시티아시드(forsythiaside)
성미/귀경	미한(微寒), 고(苦)/심장·담낭
약 효	몸의 표사(表邪)를 제거하여 열을 식히고 부기를 진정한다.
처 방	형개연교탕(荊芥連翹湯), 청상방풍탕(淸上防風湯), 방풍통성산(防風通聖散), 치두창일방(治頭瘡一方)* 등

* 치두창일방(治頭瘡一方) : 두창을 치료하는 처방의 일종

연자육

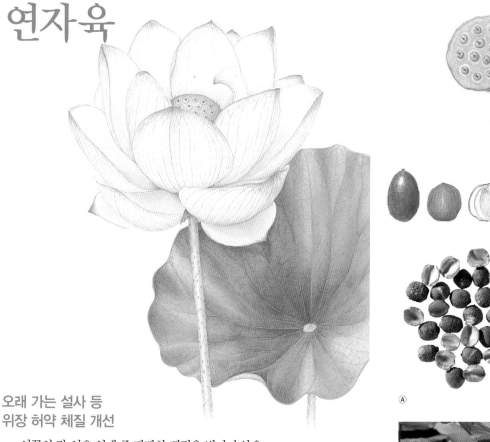

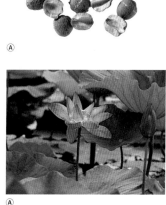

Ⓐ

오래 가는 설사 등
위장 허약 체질 개선

연꽃의 잘 익은 열매 중 딱딱한 껍질을 벗기지 않은 것은 '연자(蓮子)', '석련자(石蓮子)'라고 하고, 껍질을 제거한 것은 '연자육(蓮子肉)'이라고 한다. 일본에서는 연자를 식자재로 사용하지 않지만, 중국에서는 보신 식자재로 사용하고 있다. 그리고 뿌리줄기인 연근은 동양에서 매우 다양하게 요리해 먹는다.

노화로 인한 여러 증상인 신허(腎虛) 중에서도 가장 전형적인 것은 빈뇨, 요실금, 단백뇨, 질 분비물, 몽정, 조루 등 비뇨생식기 증상이다. 이러한 증상들은 '필요한 것이 새어 나가는' 병태인데, 이때 연자육은 몸을 보하면서 새어 나가는 것을 방지한다.

또한 연자육은 비의 기허로 인한 식욕 부진, 만성 설사의 개선에도 사용할 수 있다. 그리고 산약(山藥)*과 마찬가지로 위장에 순한 보신약이다. 특징은 '심신교통(心腎交通)', 즉 심장과 신장을 서로 막힘이 없도록 하여 신장을 보하고 몸과 마음을 안정시키는 효능이 있다. 신허(腎虛)가 생기면 사람의 마음에 두려움과 놀라움이 늘어나고, 초조와 불안의 감정도 증가하기 쉬워 불면증

이 오기 쉬운데, 이때 연자육을 복용하면 개선에 도움이 된다.

* 산약(山藥) : 마과(Dioscoreaceae)의 둥근마(*Dioscorea opposita* Thunb.)와 참마(*Dioscorea japonica* Thunb.)의 주피를 제거한 뿌리줄기를 햇볕 또는 불에 말린 것.

기원 식물	수련과(Nymphaeaceae)의 연꽃(*Nelumbo nucifera* Gaertner)의 열매
주요 성분	로투신(lotusine)
성미/귀경	평(平), 감(甘), 삽(澁)/간장·신장·심장
약 효	정신 안정, 설사 진정
처 방	계비탕(啓脾湯) 등

아교

수분 공급 작용으로 노화 방지

귀한 동물성 한약재로서 품질이 좋은 것은 가격이 매우 높다. 당나귀의 피부 가죽을 물에 삶아서 지방을 제거해 아교로 조제한 젤라틴이다. 오래전부터 소, 말, 양의 가죽, 뼈, 힘줄, 인대 등이 사용되었지만, 광우병의 영향으로 소는 오늘날에 사용되지 않는다. 당나귀는 순하고 참을성이 강하여 음의 성질이 강하다고 보며, 기원 동물의 종에 따라서 아교의 효능도 다르다고 한다.

한방의학에서 동물성 육류는 정(精)으로서 '혈'과 '음'을 보하는 힘이 강하여 혈허로 인한 안색 불량, 현기증, 가슴 두근거림, 불면증의 개선에 사용되고, 또 음허로 인한 만성적인 마른기침, 안면 화끈거림, 현기증 등의 치료에도 사용된다. 그 밖에도 미용, 불임, 노화의 개선에 자주 사용된다.

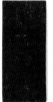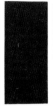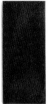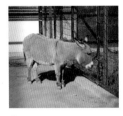

ⓑ 　　　　　　　　　　ⓑ

기원 식물	말과(Equidae) 당나귀(*Equus asinus* Linne)의 가죽 등을 물에 넣고 가열하고 성분을 추출하여 지방을 제거한 뒤 농축 건조한 아교 덩이
주요 성분	콜라겐, 아미노산 등
성미/귀경	평(平), 감(甘)/폐·간·신장
약 효	지혈, 보혈 등
처 방	온경탕(溫經湯), 궁귀교애탕(芎歸膠艾湯), 자감초탕(炙甘草湯), 저령탕(豬苓湯), 저령탕합사물탕(豬苓湯合四物湯)*, 황련아교탕(黃連阿膠湯) 등

* 저령탕합사물탕(豬苓湯合四物湯) : 이름 그대로 저령탕과 사물탕의 합방.

활석

방광의 열을 식혀 배뇨 촉진

활석은 미세한 광물 입자들이 서로 섞여 있어 흡수성이 높아 점토처럼 부드럽지만, 열을 가할 때는 도자기처럼 단단해진다. 열전도율도 매우 낮다. 이같이 활석은 친수성이 매우 높아 열을 잘 수용하지 않는 특징이 있다.

또한 활석은 체액의 운행을 좋게 하는 이수(利水)와 화열(火熱) 병세를 제거하는 청열(淸熱)의 기능이 있고, 배뇨 이상, 배뇨통, 방광염, 요도염 등 요로계 염증의 치료에 많이 사용된다. 체내의 열사와 습사를 이수를 통해 제거하기 때문에 더위와 열성 질환에 의한 구갈, 메스꺼움, 권태감, 소변 감소 등의 증상을 개선하기 위하여 사용된다. 또한 습진이나 땀띠 등에는 분말로써 외용하기도 한다.

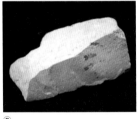

ⓑ

기원 식물	활석
주요 성분	천연의 규산마그네슘, 카올리나이트(Kaolinite) 미량 함유
성미/귀경	한(寒), 감(甘)/위장·방광
약 효	이뇨 등
처 방	오림산(五淋散), 저령탕(豬苓湯), 방풍통성산(防風通聖散) 등

석고

실열

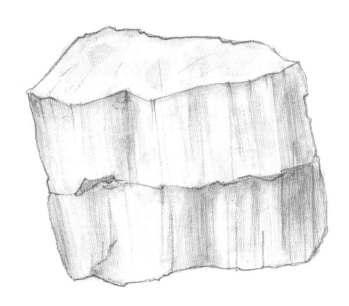

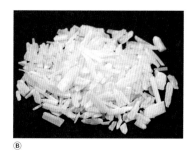
Ⓑ

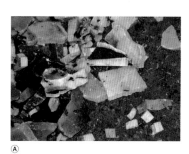
Ⓐ

열을 식히고
목마름증을 해소

석고는 우수한 청열 작용이 있지만, 황련, 황금과는 달리 몸의 수분을 유지하는 장점이 있다. 따라서 진액이 부족한 경우에도 자주 사용된다. 예를 들면 감염증이나 열사병으로 고열이 계속되어 열감이나 탈수증이 있고 목마름증이 심한 경우에는 석고가 증세의 개선에 도움이 된다. 백합과 다년성 초본의 한약재인 지모(知母)와 함께 사용하는 '백호탕(白虎湯)'이 대표적이다.

백호는 서방을 수호하는 신이다. 석고는 하얗고, 또한 서쪽은 사계절에서 가을과 관련되어 여름의 더위를 식히는 계절에 해당한다. 백호탕에 신의 이름이 든 것은 석고의 성질을 잘 나타내고 있다.

석고는 광물 안에 결정수(結晶水)(결정 속에 일정 화합비로 포함된 물)를 함유하고 있어 불로 가열해도 결정수가 증발할 때까지 일정 온도 이상으로 올라가지 않는다. 자연계에서 석고는 열을 제거하고 친수성이 좋아 보존, 유지하려는 성질이 강하다. 그리고 이러한 성질은 사람의 몸 안에서도 같은 효능이 있다고 본다.

기원 식물	석고(석회질 광물)
주요 성분	황산염광물로서, 대부분은 수화 황산염칼슘 (CaSO4·2H₂O)이 차지.
성미/귀경	한(寒), 신(辛), 감(甘)/폐·위장
약 효	해열과 갈증 해소 등
처 방	소시호탕가길경석고(小柴胡湯加桔梗石膏), 백호가인삼탕(白虎加人蔘湯), 마행감석탕(麻杏甘石湯), 목방기탕(木防己湯) 등

蟬退

Cicada Slough · CICADAE PERIOSTRACUM

선퇴

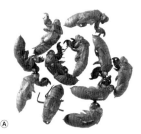
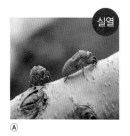

실열

ⓐ   ⓐ

소아과 질환에 자주 이용

　기원은 매밋과의 매미가 성충이 될 때 벗는 허물이
다. 풍열을 분산시키는 작용이 있어, 발열, 오한, 두통,
목의 부기를 치료하기 위하여 사용한다. 또 인후를 통하
게 하여 목소리가 잘 나오도록 하는 '이인개음((利咽開
音)'이라는 효능이 있어 목이 쉬었을 때도 처방된다.

　이는 계속 우는 매미 소리를 듣고 사람의 목소리에도
효능이 있을 것으로 여겼는지도 모른다. 발한을 촉진하
는 투진 작용과 가려움을 멎게 하는 작용이 있고, 습진,
두드러기 등 피부 가려움증의 개선에도 효능이 있다.

　땅속 생활이 긴 매미는 시력이 그다지 좋지 않지만,
사람에게는 풍열에 의한 안구 충혈, 시야의 흐림 등을
개선하는 데 사용된다. 그 외에 소아의 경련이나 밤 울
음을 줄이기 위하여 조구등(釣鉤藤), 박하의 한약재와
함께 사용한다.

기원 동물	매밋과(Cicadidae)의 흑책선(黑蚱蟬, *Cryptotympana atrata* Stal.), 죽선(竹蟬, *Platylomia pieli* Kato), 명명선(鳴鳴蟬, *Oncotympana maculaticollis* Distant), 절강요선(浙江蟧蟬, *Tanna chekiangensis* Ouchi), 호선(胡蟬, *Graptopsaltria tienta* Karsch), 북경요선(北京蟧蟬, *Lyristes pekinensis* Haupt), 중국요선(中国僚蟬, *Lyristes atrofasciatus* Chou et Lei), 몽고한선(蒙古寒蟬, *Meimuna mongolica* Distant), 남세선(南細蟬, *Leptosemia sakaii* Matsumura)과 여치과의 혜고(蟪蛄, *Platypleura kaempferi* Butler) 또는 그 동속 동물 유충의 허물
주요 성분	키틴질
성미/귀경	한(寒), 감(甘)/폐·간
약　효	몸의 표사를 제거하고, 가려움증을 해소한다.
처　방	소풍산(消風散) 등

芒硝

Sodium Sulfate Hydrate · SAL MIRABILIS

망초

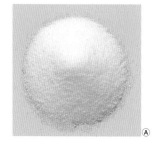

실열

ⓐ

딱딱한 것을 부드럽게 하여 변비 해소

　딱딱해진 대변을 부드럽게 하고 배변을 촉진하기
위하여 많이 사용하는 한약재이다. 변비 치료제로 자주
사용하는 성분인 산화마그네슘과 비슷한 작용을 한다.
망초 특유의 특징은 대변을 부드럽게 할 뿐만 아니라,
국소적인 화농성 염증을 가라앉히고, 유선 팽대증 등을
부드럽게 하는 작용도 있다. 외용으로는 유즙의 분비를
억제하는 작용이 있어 이유할 때와 유선염이 생겼을 때
주로 처방된다.

　배변을 좋게 하는 일은 단지 변비를 치료하기 위해
서만은 아니다. 소화관은 사(邪)가 배출되는 통로이기
때문에 망초는 고열에 따른 갈증, 구내염, 인후통 등 열
사(熱邪)를 밖으로 내보내기 위해 대황 등의 다른 설사
약과 함께 사용한다.

기원 식물	천연 망초를 가공 및 정제한 결정체인 함수 황산나트륨(Na₂ SO4·10H₂ O), 무수망초 (Na₂ SO4·2H₂ O)
주요 성분	황산나트륨(Na₂ SO4)
성미/귀경	한(寒), 함(鹹), 고(苦)/위장·대장·삼초
약　효	배변을 좋게 하는 등
처　방	대황목단피탕(大黃牧丹皮湯), 대승기탕(大承氣湯), 통도산(通導散), 도인승기탕(桃仁承氣湯)* 등

* 도인승기탕(桃仁承氣湯) : '도핵승기탕(桃核承氣湯)' 이라고도 한다.

牡蠣

Oyster Shell・OSTREAE TESTA

모려

기역 혈허 음허

단단한 껍질로 연약한 몸을 보호하여 '정신의 방패'와도 같은 약

굴의 몸체는 요리로 사용하고, 그 껍데기는 한약재로 사용한다. 굴 껍데기는 흔들리는 몸과 마음, 그리고 간을 안정시켜 '마음을 안정시키는' 효능이 있다. 불안, 가슴 두근거림, 불면에 대한 진정제로 많이 쓰인다. 그 외에 몸에 필요한 요소가 몸 밖으로 나가는 것을 껍데기로 덮는 것과 같은 원리로 방지하기 위해 쓴다. 식은땀, 실금, 몽정, 질 분비물이 그 대표적인 예이다.

또한 제산제로도 사용된다. 굴 껍데기의 75%는 탄산칼슘으로 구성되어 있으며, 그 외에 인산칼슘, 황산칼슘, 마그네슘, 알루미늄염, 산화철을 함유하고 있다. 이러한 칼슘 이온이 위산을 중화시키는 작용을 응용한 것이다. 위산 과다에 대하여 대표적인 천연 치료제이다.

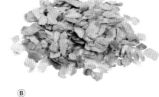

Ⓑ　Ⓐ

기 원 식 물	굴과(Ostreidae)의 굴(*Ostrea gigas* Thunberg)의 껍데기
주 요 성 분	탄산칼슘($CaCO_3$)
성 미 / 귀 경	미한(微寒), 함(鹹), 습(濕)/간·담낭·신장
약 효	정신 안정 등
처 방	안중산(安中散), 계지가용골모려탕(桂枝加龍骨牡蠣湯), 시호계지건강탕(柴胡桂枝乾薑湯) 등

龍骨

Longgu・FOSSILIA OSSIS MASTODI

용골

기역

불안 증세와 심장의 두근거림을 억제하는 진정제

코뿔소류와 코끼리류, 매머드 등 대형 포유동물의 뼈 화석이다. 뼈는 인체에서 가장 단단한 수렴 조직이며, 특히 치아는 노화에도 불구하고 단단함을 유지한다. 오랜 세월에 걸쳐 견고함을 유지하기 때문에 '기의 수렴력이 높다'고 본다. 특히 치아의 화석은 '용치(龍齒)'라고 하여 효능이 가장 높다고 한다.

모려와 마찬가지로 어지러운 정신을 안정시키면서 '기분을 가라앉히는' 약효가 있다. 또한 강한 수렴 작용으로 몸에 필요한 요소가 몸 밖으로 새는 것을 방지하기 위해 사용된다.

용골은 핥았을 때 혀에 흡착되는 특징이 있고, 하얀색을 띠면서 부서지기 쉬운 것이 품질이 좋다. 생으로

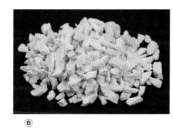
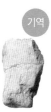
Ⓑ　Ⓐ

사용하면 진정 작용이 강하고, 구워서 사용하면 더욱 단단해지고 수렴 작용도 더 강해진다.

기 원 식 물	대형 포유동물의 뼈 화석
주 요 성 분	탄산칼슘, 인산칼슘
성 미 / 귀 경	평(平), 감(甘), 습(濕)/심장·간·신장
약 효	진정, 정신 안정 등
처 방	계지가용골모려탕([桂枝加龍骨牡蠣湯), 시호가용골모려탕(柴胡加龍骨牡蠣湯) 등

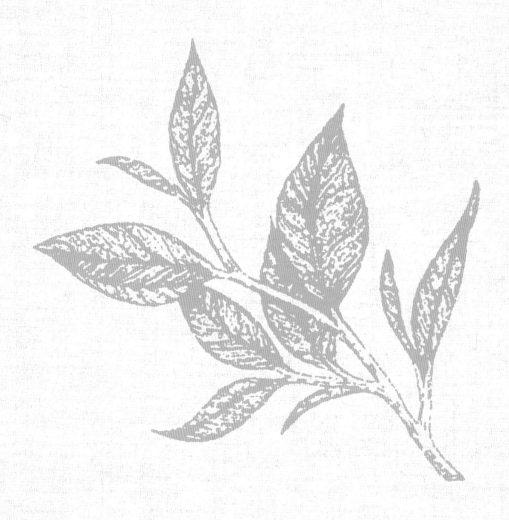

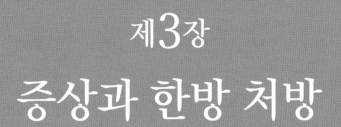

제3장
증상과 한방 처방

양약은 같은 증상, 질병이면 동일한 약을 처방하지만,
한방약은 개인의 증상이나 체질, 원인 등을 살피고 개개인에게 맞게 처방한다.
여기서는 발생하기 쉬운 증상과 그 주된 원인, 그리고 처방을 소개한다.

냉증(冷症)

평소에 찬 것을 먹는 식생활이나, 여름철 냉방으로 너무 차게 생활하는 습관 등으로 인하여 몸을 따뜻하게 하는 기력이 약한 '양허(陽虛)'인 사람이 늘고 있다. 야행성 생활도 '혈허(血虛)'의 원인이 되는데, 이것 또한 냉증의 원인이 된다. 기본적으로는 몸을 따뜻하게 하여 치료하는데, 그럼에도 불구하고 개선되지 않는 경우는 정신적인 문제로 인해 기의 순환이 나빠져 생긴 냉증을 의심해 볼 수 있다.

● 체질로 보는

양허(陽虛) 로 인한 냉증

증세 : 발한으로 인해 냉증이 악순환되기 쉽다

처방 ▶ 계지가출부탕(桂枝加朮附湯, 184쪽)/팔미지황환(八味地黃丸, 243쪽)

몸을 따뜻하게 하는 기력이 부족한 체질

냉증을 일으키는 가장 기본적인 원인은 몸을 따뜻하게 하는 기력이 약한 '양허(陽虛)'이다. 몸이 차가운데도 불구하고 땀이 나기 쉽고, 땀에 의해 열을 외부에 빼앗기면서 더욱더 차가워지는 악순환이 발생한다.

옷을 갈아입을 때 춥거나 약간의 추위에도 감기에 걸리는 등 몸 표면만 차가운 비교적 가벼운 단계의 냉증에서부터 몸속 깊이까지 들어간 냉증에 이르기까지 여러 단계가 있으며, 그 단계에 따라서 처방도 달라진다.

몸을 따뜻하게 하는 처방을

몸 표면의 냉증은 몸을 따뜻하게 하는 효능이 있는 부자(附子)와 육계(桂皮)가 배합된 계지가출부탕(桂枝加朮附湯)이 사용된다. 또한 여기에 배합된 창출(蒼朮)에는 촉촉하게 나는 땀을 멎게 하는 작용이 있다. 냉증이 이미 진행된 경우는 신장을 보하는 작용이 있는 팔미지황환(八味地黃丸)이 사용된다. 팔미지황환은 '양허'를 개선하는 대표적인 약이다. 이 한방약에도 물론 부자가 배합되어 있다.

● 체질로 보는

혈허(血虛) 로 인한 냉증

증세 : 손발 끝이 시리고 피부도 건조해지기 쉽다

처방 ▶ 당귀사역가오수유생강탕(當歸四逆加吳茱萸生薑湯, 190쪽)

겨울에 동상에 걸리기 쉬운 체질

혈허(血虛)로 인해 혈류가 나빠지면 혈맥 중에 '한사(寒邪)'가 머무르면서 손발을 차게 한다. 추위로 인해 손발에 동상이 생기는 것은 이러한 유형의 냉증인데, 피부도 건조해지기 쉽다.

냉기가 몸에 주는 손상은 적지만, 일단 병태가 진행되면 생리통이나 생리 불순 등의 병증이 생긴다. 양허와 혈허를 모두 안고 있는 사람도 많은데, 혈허가 더욱더 악화되면 양허로 발전하기 쉽기 때문이다.

혈을 보하면서 따뜻하게 하다

당귀사역가오수유생강탕(當歸四逆加吳茱萸生薑湯)은 함유된 '당귀(當歸)'나 '백작약(白芍藥)'으로 혈을 보충하고, '세신(細辛)'으로 몸을 따뜻하게 한다. 그 밖에 '오수유(吳茱萸)', '생강(生薑)'도 따뜻하게 하는 힘이 있는 한약재이다. 혈허를 개선하면서 몸을 따뜻하게 하여 냉증을 치료하는 효능이 있다.

또한 여성에게 나타나는 혈허 증상에도 당귀사역가오수유생강탕을 사용하면 냉기로 인한 월경통을 완화할 수 있다.

●체질로 보는

기체(氣滯) 로 인한 냉증

증세 : 정신적인 요인으로 손발의 시림

처방 ▶ 사역산(四逆散, 207쪽)

쉽게 긴장해 냉증을 앓기 쉬운 체질

아무리 따뜻하게 해도 냉증이 개선되지 않는 경우에는 정신적인 증상으로 인해 냉증이 발생했을 가능성이 있다. 쉽게 긴장하고 짜증이 나기 쉽고, 더위를 많이 타서 얇게 입는데 손은 차가운 체질이다. 몸의 내면은 차갑지 않은데 긴장으로 기혈의 순환이 나빠져 손발 표면에 냉증이 생긴다.

냉증 치료보다는 기혈의 순환이 더 필요!

몸의 깊은 곳까지 차가워져 있는 증세가 아니기 때문에 몸을 따뜻하게 하는 치료는 필요 없다. 대신에 냉증의 원인이 긴장 등의 정신적인 요인임을 파악하는 일이 중요하다. 따라서 긴장을 풀어 주면서 기혈의 순환을 원활히 하는 치료에 중점을 둔다.

사역산(四逆散)에서는 재료인 '시호(柴胡)'가 긴장을 풀어 주는 작용을 한다. 그리고 기를 순환시키는 작용이 있는 '지실(枳實)'도 기의 운행을 좋게 한다.

●체질로 보는

수독(水毒) 으로 인한 냉증

증세 : 몸에 정체된 진액으로 인한 냉증과 부종

처방 ▶ 진무탕(眞武湯, 238쪽) / 당귀작약산(當歸芍藥散, 191쪽)

양허로 '수독' 상태가 되기 쉬운 체질

물(수분)의 순환이 나빠져 몸의 일부에 진액이 정체되어 일어나는 냉증이다. 원래 '양허(陽虛)'가 있는 사람은 수독(水毒) 상태에 놓이기 쉬워 양쪽 증세가 모두 있는 사람도 있다. 냉증을 개선하기 위하여 몸을 꾸준히 따뜻하게 하여도 몸의 상태가 호전되지 않는 이런 체질은 '부종(浮腫)'*을 제거하면 냉증이 개선될 수도 있다.

수독과 양허 상태의 사람에게는 '진무탕'

수독에 의한 냉증에는 진무탕(眞武湯)을 사용한다. 배합된 한약재인 '부자(附子)'로 몸을 따뜻하게 하여 '복령(茯苓)'과 '창출(蒼朮)'로 물(수분)을 흐르게 해 순환이 잘되게 한다. 수독과 양허의 상태에 있는 사람은 몸을 따뜻하게 유지하면서 부종을 없애 주는 것이 치료에 효과적이다.

물론 수독에 혈허가 동반되는 경우도 있다. 이 경우 당귀작약산(當歸芍藥散)이 처방된다. 당귀와 작약으로 혈을 보하고 복령과 택사(澤瀉)로 수독을 개선한다.

* 부종(浮腫) : 피하 조직에 수분이 과도한 양으로 축적되는 수종(水腫)의 일종. 온몸이나 일부 부위에 수기(水氣)가 울체된 병증.

양생(養生) · 자가 관리

🌿 생활 건강 유지법

양허(陽虛)인 사람은 겨울에 냉증이 심해지기 때문에 여름에도 몸이 차갑지 않도록 한다.

한방에서는 태양을 에너지로 여기며, 여름에 햇빛을 받아야 건강해진다고 본다. 냉방이 잘된 실내에서도 시원함만 갈구하지 말고, 다소 더워도 햇빛을 받아 양을 보충하는 것이 좋다. 여름에 온열을 보충하지 않은 채 가을, 겨울로 들어서면 건강 유지에 좋지 않다.

또 겨울에 추위를 이기지 못해 자꾸 감기에 걸리면 '양허'는 더욱더 진행된다. 겨울에는 몸을 지키면서 무리하지 않는 것이 가장 중요하다. 밤에 활동하는

것도 몸을 차게 한다. 혈허 상태가 되기 쉽기 때문이다. 혈허로 인해 냉증을 앓는 사람은 밤에 일찍 자도록 한다.

🍲 식이 요법

중국에서는 더운 계절에도 얼음을 넣은 음료 등 차가운 음식을 섭취하는 습관이 별로 없다. 겨울에도 찬 것을 좋아하는 사람이 증가하고 있지만, '양허' 상태인 사람은 몸이 점점 차가워지고 부종이 생기기 쉬워 주의해야 한다.

몸을 따뜻하게 하는 작용이 강한 양고기, 파, 부추, 마늘, 생강, 고추 등의 식자재를 적극적으로 섭취하는 것이 건강 유지에 좋다.

감기(感氣)

발열과 기침, 콧물, 두통 등 다양한 증상이 나타나는 감기. 그 원인은 계절에 따라 다르며, 풍사(風邪)와 한사(寒邪), 풍열사(風熱邪), 조사(燥邪) 등 각 계절의 사기가 체내에 침입하여 일어나는 것으로 생각되고 있다.

따라서 처방도 원인에 따라 달라지기 때문에 증세의 원인이 무엇인지 규명하는 일이 중요하다. 또한 양허와 음허 등 원래 체질에 따라 감기를 치료하는 방법도 다르다.

●병사(病邪)로 보는

풍한(風寒) 으로 인한 감기

증세 : '양허(陽虛)'인 사람은 특히 병이 심해지기 쉬워 주의가 필요

처방 갈근탕(葛根湯, 178쪽)

가을·겨울 추운 시기에 감기에 잘 걸린다

풍사(風邪)와 한사(寒邪)에 의해 잘 발병하는 것이 추운 시기의 감기라고 할 수 있다. 원래 양허(陽虛)로 인해 몸이 차가워지기 쉬운 사람은 추위로 인해 더 몸이 차가워지고 감기에도 더 잘 걸린다. 차가워져서 혈액 순환이 나빠지고, 두통이나 근육의 경직 등도 잘 나타난다.

원래 냉증이 있는 사람은 겨울에는 특별히 무리하지 않도록 조심해야 한다. 양허인 사람이 겨울에 감기에 걸리면 더 악화되기 쉽기 때문에 특별한 주의가 필요하다.

자가 건강 유지를 위한 갈근탕의 복용

감기에 대한 약으로 알려진 갈근탕은 비교적 안전하게 사용할 수 있는 한방약이다. 감기 초기에 자가 건강 유지를 위해 많이 복용되고 있다.

단, 양허인 사람이 풍한사의 상태인 경우는 몸이 점점 차가워져 갈근탕으로도 따뜻하게 하는 힘이 부족할 수 있다. 이 경우에는 마황부자세신탕(麻黃附子細辛湯, 197쪽)을 사용한다. 여기에 배합된 부자가 몸속에서부터 따뜻하게 하는 작용을 한다.

🌱칼럼

독감에는 마황탕(麻黃湯, 197쪽)

마황탕도 풍한으로 인한 감기에 효능이 있는 처방이다. 마황탕에 배합된 '마황(麻黃)'과 '육계(肉桂)'가 몸 표면에서부터 확실하게 몸을 따뜻하게 하고, 적당히 땀을 나게 하며 몸 표면의 오한을 제거한다. 독감 때 사용하는 것도 물론 마황탕이다. 단, 마황탕은 발한 작용이 있는 마황을 많이 포함하고 있기 때문에 '발한 과다'나 '몸의 휘청거림' 등을 유발할 수도 있어 사용에 주의가 필요하다. 마황탕이 몸을 따뜻하게 하는 보온 작용은 냉증을 개선하는 데 사용할 수 있다.

●병사(病邪)로 보는

풍열(風熱) 에 의한 감기

증세 : 염증이 생기기 쉬운 여름철의 감기

처방 은교산(銀翹散, 228쪽)

열감성 감기는 악화되기 쉬워

여름에는 열감성의 감기가 유행한다. 편도선이 붓고, 몸에 열이 나거나, 피부에 습진이 생겨서 보기에도 붉게 열이 있는 것처럼 보이는 등 여러 부위에서 염증을 일으키기 쉽다. 여름에 유행하는 아이들의 수족구병(手足口病)도 이러한 유형이다. 풍열성 감기는 풍한성 감기보다 더 악화되기 쉬운 것이 큰 특징이다.

여름 감기 중에서도 에어컨에 쬐어 몸이 차가워져 감기에 걸린 경우는 풍한에 의한 감기이다. 감기로 인해 춥다고 느끼고 있는지, 덥다고 느끼고 있는지 등 몸에 나타난 증상을 자기 스스로 지켜보는 것도 매우 중요하다.

열을 식혀 표사(表邪)를 풀고 제거하기

감기라고 하면 몸을 따뜻하게 하는 것이 좋다고 생각하기 쉽다. 그러나 풍열성 감기는 몸을 따뜻하게 하면 오히려 염증과 습진이 생기기 쉽다. 몸을 따뜻하게 하면 악화되는 풍열성 감기에는 체내의 열을 식히고 땀을 내어 염증을 잡는 은교산(銀翹散)을 사용한다. 이 은교산은 감기로 인한 목통, 기침, 목마름증, 두통 등의 증상을 완화하는 훌륭한 효능이 있다.

🌿 칼럼

풍한과 풍열의 중간성 감기에는
향소산(香蘇散, 246쪽)이 유효

왠지 모르게 감기에 걸린 듯하다는 느낌의 그런 가벼운 풍한사와 풍열사의 중간성 감기에는 향소산(香蘇散)을 처방한다.

향소산은 기를 잘 순환시켜 심신을 상쾌하게 하는 효능이 있어 평소 기체(氣滯)가 있거나 체력이 저하된 사람에게 적합한 한방약이다. 또한 향소산은 감기의 처방약뿐만 아니라 신경증 환자의 신경안정제로도 사용되고 있다.

● 병사(病邪)로 보는

조사(燥邪) 로 인한 감기

증세 : 건조에 약하여
바이러스에 감염

처방 ▶ 맥문동탕(麥門冬湯, 197쪽)

음허 상태의 사람은 병세가 악화되기 쉬워

가을이 되어 습도가 낮아져 건조해지면 약한 폐가 바이러스에 감염되기 쉽다. 기침이 나지만 가래는 나오지 않거나, 또는 기침이 나는 상태가 오래 지속되면서 숨이 가쁘거나 갈증 등의 증상이 나타난다.

원래 음허 체질의 사람은 이러한 종류의 감기에 걸리면 병세가 더 악화될 수 있다. 가을에 들어서 공기가 건조해지면 특히 주의해야 한다. 조사로 인한 감기에는 음액(陰液)을 보충하고, 폐를 촉촉하게 하는 작용이 있는 '맥문동탕(麥門冬湯)'을 사용한다. 맥문동탕은 점막을 촉촉하게 적셔주기 때문에 마른기침이나 기관지염의 개선에도 큰 효능이 있다.

양생·자가 관리

🌿 생활 건강 유지법

양허의 상태에 놓인 사람은 몸이 차가워지기 쉬워 겨울에 추위를 조심하고, 음허 상태의 사람은 건조에 취약하여 가을의 건조 상태에 주의하는 등 자신의 체질을 알고 있으면 자신이 어느 계절에 약해져서 어떤 증상을 일으키는지에 대해 어느 정도의 패턴을 알 수 있다. 자신의 약한 곳에 사기(邪氣)가 들기 때문에 평소 자신의 체질을 알아 두는 것이 중요하다.

감기약이라고 하여도 모든 사람의 감기에 효능이 있는 것은 아니다. 감기약을 먹는 데도 좀처럼 낫지 않을 경우는 자신의 체질과 계절과 함께 병인이 되는 '사기(邪氣)'를 파악해야 한다.

☕ 식이 요법

풍열사로 인한 감기는 목의 염증을 강하게 유발한다. 아이스크림 등 차가운 음식을 먹고 목을 일시적으로 차게 하면 편해진다. 단 온몸을 차게 할 필요는 없고, 염증으로 열이 있는 부분만을 차게 한다.

풍한사로 인한 감기는 몸을 차게 하면 오히려 감기를 오래 끌게 된다. 이때는 생강, 파, 마늘 등 몸을 따뜻하게 하는 성질의 식재료를 섭취한다.

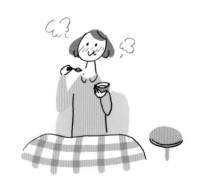

두통(頭痛)

두통은 감기 증상의 하나로 발생하기도 하지만, 그것과는 별도로 만성적인 두통에 시달리고 있는 사람도 많다. 그런데 어느 정도의 두통이면 병원에서 진찰을 받을 것인지 대하여 판단하기 어려울 수도 있다. 두통은 스트레스와 짜증 등 감정적인 요인으로 발생할 수도 있다. 특히 분노의 감정이 강하면 기가 몸의 상부로 올라가 두통을 일으킨다. 따라서 감정을 조절하는 일도 두통을 완화하는 데 필요하다.

● 병사(病邪)로 보는

풍한(風寒) 에 의한 두통

증세 : 냉증으로 인해 어깨 결림이나 목 결림이 동반

처방 ▶ 갈근탕(葛根湯, 178쪽)

갈근탕으로 몸을 따뜻하게 해 개선

풍한(風寒)에 의해 몸이 차가워지면 기혈의 순환이 막혀 어깨 결림이나 목 결림이 일어나는데, 이것이 두통의 원인이 된다. 감기의 한 증상으로 일어나는 수도 있고, 만성적인 냉증으로 발생하는 수도 있다. 또 여름에 냉방으로 몸이 차가워지면 이 또한 두통의 원인이 된다.

이같이 냉증으로 인한 두통에는 갈근탕을 처방한다. 갈근탕은 목부터 등에 이르는 으슬으슬한 냉증을 없애는 한방약으로서 몸을 적당히 따뜻하게 하여 혈액 순환을 촉진한다. 갈근탕에 배합된 마황(麻黄)이 교감 신경을 자극함으로써 몸을 조금 흥분시켜 건강하게 하는 작용도 한다.

● 체질로 보는

기체(氣滯) 에 의한 두통

증세 : 스트레스나 분노의 감정이 원인이 되어 생기는 두통

처방 ▶ 억간산(抑肝散, 219쪽)

긴장형 두통에는 억간산이 효과적

스트레스는 기체(氣滯)를 초래하여 근육을 긴장시키면서 두통을 유발한다. 잠을 잘 이루지 못하거나 마음이 불편하고 긴장하는 시간이 길 때 쉽게 생기는 것이 두통이다. 또한 분노의 감정도 두통의 유발 요인이다. 짜증이 나면 기가 몸의 상부로 올라가 두통을 유발하는 것이다.

기체로 인한 두통의 개선에는 억간산을 사용한다. 본래 억간산(抑肝散)은 초조함과 우울함 등의 정신 상태를 개선하는 효능이 있다.

🌿 **칼럼**

두통의 자가 치료에는
천궁다조산(川芎茶調散, 238쪽)이 효과

몸이 욱신욱신 아프기보다는 약간 무거운 듯 개운치 않은 두통과 같이 병원에 갈 정도는 아닌 가벼운 두통의 개선에는 천궁다조산이 효과적이다. 물론 대부분의 두통에도 효과적이다. 따뜻한 차와 함께 먹는 한방약으로서 몸을 따뜻하게 하면서 기혈의 순환을 도와준다.

양생 · 자가 관리

🌿 **생활 건강 유지법**

분노의 감정이 생겼을 때는 그 억한 감정을 마음에 쌓아 두지 않도록 한다. 먹은 것을 소화 및 흡수하듯이, 감정도 삶의 양식으로 흡수하였으면 과거의 일로 내보내는 것이 중요하다.

한방의학에서는 분노의 감정을 쌓아 두고 있으면, 그 감정이 병을 유발한다고 본다. 운동이나 취미 등을 통하여 감정을 발산하고, 또 불필요한 감정은 모두 털어 버리는 습관을 길들이는 것이 좋다.

피로(疲勞)

아침에 눈을 떴을 때 전날의 피로가 풀리지 않았거나 평소와 같은 일을 하면서도 금방 지칠 때는 기가 부족하거나 기의 순환이 막혀 있을 수 있다. 또한 위장이 약해져 기와 혈을 만들 수 없는 경우도 있다. 피로는 역시 쌓이지 않도록 하는 일이 최선책이다. 만약 누군가가 피로를 느낀다면 자신의 생활상을 다시 점검해 보아야 한다.

● 체질로 보는

기허(氣虛) 로 인한 피로

증세 : 저녁이 되면 피로감이 몰려온다

처방 ▶ 보중익기탕(補中益氣湯, 202쪽)／육군자탕(六君子湯, 228쪽)

기운을 북돋워 주는 한방약이 효과적

기허(氣虛) 상태의 사람은 저녁이 되면 피로가 몰려온다. 자주 휴식을 취하고, 밤에는 수면을 제대로 취하는 것이 중요하다.

이러한 체질은 원기를 불어넣는 '승마(升麻)'와 '시호(柴胡)'가 배합된 보중익기탕(補中益氣湯)을 복용하면 효과적이다. 또한 위장약으로 사용되는 육군자탕(六君子湯)으로 소화력을 높이면 기를 보충해 줄 수 있다.

● 체질로 보는

기혈양허(氣血兩虛) 로 인한 피로

증세 : 기허(氣虛) 상태가 되면 혈(血)도 부족해진다

처방 ▶ 십전대보탕(十全大補湯, 218쪽)

식은땀이 날 경우에는 주의해야

기허 상태의 사람이 야간 근무를 자주 하거나 눈을 너무 혹사하면 혈허 상태가 되기 쉽다. 잠을 자도 피로가 회복되지 않거나 식은땀을 흘리는 상태가 되면 증상이 상당히 악화된 상태이다.

보기(補氣), 보혈(補血)의 대표적인 한방약인 십전대보탕(十全大補湯)을 사용하여 체력을 회복시키는 것이 좋다. 자신이 감당할 수 있는 기혈의 역량을 초과하여 생활하는 사람은 자신의 생활을 다시 점검하는 것이 중요하다.

● 체질로 보는

기체(氣滯) 로 인한 피로

증세 : 아침에 활동하기가 가장 힘들다

처방 ▶ 사역산(四逆散, 207쪽)

수면의 질이 저하되어 있다

아침에 일어나 활동하기 시작할 때 가장 힘들고, 일단 일을 시작하여 정신이 완전히 들 때 다시 편안해진다면 기체(氣滯) 상태에 있는 체질의 특징이다. 이때는 기를 순환시키기 위하여 사역산(四逆散)을 사용한다.

양생 · 자가 관리

 식이 요법

기체(氣滯) 상태에 놓인 사람은 몸이 긴장하여 잠을 잘 이루지 못하기 때문에 피로가 풀리지 않은 것인지도 모른다. 근육의 긴장을 푸는 효능이 있는 식초 등의 시큼한 음식을 섭취하는 것이 몸에 좋다. 매실장아찌도 권장할 만한 음식이다.

어깨 결림

어깨 결림은 다양한 연령대의 사람에게 일어나고 만성적인 증상에 시달리고 있는 사람도 적지 않다. 어깨 결림은 목의 결림이나 등 근육의 경직도 동반하여 두통이나 현기증, 메스꺼움 등을 초래할 수도 있다. 증세의 원인은 외부의 사기(邪氣)로 인한 것과 자신이 만들어 낸 어혈에 의한 것 등 매우 다양하다. 원인에 따라 사용하는 처방도 달라서 제일 먼저 원인을 파악하는 것이 중요하다.

●병사(病邪)로 보는
풍한(風寒) 으로 인한 어깨 결림

증세 : 냉증으로 인해
근육에 긴장이 발생

처방 ▶ 갈근탕(葛根湯, 178쪽)

전체적으로 통증이 강한 것이 특징

풍한(風寒)의 냉기에 의해 혈액 순환이 나빠지고, 어깨 근육이 수축하여 일어나는 어깨 결림으로 어깨의 한 부위가 아닌 어깨 전체가 굳어진 것처럼 아프다. 이 체질은 갈근탕을 사용해 몸을 따뜻하게 하면서 통증을 완화해 나간다.

●체질로 보는
담음(痰飮) 으로 인한 어깨 결림

증세 : 습사(濕邪)에 의한
부종이 원인인 상태

처방 ▶ 이출탕(二朮湯, 230쪽)

묵직한 어깨 결림에는 습사를 없애야

어깨 결림은 '풍습(風濕)의 병'이라고 할 정도로 습사(濕邪)의 영향도 강하게 받는다. 습도가 높을 때 악화되는 담음(痰飮, 40쪽)으로 인한 어깨 결림은 어깨가 전체적으로 붓고, 무거워진다. 이 증세에는 이출탕(二朮湯)을 사용하여 몸을 따뜻하게 하고, 가래를 제거하면서 증상을 개선한다. 그 밖에도 이출탕은 오십견에도 사용되는 처방이다.

●체질로 보는
어혈(瘀血) 로 인한 어깨 결림

증세 : 혈허(血虛)인 사람에게
일어나기 쉬운 어깨 결림

처방 ▶ 소경활혈탕(疎經活血湯, 210쪽)

찌르는 듯한 통증이 특징

외부의 사기(邪氣)가 아니라 어혈(瘀血)이라는 자신의 체질이 원인이 되어 발생하는 어깨 결림도 있다. 혈허(血虛) 상태의 사람은 혈(血)(혈액 등)의 흐름이 정체되기 쉽고, 그것이 어혈이 되어 통증을 일으킨다. 어깨의 아픈 부위가 항상 특정되어 있으며, 그 부분이 바늘로 콕콕 찌르는 듯이 아프다. 이때는 소경활혈탕(疎經活血湯)을 처방하여 보혈과 함께 혈액 순환을 개선하여 통증을 완화한다.

●병사(病邪)로 보는
풍습열(風濕熱) 로 인한 어깨 결림

증세 : 열 기운이 있는 묵직한 통증

처방 ▶ 월비가출탕(越婢加朮湯, 227쪽)

염증을 억제하는 처방

습열(濕熱)로 인해 염증이 생기고, 열 기운으로 인해 나른한 통증도 어깨에 발생한다. 이러한 증세에는 월비가출탕을 사용해 치료한다. 여기에 배합된 '마황(麻黃)'으로 습사를 제거하고, '석고(石膏)'로 소염하여 어깨 결림을 완화할 수 있는 것이다.

요통(腰痛)

나이가 들면 신허(腎虛)가 진행되어 몸을 지탱하는 기력이 약해져 요통이 발생하기 쉽다. 증세로는 허리가 나른하고 몸이 무거운 증상에서부터 시작해, 점차 통증이 나타나 걷는 일조차 괴로울 정도의 상태로 진전되기 때문에 초반에 빨리 치료하는 것이 최선책이다. 허리를 지탱하지 못하면 새우등이 되고, 결과적으로 어깨도 뻐근해진다. 따라서 어깨 결림과 요통을 모두 앓고 있는 사람은 먼저 허리의 통증부터 치료하는 것이 좋다.

● 체질로 보는

혈허(血虛) 어혈(瘀血) 로 인한 요통

증세 : 혈이 정체되어 허리에 어혈이 발생

> **처방** 소경활혈탕(疎經活血湯, 210쪽)

혈행의 악화로 발생하는 통증에는

혈의 부족이나 정체로 인해 요통이 생길 수 있다. 특히 원인이 어혈인 경우에는 심한 통증을 동반한다. 소경활혈탕(疎經活血湯)은 어깨 결림에도 사용하지만, 하체의 어혈을 개선하는 데에도 효능이 높다. 따라서 혈액을 보충하면서 혈행을 개선하고 통증을 완화하는 데는 소경활혈탕을 사용하면 좋다.

● 체질로 보는

신허(腎虛) 로 인한 요통

증세 : 노령화에 따른 신장 쇠약

> **처방** 우차신기환(牛車腎氣丸, 226쪽)

신허(腎虛) 증세에는 빠른 대처가 중요

'신허(腎虛)'에 의한 요통은 아픈 것보다는 서 있는 것 자체가 힘들어 의자에 앉으려는 증상을 보이는 것이 일반적이다. 신허 상태가 진행되면 다리에서 근육의 살이 빠지기 때문에 신속한 대처가 필요하다. 이때는 자양 강장의 효능이 있는 지황(地黃)·산수유(山茱萸)·산약(山藥)이 함께 배합된 우차신기환(牛車腎氣丸)을 처방한다.

● 병사(病邪)로 보는

풍습(風濕) 으로 인한 요통

증세 : 하체에 습사가 쉽게 고이는 상태

> **처방** 방기황기탕(防己黃耆湯, 199쪽)

무릎에도 나타나기 쉬운 통증에는

물(수분)은 몸의 하부로 내려가 쌓이는 성질이 있어 상체보다는 하체 쪽이 습사로 인한 증상이 발생하기 쉽다. 습사로 인해 하체가 차가워지면서 허리 근육이 긴장해 요통, 하지의 부종, 무릎 통증이 발생할 수 있다. 이러한 요통의 처방에는 수분의 대사를 촉진하는 방기황기탕(防己黃耆湯)을 사용한다.

양생 · 자가 관리

🌿 생활 건강 유지

신허(腎虛) 상태에 놓인 사람은 겨울에 몸의 건강 상태가 나빠지기 쉬워 겨우내 생활에 조심해야 한다. 신장의 기력이 부족하지 않도록 무리하지 않고, 밤늦은 생활을 피하고 수면을 충분히 취해야 한다. 겨울에 에너지를 충전한 뒤 봄을 맞는 것이다.

🤚 경혈 지압

신장의 기능을 높이는 경혈을 자극하여 통증을 완화한다.

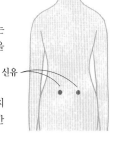

신유(腎兪)

배꼽 뒤쪽의 등 위치인 척추에서 검지, 중지 간격으로 벌린 두 부위.

신유

143

신경통·관절통

신경통이나 관절통은 한방의학에서는 '비증(痺症)'이라고 한다. 통증의 원인은 외부의 사기(邪氣)인 '풍한습사(風寒濕邪)'의 침입이다.

추위와 습기에 몸을 보호하지 않으면 외부의 사기를 극복하지 못하고 신경통, 관절통의 증세가 나타난다. 또한 기혈과 양기가 부족한 체질 등도 통증을 만성적으로 유발하기 때문에 체질 개선의 작업이 무엇보다 필요하다.

● 체질로 보는

양허(陽虛) 에 의한 신경통·관절통

증세 : 오한(惡寒)에 의한 강한 통증이 발생하는 것이 큰 특징

처방 계지가출부탕(桂枝加朮附湯, 184쪽)/갈근탕(葛根湯, 178쪽)

추운 계절에는 요주의

기온이 낮아져 추워지면 하반신이 아프거나 마비되는 증세가 발생할 수 있다. 양허(陽虛) 상태의 사람은 특히 외부 온도가 내려가면 몸이 더 차가워지기 쉽고 체표 부위의 기혈 운행도 나빠진다. 오한(惡寒)에 의한 통증은 매우 강하고 특정 부위에 집중되는 것이 보통이다. 여기에 어혈까지 겹치면 그 통증은 더욱더 심해진다.

온열약(溫熱藥)으로 통증을 완화

양허(陽虛)로 인한 통증 완화에는 체표 부위를 따뜻하게 하는 작용이 있는 계지가출부탕(桂枝加朮附湯)을 사용한다. 계지가출부탕은 차가운 자극을 이길 수 있는 약물로서 체표의 기혈 운행을 개선한다.

또한 갈근탕은 목, 어깨, 등 부위의 결림을 제거하면서 혈행을 좋게 하는 한방약으로서 계지가출부탕보다도 더 몸의 상체를 따뜻하게 하는 작용이 있다. 따라서 갈근탕은 신경통 중에서도 목과 어깨 부위의 통증을 완화하기 위하여 자주 사용된다. 특히 여름철의 냉방으로 인해 목이나 어깨가 결리거나 마비되었을 때 주로 처방된다. 통증의 예방을 위해서는 목덜미와 등 쪽에 냉방의 한기가 직접 닿지 않도록 하는 것이 좋다.

● 병사(病邪)로 보는

강한 습사/담(痰) 으로 인한 신경통·관절통

증세 : 만성적으로 쌓인 습사로 인한 염증

처방 이출탕(二朮湯, 230쪽)/방기황기탕(防己黃耆湯, 199쪽)

무거운 몸이 특징

관절이 습기로 더 악화하듯이, 습사로 인한 통증도 끈질기게 이어진다. 비록 통증이 심하지는 않지만, 관절 부위가 붓고 약간의 통증이 생긴다. 습사가 정체된 부분에서 통증이 있고, 그 통증은 항상 특정 부위에서 느끼며, 부종으로부터는 온몸이 무거움을 느낀다. 습기가 많은 계절이나 비가 오는 날 등 습도가 높아지면 신경통이나 관절통이 더욱더 악화된다.

상체와 하체의 처방이 다르다

몸의 상부인 어깨와 목의 통증에는 이출탕(二朮湯)을 처방한다. 이출탕은 사지 마비와 관절통에 대한 처방으로서 습기를 제거할 뿐만 아니라 관절통도 완화하는 작용이 있다. 창출(蒼朮)은 습기를 없애는 한약재이기 때문에 갈근탕에 창출을 배합한 갈근가출부탕(葛根加朮附湯, 쪽)도 관절통이나 신경통의 완화에 효능이 있다.

무릎 등 하반신의 통증은 방기황기탕(防己黃耆湯)을 사용한다. 이 방기황기탕은 이수(利水) 작용이 뛰어나서 부종(浮腫)이나 부기 등의 통증을 완화한다.

● 체질로 보는

혈허(血虛) 어혈(瘀血) 로 인한 신경통·관절통

증세 : 어깨와 목의 기혈에 만성적인 문제가 있을 때

처방 소경활혈탕(疎經活血湯, 210쪽)

'혈허(血虛)'는 '어혈(瘀血)'을 유발한다

'혈'이 부족하여 순환이 나빠지면 '어혈'이 여러 곳에 생긴다. 또한 체질이 혈허 상태가 되면 한사(寒邪)를 받기 쉽고, 결국 어혈을 유발한다.

이러한 체질에서는 통증이 갑자기 나타나기보다는 혈허와 어혈이 서서히 진행되어 통증도 점점 더 심해지는 것

이 특징이다. 본래 어혈이 있어 월경통이 있던 사람이 나이가 들면서 다리에 마비를 느끼게 되는 경우도 적지 않다.

한사(寒邪)와 어혈에 효과적인 처방

경락을 통하게 하는 위령선(威靈仙)과 진통 작용이 우수한 강활(羌活)이 배합된 소경활혈탕(疎經活血湯)은 어혈을 수반하는 신경통이나 관절통에 자주 처방되는 약이다. 혈허와 어혈을 모두 개선하는 약효가 있다.

양생 · 자가 관리

🌿 생활 건강 유지법

양허(陽虛) 상태의 사람은 추위에 저항력을 기르는 것이 중요하다. 겨울에는 몸에 무리를 주지 않고, 또 한사(寒邪)를 받지 않도록 옷을 잘 입고 방어한다. 생강 등을 섭취하여 몸에 열을 축적해 나가는 것도 좋은 방법이다. 땀이 나도록 난방을 사용하는 사람이 있는데, 땀이 나면 오히려 모공이 열려 추위를 이길 수 없기 때문에 난방에 의지하는 것보다는 옷을 확실히 입는 것이 더 나은 방법이다.

✊ 경혈 지압

팔꿈치와 무릎의 관절통을 완화하는 경혈을 자극한다. 이러한 경혈 치료는 예방 효능도 있어 피곤함을 느낄 때 곧바로 눌러서 경혈을 풀어 주는 것이 좋다.

● 팔꿈치
곡지(曲池)
팔을 90도로 구부릴 때 팔굽에 생기는 금의 오목한 곳.

● 무릎
외슬안(外膝眼)
무릎 관절의 바깥쪽 무릎뼈 끝의 무릎인대 바깥쪽에 오목한 곳.

내슬안(內膝眼)
무릎 관절의 움푹 들어간 곳으로 몸의 중심을 기준으로 안쪽 부위.

🍵 식이 요법

습사와 담(痰, 38쪽)이 있는 체질은 기름기가 많거나 차가운 음식을 피한다. 위장이 약해져 기름진 음식이 소화되지 않으면 담이 유발되기 때문이다.

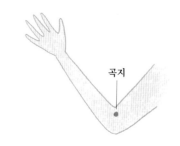

곡지

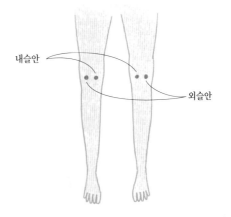

내슬안

외슬안

현기증·
이명

현기증은 약간 어지러움을 느끼는 가벼운 증세부터 급히 일어났을 때 쓰러져 버리는 일까지 다양한 형태로 나타난다. 또 이명에도 귓가에서 매미가 울고 있는 것 같은 심한 증상과 청력의 저하를 수반하는 상태 등이 있다. 현기증이나 이명은 모두 신체 상부에서 발생하는 증상이다. 현기증의 원인은 기역(氣逆)* 이나 기허(氣虛), 이명의 원인은 기체(氣滯)와 노령화로 인한 신허(腎虛)로 크게 나눌 수 있다.

*기역(氣逆) : 폐, 위장, 간 등이 외사(外邪), 식체(食滯), 화열(火熱), 담탁(痰濁), 정신적인 억울 상태 등에 영향을 받아 기가 역상(逆上)하여 순조롭지 못한 병리.

● 기타

수기상역(水氣上逆)으로 인한 현기증

증세 : 기와 함께
수분(진액)이 위로 올라가서 유발

처방 영계출감탕(苓桂朮甘湯, 222쪽)

갑자기 나타나는 현기증

기와 수분(진액)이 몸의 상부로 급격히 올라가는 증세인 '수기상역'으로 인해 현기증이 일어날 수 있다. 증상이 마치 구급차를 불러야 한다고 생각이 들 정도로 강하게 나타날 수도 있다. 영계출감탕을 사용하여 몸의 상부를 따뜻하게 하여 수분(진액)을 내리게 하여 현기증을 개선한다.

● 체질로 보는

비기허(脾氣虛) 담(痰) 으로 인한 현기증

증세 : 피곤하고
어지러운 듯한 현기증

처방 반하백출천마탕(半夏白朮天麻湯, 198쪽)

몸속 여분의 수분을 제거하는 처방

비(脾)(소화기관)가 기허 상태인 사람은 소화력이 약해지면서 담(痰, 40쪽)이 쌓이기 쉽다. 끈적한 진액인 담이 위로 올라가 현기증을 유발한다. 이때 수분 대사가 저하되기 때문에 몸이 무거워지고 좀처럼 낫지 않고 오래 지속된다. 반하백출천마탕(半夏白朮天麻湯)을 사용하면 체내 여분의 수분을 제거하여 몸의 상태를 개선할 수 있다.

● 체질로 보는

기체(氣滯) 로 인한 이명

증세 : 정신적인 요인으로 생긴
일시적인 이명 상태

처방 사역산(四逆散, 207쪽)

청력 저하를 유발할 수도

긴장이나 스트레스 등의 요인으로 기의 순환이 정체되면 그로 인해 귀가 막히는 듯한 감각을 수반하는 이명(耳鳴)이 발생할 수 있다. 이 경우 사역산을 사용하여 기의 정체를 개선한다.

● 체질로 보는

신허(腎虛) 로 인한 이명

증세 : 노화와 함께
일어나기 쉬운 이명

처방 팔미지황환(八味地黃丸, 243쪽)

신장을 보하고 체력 회복해야

나이가 들어감에 따라 신장의 기력도 부족해지면서 신허 상태가 되면 난청을 동반한 이명이 일어날 수 있다. 이 경우에는 노화로 인한 여러 증상을 개선하는 팔미지황환(八味地黃丸)을 사용한다. 이 한방약은 즉효를 기대할 수는 없지만, 장기간 복용하면 신장의 기력을 보충할 수 있다.

가슴 두근거림

책임이 높은 직위에 있는 사람이나 무엇인가를 계속 참고 살면서 만성적인 스트레스를 받는 사람 등과 같이 심적인 에너지를 많이 소모하여 심로(心勞)* 상태가 되면 심계(心悸)*를 유발할 수 있다. 마음이 허해지면 심양허(心陽虛)의 상태가 되며, 이 상태가 더 진전되면 기혈양허(氣血兩虛), 더욱더 심해지면 기허(氣虛)·음허(陰虛)로까지 악화된다. 단, 가슴 두근거림에는 심장 질환이 원인인 경우도 있기 때문에 의사의 진찰을 받는 것이 좋다.

* 심로(心勞) : 일반적인 의미로는 과도한 정신 활동을 하는 행위. 한방적으로는 혈(血)이 적어 얼굴에 핏기가 없고, 가슴이 두근거리고 싶은땀이 나는 등의 병증.
* 심계(心悸) : 가슴이 두근거리면서 마음이 불안한 증상. '동계(動悸)'라고도 한다.

●기타

수기상역(水氣上逆)으로 인한 가슴 두근거림

증세 : 마음이 피곤해
심양허(心陽虛)가 된 상태

처방 ▶ 영계출감탕(苓桂朮甘湯, 222쪽)

마음의 작용이 약화되어 있다

평소부터 정신력을 너무 많이 사용하면 허한 곳에 수분이 고여 심장이 양허(陽虛)한 상태가 되어 이명이나 현기증을 느낄 수 있다. 이러한 증세는 이수 작용이 있는 영계출감탕(苓桂朮甘湯)을 사용한다. 정신적인 증상을 진정시키는 효과도 기대할 수 있다.

●체질로 보는

기혈양허(氣血陽虛) 로 인한 가슴 두근거림

증세 : 비(脾)가 기허 상태이면
지속적인 심로(心勞)가 생기기 쉽다

처방 ▶ 귀비탕(歸脾湯, 189쪽)

만성적인 심로(心勞)가 원인

장기간에 걸쳐 몸을 계속 무리하여 심로(心勞)가 만성화되면 약간의 자극에도 가슴이 두근거리기 쉽다. 원래 비(脾)가 기허(氣虛)이거나 체질이 혈허(血虛)의 상태이면 더욱더 증상이 나타나기 쉽다. 이 증상에는 귀비탕(歸脾湯)을 사용하여 정신 불안이나 긴장을 완화시킨다.

●체질로 보는

기음양허(氣陰兩虛) 로 인한 가슴 두근거림

증세 : 기와 진액이 부족하여
심로(心勞)가 악화된 상태

처방 ▶ 자감초탕(炙甘草湯, 232쪽)

심인성이 아닌 심장 질환의 가능성도

심로(心勞)가 더욱 쌓이면 몸이 기허와 음허의 상태가 되어, 정신 활동의 기반인 마음에도 악영향을 준다. 이 단계로까지 진전되면 심장의 기저 질환이 있는 사람은 과도한 정신 활동을 피하는 것이 좋다. 기와 진액의 부족에는 '보기(補氣)', '보음(補陰)' 작용이 있는 자감초탕(炙甘草湯)을 사용한다.

양생·자가 관리

🍃 생활 건강 유지법

스트레스가 심장에 끼치면 심장이 지쳐 가슴이 두근거리는 증세가 발생한다. 간에 끼치면 짜증이 나고, 폐에 끼치면 기침이 난다. 또한 비에 끼치면 우울해지고, 신장에 끼치면 공포를 느낀다.

이같이 스트레스는 오장의 모든 부위에 악영향을 주기 때문에 자신에게 맞는 스트레스 해소법을 찾아 평소에 푸는 것이 좋다.

위장 부조
(胃腸不調)

위통, 복통, 식욕 부진, 설사, 메스꺼움 등 위장의 문제에는 여러 증상이 있다. 소화 및 흡수를 관장하는 비가 약해지면 이러한 증상들이 나타난다. 또한 생각이나 고민, 스트레스 등의 정신적인 측면도 위장에 악영향을 준다. 위장이 약해졌을 때는 부담을 주지 않도록 노력해야 할 뿐만 아니라 스트레스가 쌓이지 않도록 하는 일도 중요하다.

●체질로 보는

비기허(脾氣虛) 로 인한 위통이나 식욕 부진

증세 : 본래 위장이 약해 평소부터 식욕 저조

처방 ▶ 사군자탕(四君子湯, 206쪽)/육군자탕(六君子湯, 228쪽)

비기허는 전신에 기허 상태를 초래

위장이 약하여 음식을 먹으면 속이 거북하고, 기름진 것을 잘 먹지 못하고, 많이 먹을 수도 없고, 평소 식욕이 없는 등의 증상이 있으면 비의 기가 허약한 상태, 즉 비기허의 상태이다. 비(소화기관)는 기와 혈을 만들어 내는 곳인데, 이곳이 기허 상태일 경우에는 에너지가 부족해져 온몸이 기허 상태가 되기 쉽다. 이러한 증상의 위통에는 비의 기운을 불러일으키는 사군자탕(四君子湯)을 사용한다. 소화불량이 만성화되면 담(痰, 40쪽)이 생기는데, 이 경우에는 사군자탕에 담을 처리하는 반하(半夏)와 진피(陳皮)를 첨가한 육군자탕(六君子湯)을 사용한다.

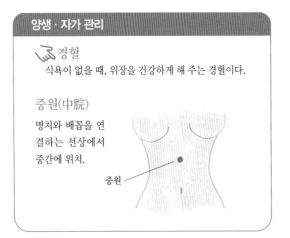

양생 · 자가 관리

경혈
식욕이 없을 때, 위장을 건강하게 해 주는 경혈이다.

중완(中脘)
명치와 배꼽을 연결하는 선상에서 중간에 위치.

중완

●체질로 보는

비양허(脾陽虛) 에 의한 설사

증세 : 전체적으로 추위를 잘 타는 체질

처방 ▶ 인삼탕(人蔘湯, 231쪽)

차가운 음식의 과다 섭취를 삼가

본래부터 위장이 약하여 찬 것을 먹거나 마시면 설사 증세를 보이는 사람들이 있다. 이러한 증세에는 배를 따뜻하게 하는 작용이 있는 인삼탕을 사용하여 소화 기능을 높인다.

●기타

건강 관리 부주의로 인한 위장 부조

증세 : 과식과 과음, 스트레스가 원인

처방 ▶ 반하사심탕(半夏瀉心湯, 198쪽)

'반하사심탕' 으로 위장을 개운하게

원래 위장이 튼튼한 사람이라도 폭음이나 폭식을 하면 위통이나 속쓰림이 발생한다. 이 경우 반하사심탕(半夏瀉心湯)을 사용하여 그 속에 든 황련(黃連)과 황금(黃芩)으로써 더부룩한 위를 개운하게 한다.

반하사심탕은 열을 다소 제거하는 한편, 몸을 따뜻하게 하는 한약재도 배합되어 있어 과식 후 증상의 개선에 자주 사용되는 처방이다.

변비

복부가 당기거나 대변이 건조하여 대굴대굴하게 나오는 등과 같은 변비 증상에는 다양한 형태들이 있다. 변비는 보통 복부 팽만감이나 까칠한 피부 등의 증상을 보이는데, 많은 사람이 그런 만성적인 변비에 시달리고 있다. 변비의 원인으로는 복부가 차가운 양허(陽虛), 장에 수분이 부족한 음허(陰虛), 혈의 순환이 안 좋은 어혈(瘀血) 등이 있다. 따라서 변비의 증상을 개선하기 위해서는 단순히 설사약을 먹을 것이 아니라 체질에 맞게 처방을 따르는 것이 효과적이다.

● 체질로 보는

양허(陽虛) 로 인한 변비

증세 : 냉증으로 순환이 악화된 상태

처방 ▶ 대건중탕(大建中湯), 193쪽)

복부를 따뜻하게 하여 장을 움직이게 하는 처방

시중에 판매되는 양약인 변비약을 먹으면 배가 아프거나 설사를 보이는 사람이 있는데, 이러한 체질은 한방약이 오히려 효과적일 수 있다. 대건중탕(大建中湯)에는 배를 따뜻하게 하고 장을 움직이게 하는 작용이 있다. 여기에는 배설을 촉진하는 완하제(緩下劑)인 한약재가 들어 있지 않아 배의 통증을 줄이면서 완만하게 개선한다. 그러나 심한 변비에는 그 효과가 약한 편이다.

● 체질로 보는

음허(陰虛) 로 인한 변비

증세 : 잦은 소변과 건조한 대변

처방 ▶ 마인환(麻仁丸), 196쪽)

건조한 상태로 인해 배변이 힘들다

혈과 수분(진액)이 부족하고 건조한 경향이 강한 변비 증상을 보이는 사람은 피부도 건조하여 목도 마르다. 식욕이 왕성한 사람과 노인들에게서도 자주 보이는 이 증상에는 마인환을 처방한 뒤 장을 촉촉하게 하여 변비를 개선한다.

● 체질로 보는

어혈(瘀血) 로 인한 변비

증세 : 체질로 인해 생기는 고질적인 변비

처방 ▶ 도핵승기탕(桃核承氣湯), 195쪽)

하루에 한 번만 먹어도 효과가 강한 처방

원래 어혈이 있는 사람이 변비도 있는 경우에는 도핵승기탕을 처방한다. 어혈에 따른 월경통도 완화하고 설사를 통해 월경 전의 답답함도 개선시킨다. 도핵승기탕은 강한 효능을 보이기 때문에 보통 하루 3회 처방되지만, 단 1회만으로도 충분히 효과를 보인다.

🕊 칼럼

치질에는 을자탕(乙字湯, 229쪽)

치질의 원인은 기허(氣虛)와 어혈(瘀血)과 관련되어 있다. 기허로 인해 항문의 주변 조직이 내려가면서 혈행이 나빠진 결과 치질이 생긴다. 치질 치료에 자주 처방되는 약은 기를 보하고 위로 올리는 효능이 있는 '을자탕'이다. 치질의 증상을 악화시키는 배경으로는 피로로 인한 기허의 악화가 있다. 또한 감정이나 스트레스 등은 어혈을 악화시킨다. 기허와 어혈이 진전되어 치질이 더 악화되면 한방약으로 대처하는 것보다 외과적인 수술이 필요하다.

거친 피부

거친 피부는 혈허(血虛)와 같이 건조한 체질로 인해 악화되기도 하지만, 풍열사(風熱邪)나 습열사(濕熱邪)와 같은 외부의 사기(邪氣)에 의해서도 발생한다. 건조한지, 열이 있으면서 짓물렀는지 등 그 증상에 따라 처방도 다르다. 피부를 청결하게 유지하고 확실히 보습하는 자가 관리를 진행하면서 거친 피부를 원인에 맞게 치료하는 일도 매우 중요하다.

● 체질로 보는
혈허(血虛) 로 인한 건조 피부
증세 : 건조로 인한 피부 질환

> **처방** 당귀음자(當歸飮子, 191쪽)

피부의 가려움증도 제거하는 처방

혈허 상태에 놓이면 피부가 건조해져 하얗게 살갗이 일어난 상태가 된다. 가을과 겨울의 습도가 낮은 계절에는 피부 건조가 심해지기 때문에 주의해야 한다. 피부의 건조 상태를 완화하는 효능이 있는 사물탕(四物湯)이 포함된 당귀음자(當歸飮子)를 사용한다. 이 처방에는 피부 가려움증을 제거하는 효능도 있다. 복용을 시작하고 효과가 나타날 때까지 시간이 소요되기 때문에 건조가 심해지기 전에 미리 복용하는 것이 좋다. 피부의 수분을 되찾을 때까지는 혈허를 끈기 있게 치료해야 한다.

● 병사(病邪)로 보는
풍열(風熱) 로 인한 거친 피부
증세 : 열이 있으며,
피부가 붉은색을 띤다

> **처방** 소풍산(消風散, 213쪽)

피부가 부은 것과 같은 상태일 때

피부가 짓무르지는 않지만, 풍열로 인해 빨갛게 부었을 때는 소풍산(消風散)을 처방한다. 가벼운 여드름에도 소풍산을 사용하지만, 어혈과도 관련이 있을 때는 치두창일방(治頭瘡一方, 241쪽)을 처방한다.

● 병사(病邪)로 보는
습열(濕熱) 로 인한 거친 피부
증세 : 염증이 심하여
피부가 짓무를 때

> **처방** 황련해독탕(黃連解毒湯, 248쪽)

염증을 확실히 없애는 처방

습열로 인해 피부의 염증이 심할 때는 소염 효능이 있는 황련해독탕(黃連解毒湯)을 사용하여 몸속의 습열(濕熱)을 제거하면서 보혈한다. 습열로 인하여 피부가 만성적으로 거친 경우에는 온청음(溫清飮, 225쪽)을 사용할 수 있다.

> **양생 · 자가 관리**
>
> 식이 요법
> 여드름이 날 때 단것과 기름진 음식은 열로 바뀌어 증상을 더욱더 악화시킨다. 견과류, 초콜릿, 자극성이 강한 음식 등은 피한다. 불규칙한 생활로 혈행이 나빠지는 것도 여드름 증상에는 매우 안 좋은 영향을 준다.

가려움증

가려움증에는 '풍사(風邪)'가 관련되어 있다. 이 경우 피부 표면을 바람이 스쳐 가면서 가려움증을 일으키는 것과 비슷하다. 갑자기 생겼다가 금방 사라지는 가려움증은 풍사의 특징을 잘 나타내 주며, 이 풍사가 강할수록 가려움증도 더 심해진다. 처방을 고려할 때 가려움증의 강도보다도 '열'이나 '습'이 있는지 살펴보는 것이 중요하다. 환부에 열이나 붉은 기운이 있는지, 염증의 정도 등이 치료의 중요한 실마리이다.

● 체질로 보는

혈허(血虛) 로 인한 가려움증

증세 : 겨울철 피부 건조에서 오는 가려움증

처방 당귀음자(當歸飮子, 191쪽)

보혈의 처방

만성적인 피부 질환에서 오는 '혈(血)'의 부족으로 피부의 수분이 빠져 건조해지면 거기에 풍사(風邪)가 생겨 가려움증이 나타난다. 겨울철에 나타나기 쉬운데, 노인성 건피증(乾皮症), 건조형 아토피성 피부염 등이 이러한 종류의 가려움증이다.

혈액을 보충하고 순환시켜 피부 건조증을 개선하는 효능이 있는 당귀음자(當歸飮子)를 처방에 사용한다.

● 병사(病邪)로 보는

풍열(風熱) 로 인한 가려움증

증세 : 환부가 붉게 붓고 열이 있다

처방 소풍산(消風散, 213쪽)

습진에도 자주 처방되는 소풍산

두드러기 등과 같은 풍사(風邪)에 열이 더해져 생기는 피부 가려움증은 피부가 붉어지고 열이 나면서 가렵다. 간간히 부분적으로 건조한 부위를 보이는 것이 특징이다.

증상의 치료를 위하여 열사와 습사를 제거하고 혈을 보하는 효능이 있는 소풍산을 사용한다. 이 소풍산은 가려움증을 동반하는 피부 질환의 치료에 널리 사용되는 대표적인 처방이다.

한편 추위의 자극으로 발생하는 열이 그리 심하지 않은 두드러기 증상에는 십미패독탕(十味敗毒湯, 218쪽)을 처방한다.

● 병사(病邪)로 보는

풍열(風熱)과 습사(濕邪) 가 관련된 가려움증

증세 : 풍(風), 열(熱), 습(濕)이 한데 모여 심한 염증의 발생

처방 형개연교탕(荊芥連翹湯, 246쪽) / 청상방풍탕(淸上防風湯, 239쪽)

습열을 제거하면서 가려움증을 진정

풍열뿐만 아니라 습열로 환부의 열이 높아져 염증 증상이 강하게 나타나는 가려움증도 있다. 이러한 증상에는 해열, 해독하고 풍사를 제거하여 가려움증을 가라앉히는 형개연교탕(荊芥連翹湯)이나 청상방풍탕(淸上防風湯)을 사용한다. 형개연교탕은 체질의 개선을 목적으로 장기적으로 사용하는 한편, 청상방풍탕은 염증이 심한 증상에 주로 처방한다.

양생 · 자가 관리

 식이 요법

혈허 상태를 사전에 예방하려면 고기를 잘 섭취해야 한다. 섭취량이 많지 않아도 되며, 특히 탕요리의 국물을 마시면 좋다. 풍열로 인한 가려움증이 있을 때는 열이 나는 매운 음식, 습사를 유발하는 기름진 음식은 피해야 한다.

안구 피로

눈은 혈액을 저장하는 기능이 있는 간과 관련이 깊다. 따라서 눈에 혈이 깊이 관여하고 있다고 본다. PC나 스마트폰의 화면을 응시하거나, 강한 빛을 볼 기회가 많은 현대에서는 눈을 혹사하기 쉽다. 눈을 많이 사용하면 혈이 소비되어 눈에 피로를 일으킨다. 또 눈이 쉬는 시간은 잠잘 때뿐이기 때문에 수면의 부족도 눈의 피로를 일으키는 요인이다.

● 체질로 보는

혈허(血虛) 로 인한 눈의 피로

증세 : 눈의 혹사로 유발된 혈허 상태

처방 ▶ 사물탕(四物湯, 207쪽)

눈을 쉬게 하고 혈을 보한다

눈을 양생하는 혈이 부족하면 눈에 충분한 영양이 전달되지 않는 상태가 된다. 이때는 혈을 축적하기 위하여 먼저 눈을 쉬게 하는 것이 필수적이다. 처방도 보혈 효능이 있는 한방약을 제일 먼저 고려해야 한다. 대표적인 보혈제로는 사물탕(四物湯)이 있다.

● 체질로 보는

신음허(腎陰虛) 로 인한 눈의 피로

증세 : 평소 눈이 흐릿하다

처방 ▶ 기국지황환(杞菊地黃丸, 189쪽)

눈의 피로 해소에 효과적인 구기자

신음(腎陰)이 부족하면 눈의 피로뿐만 아니라 만성적으로 눈이 흐릿하거나 시력 저하, 안구 건조증 등의 증세가 나타난다. 이러한 증상에는 신장의 기능을 높이는 육미환(六味丸, 249쪽)에 구기자와 국화를 더한 기국지황환(杞菊地黃丸)을 처방한다. 구기자가 간과 신장의 혈을 보하고, 국화가 간에서 열을 제거해 눈을 맑게 한다. 안구 건조증에

는 눈물 분비를 촉진해 촉촉하게 하는 맥문동탕 (麥門冬湯, 197쪽)도 자주 사용된다.

* 신음(腎陰) : 신장에 저장된 정(精)을 포함한 음액. 신장의 활동에 기초적인 물질이다.

● 기타

열(熱)이 있고, 충혈(充血)된 눈의 피로

증세 : 열이 강해져 눈이 충혈된다

처방 ▶ 용담사간탕(龍膽瀉肝湯, 226쪽)

혈을 보충하면서 열을 식힌다

눈의 피로는 혹사뿐만 아니라 스트레스에도 큰 영향을 받는다. 이때는 신음(腎陰)이 부족한 신음허의 상태보다 열이 강해져 눈이 새빨갛게 충혈되거나 염증을 일으킬 수도 있다. 이 증상에는 청열법(淸熱法)으로서 눈과 간에 효능을 보이는 용담초(龍膽草)가 든 용담사간탕(龍膽瀉肝湯)을 처방하여 혈을 보충하면서 열을 식힌다.

양생 · 자가 관리

경혈 지압
눈 주위에 있는 경혈을 눌러서 혈행을 원활히 하여 눈을 맑게 한다.

청명(晴明)
눈구석의 움푹 들어간 곳.

태양(太陽)
눈꼬리와 관자놀이 사이의 움푹 들어간 곳.

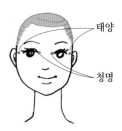

인후통·
목마름증

인후통(咽喉痛)은 목을 과도하게 사용하거나 감기 등에 걸렸을 때 흔히 발생한다. 이때 목이 마르면 더 큰 문제들이 발생하기 때문에 공기가 건조한 가을, 겨울에는 특히 주의가 필요하다. 목에 급성 통증이 발생한 경우에는 먼저 통증을 가라앉힌 뒤 목의 수분을 유지해야 한다.

● 체질로 보는

폐음허(肺陰虛) 으로 인한 인후통, 갈증

증세 : 목과 입이 마르고 마른기침이 난다

처방 ▶ 맥문동탕(麥門冬湯, 197쪽)

건조한 가을과 겨울에는 조심해야

몸에서 수분 대사를 조절하는 폐가 음허의 상태에 놓이면 목에서 분비물이 줄어들어 목마름증이 생기기 쉽고 기침도 마른기침이 난다. 이러한 상태는 열을 잘 식힐 수 없고 오히려 열을 더 내기 쉽다. 이 증상은 가을과 겨울의 건조한 시기에 생기기 쉬운데, 이때는 목을 과도하게 사용하지 않도록 해야 한다.

폐음(肺陰)을 보충하는 처방

폐의 음허 상태를 개선하는 대표적인 처방제는 맥문동탕(麥門冬湯)이다. 주요 한약재인 맥문동(麥門冬)이 폐음을 보충하면서 수분을 제공한다. 평소 갈증을 잘 타고 신경이 쓰이는 사람에게는 맥문동탕이 권장된다.

● 기타

감기에 동반해 발생하는 편도선의 염증

증세 : 붓고 심하게 아픈 급성 증상

처방 ▶ 길경석고(桔梗石膏, 189쪽)/길경탕(桔梗湯, 190쪽)

감염으로 인해 염증의 발생

편도선은 목이 붉게 붓고 심한 통증이 있다. 대부분은 감기 등에 따라 발생하는 급성 증상으로 염증 때문에 열이 있으며 통증으로 인해 삼키는 것도 힘들 수 있다. 무엇보다도 건조에 주의하여 폐음허(肺陰虛)의 상태가 되지 않도록 하는 것이 중요하다.

염증과 화농을 억제하는 도라지

길경석고(桔梗石膏) 또는 길경탕(桔梗湯)이 사용된다. 길경탕은 염증, 화농증을 억제하는 '길경(도라지)'과 염증, 통증을 억제하는 '감초'를 배합한 처방제이고, 길경석고는 '길경(도라지)'에 염증을 억제해 해열하는 효능이 뛰어난 '석고'를 배합한 처방제이다. 경미한 증상에는 길경탕을, 염증이 심하고 따끈따끈한 통증을 느끼는 경우는 길경석고를 사용한다. 위장이 약한 사람은 석고가 배합되지 않은 길경탕이 더 순하다.

양생·자가 관리

🌿 **생활 건강 유지법**

마스크를 착용하여 건조한 상태로부터 목을 보호한다. 폐의 건강을 유지하기 위해서는 건조한 기후인 가을, 겨울에 무리하지 않는 것이 중요하다. 건조한 계절은 활력을 충전하는 시기라는 기분으로 보내면서 감기 예방에 주의한다.

🍲 **식이 요법**

목의 보습을 위하여 폐에 좋은 백합의 뿌리를 양파 등과 섭취하도록 한다.

기침

기침은 본래 기도에 있는 이물질을 제거하려는 생리적인 반응이지만, 만성적인 기침의 증상이 있을 때는 폐의 기허와 음허의 상태와 관련되어 기침이 폐의 상태를 더욱더 악화시키는 악순환이 지속된다. 음허, 혈허의 상태에서는 밤에 증상이 갈수록 심해지는 등 병증에 따라 기침도 달라진다. 따라서 처방할 때는 가래의 상태와 기침 외의 증상까지 종합적으로 검토하는 것이 가장 중요하다.

●체질에서 보는

폐음허(肺陰虛) 에 의한 기침

증세 : 가래는 많이 나오지 않고 목이 메는 듯한 기침이 나온다

처방 ▶ 맥문동탕(麥門冬湯, 197쪽)/청폐탕(淸肺湯, 241쪽)

입과 목이 마르다

가래를 동반하지 않지만, 특히 밤이 되면 증상이 유별나게 나타나는 기침이다. 입과 목이 마르고, 혀가 붉어지거나 목소리가 쉬기도 한다. 이러한 건조성 마른기침에는 맥문동탕으로 수분을 보충한다. 원래 폐에 질환이 있는 사람이나 가래가 끓는 사람에게는 폐음을 보충하는 것 외에도 열을 식히거나 가래를 제거하는 효능이 훌륭한 '청폐탕(淸肺湯)'을 쓴다.

●체질로 보는

기혈양허(氣血兩虛) 로 인한 기침

증세 : 약한 기침과 기침 외의 증상도 발생

처방 ▶ 인삼양영탕(人蔘養榮湯, 230쪽)

감기 등으로 몸이 약해진 상태

원래 허약 체질이거나 병후 등으로 몸이 허약해진 상태, 또는 고령자 등에 많이 보이는 약한 기침이다. 기혈이 모두 부족하여 권태감과 식욕 부진 등 기침 외의 증상도 볼 수 있다.

쇠퇴해 버린 기혈을 보충하여 소화와 호흡의 기능을 높이기 위하여 인삼양영탕(人蔘養榮湯)을 처방한다.

●체질에서 보는

기체(氣滯) 로 인한 기침

증세 : 개운하지 않기 때문에 기침이 자꾸 나온다

처방 ▶ 신비탕(神祕湯, 217쪽)

폐에 기의 운행이 정체된다

긴장이 오래 지속될 때 나오는 기침은 폐에 기의 운행이 정체되어 있어 폐가 개운하지 않아 나오는 것으로 본다. 신경이 예민하고 평상시부터 호흡이 얕은 사람에게 많이 보이고, 헛기침을 자주 하거나 긴장으로 인해 기침이 자꾸 나오기도 한다. 이러한 증상에는 신비탕(神祕湯)으로 폐에 기의 운행을 원활하게 한다. 가래가 나올 때는 반하후박탕(半夏厚朴湯, 199쪽)을 처방해도 도움이 된다.

양생 · 자가 관리

⌇ꔸ경혈 지압

가래가 끓고 목이 막힐 때는 천돌(天突)이, 폐와 관련된 증상에는 운문(雲門)도 효과가 있는 경혈이다.

천돌(天突)

쇄골과 쇄골 사이의 움푹 들어간 곳이다. 강하게 누르면 통증이 심하여 부드럽게 눌러 준다.

운문(雲門)

쇄골 아래, 어깨 쪽의 움푹 들어간 곳으로 지압하면 좋다.

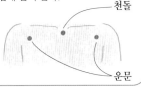

천돌

운문

콧물·코막힘 (화분증)

콧물, 코막힘은 풍열로 인한 것과 풍한으로 인한 것의 크게 두 유형으로 나눌 수 있다. 차게 하면 시원한 것은 '풍열(風熱)'의 증상, 따뜻하게 하면 시원한 것은 '풍한(風寒)'의 증상이다. 화분증의 경우에는 겨울부터 봄까지는 '풍한'의 증세가 점차 여름이 가까워질수록 '풍열'의 증세로 변하는 수도 있다. 따라서 풍한에 대한 처방으로 증상이 개선되지 않으면 처방을 바꿀 필요가 있다.

●병사(病邪)로 보는

풍열(風熱) 에 의한 콧물·코막힘

증세 : 점성이 높은 콧물과 심한 코막힘

처방 월비가출탕(越婢加朮湯, 227쪽)

열이 있고 눈도 충혈

점성이 높은 노란 콧물이 특징이다. 진한 콧물 때문에 코가 막히기 쉽고, 입이 마르고, 목에도 통증이 있다. 얼굴이 붓고, 열감과 눈의 충혈과 같은 증상도 나타날 수 있다.

열과 부기를 제거하는 처방

열을 식히고 발산시키는 작용이 있는 월비가출탕(越婢加朮湯)을 사용한다. 배합된 한약재인 마황(麻黃)과 석고(石膏) 등이 염증을 억제하는 작용을 한다. 따라서 화분증으로 결막염이 심하고 눈곱이 많이 끼는 사람에게 처방된다.

●병사(病邪)로 보는

풍한(風寒) 으로 인한 콧물·코막힘

증세 : 묽은 콧물이 나온다

처방 소청룡탕(小靑龍湯, 212쪽) / 갈근탕가천궁신이(葛根湯加川芎辛夷, 179쪽)

원래 몸이 차가운 사람은 주의해야

투명하고 묽은 콧물이 특징이며 재채기를 많이 한다.

콧물이 물처럼 흘러 코막힘은 심하지 않고 인후통도 별로 없다. 원래 양허(陽虛)가 심한 사람은 겨울에 한사(寒邪)의 영향을 받기 쉬워 봄에는 풍한(風寒)의 상태가 되는 경향이 있다.

소청룡탕(小靑龍湯)으로 상태를 본다

알레르기성 비염, 화분증, 초기 감기 등 콧물 증상이 있을 때 자주 사용되는 처방제가 소청룡탕(小靑龍湯)이다. 발한 작용과 수분을 조정하는 효능이 있어 물처럼 묽은 콧물에 큰 효능을 발휘한다.

코막힘이 심한 경우 점막의 부기를 억제하는 작용이 있고, 만성 비염 등에도 자주 사용되는 갈근탕가천궁신이(葛根湯加天弓辛夷)를 사용한다. 소청룡탕(小靑龍湯)과 병용하는 수도 있다.

양생 · 자가 관리

🌿 생활 건강 유지법

화분증이 있는 사람은 증상이 나타나는 봄철이 되기 전인 겨울철을 어떻게 보내느냐가 매우 중요하다. 겨울에 과도하게 양기(陽氣)를 소모하거나 몸을 차게 하면 신장이 양허(陽虛)의 상태가 되어 풍한(風寒)을 받기 쉽기 때문이다. 매년 봄이 된 뒤에야 비로소 약으로 증상을 치료하는 생활을 개선하기 위해서는 겨울을 따뜻하고 느긋하게 보내야 한다.

또, 밤에 무리한 생활을 계속하면 신장이 음허(陰虛) 상태가 되어 풍열(風熱)을 받기 쉽다. 따라서 밤에는 수면을 깊이 취하는 것이 좋다. 본래 꽃가루에 알레르기가 없던 사람도 겨울이나 밤에 무리하게 생활하고, 신장이 허약해지는 생활을 계속하면 누구든지 화분증이 어느 한순간에 나타날 수 있다.

부종(浮腫)

부종의 원인은 다리 근육이 쇠약해져 펌프 기능이 잘 작동하지 않거나 심장과 신장 기능의 저하일 가능성도 있다. 우선 내과에서 확인을 하고, 저하되어 있으면 그 치료를 우선하는 것이 일반적이다. 한방의학에서 부종은 비와 신장과 폐의 기능 저하 등으로 일어난다고 보고, 어디가 붓는지 , 주기적인 것인지 등에 따라 처방을 고려한다.

● 체질로 보는

신양허(腎陽虛) 로 인한 부종

증세 : 냉증으로 인해 일어나고, 하체가 붓는다

> **처방** 진무탕(眞武湯, 238쪽)/우차신기환(牛車腎氣丸, 226쪽)

몸을 보온하는 것이 최우선

만성 질환 등으로 신장이 약해졌거나 본래 양허의 체질인 사람에게서 보이는 냉증으로부터 오는 부종이다. 특히 하체의 부종이 특징인데, 허리와 무릎이 무거운 증상도 볼 수 있다. 이 증상에는 보통 몸을 보온하는 효능의 진무탕(眞武湯)을 처방한다. 또, 신장을 보하는 효능으로 인해 하반신의 증상에 잘 처방하는 우차신기환(牛車腎氣丸)을 동시에 처방하기도 한다.

● 기타

월경 주기와 관련된 부종

증세 : 주기적인 수분의 정체로 생기는 부종

> **처방** 당귀작약산(當歸芍藥散, 191쪽)

혈을 보하고 이수(利水) 효능이 필요

여성의 경우에 월경 주기에 따른 부종(浮腫)도 자주 나타난다. 호르몬 등의 이유로 월경 전에 몸이 수분을 축적해 정체되기 쉽기 때문이다. 이때 냉증이나 현기증 등도 일어날 수 있다.

이러한 증상을 개선하기 위하여 보혈과 이수의 역할을 동시에 겸하는 당귀작약산(當歸芍藥散)을 처방한다. 혈액이 적으면 월경도 어려워지는데, 이때 월경 불순을 개선하기 위하여 당귀작약산이 종종 처방된다.

● 기타

폐가 수분을 처리할 수 없어 생기는 부종

증세 : 아침에 일어날 때 얼굴이 부어 있다

> **처방** 월비가출탕(越婢加朮湯, 227쪽)

마황(麻黃)으로 상체에 축적된 수분을 분산

폐의 호흡 운동으로 진행되는 수분 대사가 저하되어 발생하는 부종은 수분(물)이 하체로 잘 내려가지 않고 주로 상체와 안면에 축적된다. 아침에 일어날 때 보이는 얼굴의 부기는 이러한 종류의 부종인데, 일부에서는 소변량이 줄어들기도 한다.

양생 · 자가 관리

🌿 생활 건강 유지

'팥'은 수분 대사를 높이는 효능이 있는 곡식으로 알려져 있다. 소변이 잘 나오게 하여 부종과 몸이 무거운 증세를 개선하고, 특히 하체의 부종을 개선하는 효능도 있다.

'적소두(赤小豆)'라는 이름의 한약재로도 사용되는데, 팥죽으로 끓여 먹으면 증세를 개선하는 데 도움이 된다.

짜증·불안감

짜증이 나거나 불안감이 쌓이는 정신적인 증상에는 간과 심장이 관련되어 있다고 본다. 간은 짜증, 심장은 불안감을 유발하는 것으로 크게 나눌 수 있다. 그러나 핵심은 상호 밀접하게 연관되어 있기 때문에 한 쪽의 문제를 계기로 양쪽에서 증상이 일어나는 경우도 많다. 그러한 경우는 양쪽에 대하여 모두 처방해야 한다. 단, 우울증이 있는 경우 정신과 의사의 진단도 필요하다.

●기타

간기울결(肝氣鬱結)*에 의한 짜증

증세 : 간이 흥분해 분노가 솟는다

처방 ▶ 사역산(四逆散, 207쪽)/억간산(抑肝散, 219쪽)

간에 쌓인 흥분을 억제

스트레스를 잘 처리하거나 감정을 안정시키는 간에서 기의 흐름이 소통되지 못하고 정체되면 분노의 감정이나 기운이 간에 주는 영향이 쌓이면서 신경이 과민해지고 짜증이 난다. 이 증상을 개선하기 위해서는 간에서 기의 운행을 소통시켜 주어야 한다. 정신적 스트레스에서 오는 신경성 위통을 완화하기 위해서는 사역산(四逆散), 또 간의 열을 식혀 분노의 감정을 억제하기 위해서는 억간산(抑肝散) 등이 처방된다. 억간산은 고령자와 어린이에게도 자주 사용되는 처방이다.

* 간기울결(肝氣鬱結) : 간(肝)의 기가 소통되지 못하거나 담즙을 배설하는 기능을 상실하거나 하여 간의 기가 정체되어 원활하게 소통되지 못하는 병리 상태.

●기타

심신불안

증세 : 책임감이 강한 사람에게 일어나기 쉬운 불안감

처방 ▶ 귀비탕(歸脾湯, 189쪽)/가미귀비탕(加味歸脾湯, 176쪽)/
시호가용골모려탕(柴胡加龍骨牡蠣湯, 216쪽)/
계지가용골모려탕(桂枝加龍骨牡蠣湯, 183쪽)

마음의 작용을 안정시킨다

오장(五臟) 중에서 신경 활동을 주로 담당하는 심장의 작용이 불안정하면, 정신적인 불안감을 비롯해 나른함, 식욕 부진과 같은 증상이 나타난다. 여러 종류의 책임을 혼자 다 짊어져 버리는 책임감과 정의감이 강한 사람에게서 보이는 상태이다.

이런 증상에는 기와 혈을 보하여 심신을 안정시키는 귀비탕(歸脾湯)이 주로 처방된다. 또한 귀비탕에 '산사(山楂)'와 '시호(柴胡)'를 넣은 가미귀비탕(加味歸脾湯)과 시호가용골모려탕(柴胡加龍骨牡蠣湯), 계지가용골모려탕(桂枝加龍骨牡蠣湯)을 사용하면, 간과 심장 양쪽 모두에 작용해 짜증이나 불안감 등과 같은 정신적인 증상들을 안정시킨다.

양생 · 자가 관리

🍃 생활 건강 유지

간심통(肝心痛)*의 경우에는 잘 쉬는 것이 가장 중요하다. '간기울결(肝氣鬱結)'이라면, 놀러 가거나 운동하거나 누군가에게 마음을 털어놓아 쌓인 분노의 감정을 발산해야 한다. 또한 간의 기를 소모하는 눈에 피로가 쌓이지 않도록 한다.

심신불안의 경우에는 자신을 이해하거나 도와줄 사람을 찾아 위로를 받고, 막중한 업무에 대한 책임감을 일부 내려놓아 심적인 부담을 줄이는 것도 좋다. 기쁨의 감정은 마음을 강하게 만들기 때문에 즐거운 시간을 갖는 것이 중요하다.

* 간심통(肝心痛) : 간과 관련하여 심장 부위와 명치 부위의 통증.

🍵 식이 요법

쓴맛이 있는 음식은 몸에서 열을 제거하여 흥분된 기분을 가라앉히고, 마음의 기능을 높인다. 그리고 신맛이 나는 음식은 간 기능을 높이는 역할을 한다. 정신을 안정시키는 효능이 있는 식자재로는 금침채(원추리), 대추, 굴 등이 있다.

불면(不眠)

잠들지 못하거나 잠이 얕거나 자도 금방 깨는 등 불면 증상이 지속되면, 권태롭고 집중력이 떨어지는 등 주간의 생활에도 악영향을 준다. 잠을 자지 못하는 데는 여러 이유가 있지만, 늦은 밤까지 불을 켜고 자연계의 리듬과 다른 생활이 당연해진 오늘날에는 첫째로는 음양 균형의 상실, 둘째로는 장기(주로 심장과 간)의 불균형이 주요 인이라 할 수 있다.

● 체질로 보는

혈허 **음허** 로 인한 불면

원인 : 평소의 불규칙한 생활

처방 ▶ 산조인탕(酸棗仁湯, 208쪽)

흥분되어 잠을 잘 수 없다

밤은 음(陰)이 왕성한 시간으로, 그 음에는 몸을 진정시키는 작용이 있다고 본다. 그러나 밤늦게까지 일어나 있는 생활을 계속하면 심신이 모두 지쳐 혈이 소모되어 음이 부족해진다.

이렇게 되면 몸을 진정시키지 못해, 마치 낮과 같이 양(陽)의 기만 쌓여 간다. 흥분이 가라앉지 않아 좀처럼 잠들지도 못한다. 즉 교감 신경이 계속 우위에서 작용하는 상태이다. 일단 잠에 대해서도 잠이 얕고, 꿈을 많이 꾸거나, 곧 깨어 버리기도 한다. 혈이나 음이 부족하면 몸이 지쳐 잠도 잘 이룰 수 없다.

혈을 보충하고 감정을 진정시켜야

심신의 피로로부터 오는 불면, 허약한 사람의 만성적인 불면에 자주 처방되는 한방약은 산조인탕(酸棗仁湯)이다. 주요 한약재인 산조인은 혈을 보하고 정신을 안정시키는 역할을 한다. 또한 복령(茯苓)도 정신을 안정시키는 한편, 천궁(川芎)이 혈을 순환시키고, 지모(知母)가 열을 내리는 등의 작용을 한다.

● 체질로 보는

양허(陽虛) 로 인한 불면

증세 : 몸이 차서 잠을 잘 수 없다

처방 ▶ 팔미지황환(八味地黃丸, 243쪽)

몸의 보온력이 부족하다면

잠을 잘 때는 음(陰)이 중요하게 작용한다. 그리고 양허(陽虛)로 인해 불면증을 앓는 경우는 그다지 많지 않다. 그러나 양(陽)이 부족하면 몸을 따뜻하게 하는 기력이 약해져, 결과적으로 냉증으로 인해 수면에 들기 어려운 것이다. 예를 들면 발끝이 차서 잠을 이루지 못하는 경우이다.

몸을 따뜻하게 하는 것이 최우선

냉증이 불면증의 원인이라면 제일 먼저 몸을 따뜻하게 해야 한다. 이를 위하여 탕파를 이용하는 것도 좋은 방법이다. 처방은 자양 작용과 혈액 순환을 촉진하는 작용, 그리고 몸을 보온하는 작용이 있는 팔미지황환(八味地黃丸)이 사용된다. 몸을 따뜻하게 하는 처방제로 잘 알려진 갈근탕(葛根湯, 178쪽)도 있지만, 이는 흥분시키는 작용이 있어 수면을 방해하기 때문에 복용에 주의해야 한다.

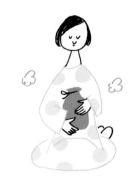

●기타

간기울결(肝氣鬱結)로 인한 불면

증세 : 간이 흥분해 짜증이 난다

처방 ▶ 억간산(抑肝散, 219쪽)/사역산(四逆散, 207쪽)

감정 문제로 잠들지 못한다

긴장 상태가 오래 지속되는 등의 문제로 감정을 제어하는 간이 잘 작용하지 못하면 짜증이 나서 잠을 이룰 수 없다. 정신적으로 흥분이 지속되는 상태이다. 잠도 얕고, 꿈도 많이 꾸며, 눈이 충혈되기도 한다.

간에 기의 순환을 원활하게

신경과민의 상태를 억제하기 위하여 '억간산(抑肝散)'이나 '사역산(四逆散)'을 사용한다. 둘 다 간에 기를 풀어서 잘 순환시키는 효능이 있다. 또한 산조인탕(酸棗仁湯, 208쪽)을 병용하는 수도 있다.

●기타

심신불안에 의한 불면

증세 : 근심, 걱정거리 때문에 잠을 잘 수 없다

처방 ▶ 귀비탕(歸脾湯, 189쪽)/시호가용골모려탕(柴胡加龍骨牡蠣湯, 216쪽) / 계지가용골모려탕(桂枝加龍骨牡蠣湯, 183쪽)

온갖 일이 걱정된다

심장의 작용이 불안정해져서 일어나는 불면증이다. 불안감이 강하고, 기분이 진정되지 않는다. 잠자리에 들어도 다음 날의 일이 생각나 신경이 많이 쓰이거나, 온갖 걱정거리가 머릿속에 떠올라 잠을 이루지 못한다.

기혈을 보하고 마음을 안정시켜야

인삼(人蔘)과 황기(黃耆) 등이 기를 보하고 산조인(酸棗仁)과 당귀(當歸) 등이 혈을 보하고, 심장의 작용을 안정시키는 귀비탕(歸脾湯)을 처방한다. 칼슘이 주성분인 용골,

모려를 배합한 시호가용골모려탕(柴胡加龍骨牡蠣湯), 계지가용골모려탕(桂枝加龍骨牡蠣湯)도 정신을 안정시키는 효능이 있어 불안감뿐만 아니라 짜증이 나는 등 신경과민의 증세를 보이는 경우에도 사용된다.

●기타

위(胃)의 부조(不調)로 인한 불면

증세 : 위가 약해지면 깊은 수면을 취할 수 없다

처방 ▶ 안중산(安中散, 218쪽)

과식 등이 원인

과식이나 밤늦은 시간의 식사 등 식생활을 잘 조절하지 못하여 일어나는 불면증이다. 깊은 수면에 들려면 위장이 일단 편하고 제대로 작동해야 한다.

위의 상태를 개선하는 처방

위통, 속쓰림 등에도 사용되는 처방제인 안중산(安中散)을 사용하여 위의 상태를 개선한다. 안중산은 건위 작용이 있는 육계(肉桂)와 회향(茴香), 고량강(高良薑) 등 위장에 좋은 한약재를 배합한 한방약이다.

양생 · 자가 관리

🌿 **생활 건강 유지법**

무엇보다 중요한 일은 일찍 자고 일찍 일어나는 등 규칙적인 습관으로 수면의 리듬을 맞추는 것이다. 심야까지 스마트폰을 만지며 다음 날의 낮까지 자는 생활이 반복된다면 아무리 좋은 약을 먹어도 증상은 개선되지 않는다.

아침에 일어나면 햇살을 받거나 운동을 통해 '양(陽)의 스위치'를 켠다. 밤에는 음(陰)에 들어가기 때문에 가능하면 느긋하게 보내고, 방의 조명도 약간 어둡게 한다. 텔레비전, 스마트폰 등에서는 낮과 같은 밝은 빛이 눈에 들어오기 때문에 보고 있으면 각성 상태가 된다. 뜨거운 목욕물에도 각성 작용이 있어 잠자리에 들기 전에는 피하는 것이 좋다.

 식이 요법

신맛이 나는 음식은 긴장을 풀어 주는 작용이 있다. 간이나 심장의 작용이 안 좋아졌을 때 신맛의 음식을 섭취하면 건강의 회복에 좋다.

월경 문제

여성의 몸에서는 임신을 위해 기혈이 모이고, 임신이 이루어지지 않으면 그 기혈이 배출되는 현상을 한방의학에서는 월경(月經)이라고 본다. 기의 순환, 혈의 순환이 정체되면 월경통 등의 문제들이 발생한다. 또한 월경을 일으키는 잠재적인 능력은 신장에 있는데, 그 신장이 기가 부족하면 무배란이나 무월경의 상태가 되는 수도 있다. 또한 간은 월경을 시작시키는 등의 조절 기능이 있는데, 기를 순환시키는 그러한 간의 작용은 정상적인 월경을 위해서는 꼭 필요하다.

●체질로 보는

기체　**어혈** 로 인한 월경 곤란

증세 : 기가 정체하면 혈도 정체

처방 ▶ 궁귀조혈음(芎歸調血飲, 188쪽)

스트레스, 냉증이 통증 등을 유발

월경에 불쾌한 증상을 일으키는 가장 중요한 요인은 스트레스이다. 스트레스로 간이 약해지면 기의 순환이 나빠지고, 그로 인해 혈의 순환도 나빠져 짜증이 나거나 머리가 무겁게 느껴지면서 하복부의 통증과 요통 등이 동시에 발생한다.

기체(氣滯)의 경우에 팽팽하게 느껴지는 통증, 어혈의 경우에 찌르는 듯한 통증이 발생한다. 월경혈에 덩어리가 생기는 것도 바로 어혈로 인해 생기는 증상이다.

스트레스 외에 냉증도 기의 순환과 혈의 순환을 나쁘게 하는 가장 큰 요인 중 하나이다. 통증 부위를 따뜻하게 하면 증상이 완화되기 때문에 냉증이 큰 영향을 주고 있다고 보는 것이다.

또한 과식이 월경 불순의 요인이 된다고 보기도 한다. 여분의 음식이 자꾸 체내로 들어와 담(痰, 40쪽)이 생기기 쉽고, 기혈의 운행도 나빠지기 때문이다.

기와 혈의 운행을 좋게 하려면

어혈을 중심으로 기체와 혈허를 개선하는 효능이 있는 궁귀조혈음(芎歸調血飲)이 처방된다. 이 한방약에는 혈을 따뜻하게 하고, 기혈의 순환을 좋게 하는 당귀(當歸), 천궁(川芎), 그리고 하반신을 따뜻하게 하여 기를 운행시켜 통증

을 멎게 하는 한약재인 오약(烏藥) 등이 배합된다. 따라서 냉증을 제거하고 통증을 억제하는 효능도 있다. 월경전 증후군에도 적합한 처방이다.

이 한방 처방으로도 월경 곤란의 증세가 개선되지 않으면, 산부인과를 찾아 자궁내막증의 질환이 있는지 등의 진료를 받아 보아야 한다.

●체질로 보는

혈허 로 인한 월경 불순

증세 : 혈이 부족해 월경 주기가 길어진다

처방 ▶ 사물탕(四物湯, 207쪽)/당귀작약산(當歸芍藥散, 191쪽)

무리를 계속하면 혈이 부족해져

과도한 정신 활동인 심로(心勞)와 수면이 부족할 정도로 무리한 생활을 계속하면 혈이 소모 및 부족해져 혈허(血虛)의 상태가 된다. 기혈(氣血)이 충실하면 정상적으로 월경이 오지만, 혈허의 상태에서는 혈의 양이 줄거나 두 달에 한 번밖에 오지 않는 등 월경의 주기가 길어지기도 한다. 월경 주기가 길어지면 무월경의 증상으로 이어질 수 있다.

심신에 영양을 공급해야

보혈의 기본 처방인 사물탕(四物湯)을 사용해 혈을 보하고, 무리한 생활로 지친 심신에 영양을 공급한다. 사물탕은 보혈 외에도 혈액 순환을 개선하는 행혈(行血)의 기능도 있기 때문에 다른 처방제와 함께 월경 문제의 개선을 위해 자주 처방된다. 혈허(血虛)와 수독(水毒)에 의한 경우는 당귀작약산(當歸芍藥散)이 매우 효과적인 처방이다.

혈허(血虛) 외의 요인으로 인한 월경 불순

월경 불순을 일으키는 요인은 혈허 외에도 있을 수 있다. 혈허(血虛) 상태에서는 월경 주기가 길어지지만, 기허(氣虛) 상태에서는 혈을 받아 두는 작용이 저하되어 월경 주기가 짧아지거나, 출혈이 계속되거나, '부정 생식기 출혈'의 증상이 일어나는 등의 경향이 있다. 또한 이 기허가 장기간 지속되면 혈허 상태도 일으킨다. 기체와 어혈, 담은 월경 주기와 혈액량을 불안정하게 만든다.

● 체질로 보는

기체 에 의한 월경전 증후군

증세 : 간의 기가 정체되어 정신적인 증상이 발현

처방 가미소요산(加味逍遙散, 177쪽) / 억간산(抑肝散, 219쪽)

짜증을 억제할 수 없다

월경 전 황체기에는 기체(氣滯)의 상태가 되기 쉽고, 또 그로 인해 다양한 증상들이 발생한다. 기가 몸의 구석구석까지 운행되지 않아 두통과 어지럼증, 마비의 증세가 일어나거나, 기체로 인해 수체도 발생하여 부기가 발생한다. 가장 문제가 되는 것은 간의 기체로 정신적인 증상이 발생하는 것인데, 이때 신경이 과민해져 짜증이 나거나 불면에 시달리기도 한다. 원래 기체의 체질인 사람은 그 기체가 한층 더 심해지기 때문에 정신적인 증상도 심해지는 경향이 있다.

기의 운행을 개선하려면

정체된 기의 운행을 개선하기 위해서는 가미소요산(加味逍遙散)과 억간산(抑肝散)을 사용한다. 이 가미소요산은 여성의 정신적인 증상에 대한 기본적인 처방제로서 기의 운행을 개선할 뿐만 아니라, 혈을 보하여 혈행을 좋게 하여 비허(脾虛)를 개선해 열을 내리는 작용도 한다.

한편 정신적인 증상이 있어도 정상적으로 생활할 수 있다면 한방의 처방으로 상태를 지켜볼 수 있다. 그러나 정신적인 증상이 심한 경우에 항우울약이 필요할 수도 있다.

월경전 증후군은 주위 사람의 이해도 필요!

월경전 증후군에서 발생하는 정신적인 증상은 좀처럼 스스로 통제할 수 없다. 감정적인 말과 행동으로 인간관계에 문제가 발생하지 않도록 일종의 질병임을 주변 사람들에게 이해를 구하는 것도 필요하다.

자신이 월경전 증후군임을 자각하면서 그 기간 내에는 주위 사람들을 자극하지 않도록 하거나 중요한 결정을 내리지 않도록 일정을 짜 두는 것도 필요하다.

양생 · 자가 관리

🌱 생활 건강 유지법

기혈을 정상적으로 순환시키기 위해서는 생활 전반을 다시 점검해 보아야 한다. 먼저 수면 리듬을 조절하고, 식사로 몸에 필요한 영양을 제대로 섭취하며, 적당한 운동으로 스트레스를 발산하는 일이 중요하다.

혈허 상태의 사람에게는 무리한 생활을 피하고, 과격한 다이어트나 운동을 삼가는 것이 지혜로운 대처이다. 또, 월경 문제에는 냉증이 큰 적이다. 따라서 월경 기간은 물론이고 평소 복장에 신경을 써서 몸이 차가워지지 않도록 조심해야 한다. 월경통은 허리와 배를 따뜻한 찜질로 데우면 완화되는 경우가 많다.

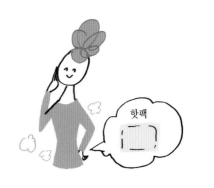

핫팩

갱년기 증후군

여성의 경우에 일반적으로 폐경기 전후로 5년에서 10년간 '갱년기'를 겪는다. 호르몬 분비에 급격한 변화가 일어나 몸이 잘 대응하지 못해 불쾌한 증상이 매우 다양하게 나타난다. 남성의 경우에 50대부터 65세 정도까지 여성만큼은 급격한 변화는 없지만 증상이 서서히 나타난다. 한방의학에서는 모두 노화로 인하여 신장이 쇠퇴한 결과로 본다.

●체질로 보는 / 여성의 갱년기

혈허 음허 로 인한 갱년기 증상

증세 : 간과 신장이 약해져 감정 처리가 잘되지 않는다

처방 가미소요산(加味逍遙散, 177쪽) / 육미환(六味丸, 249쪽) / 온경탕(溫經湯, 224쪽)

쉽게 흥분하고 짜증이 폭발한다

여성의 갱년기에는 감정이 불안한 증세가 나타나기 쉽다. 신장이 약해지고, 간도 약해져 혈허(血虛)와 음허(陰虛)가 동시에 진행되기 때문에 감정의 처리를 잘하지 못하여 짜증과 불면증이 발생한다.

이러한 증상을 개선하기 위한 여러 처방이 있지만, 육미지황환(六味地黃丸)으로 신장의 음을 보하고, 가미소요산(加味逍遙散)으로 간의 혈을 보하는 것이 기본적이다. 가미소요산은 얼굴 홍조의 완화에도 효력이 있다. 혈허, 음허의 상태가 된 경우에는 온경탕(溫經湯)이 처방에 좋다.

●기타 / 여성의 갱년기

마음의 불안으로 인한 갱년기 증상

증세 : 짜증보다 불안감이 더 강하다

처방 시호가용골모려탕(柴胡加龍骨牡蠣湯, 216쪽)

마음을 안정시키지 못한다

감정이 흥분하고 짜증이 나기보다는 정신적인 불안감이 더 강하게 나타나는 수도 있다. 이는 심장의 작용이 약화되어 마음이 불안정한 것으로 본다. 따라서 심장에 좋은 용골, 모려를 배합한 시호가용골모려탕을 처방하여 마음을 안정시킨다. 계지가용골모려탕은 특히 몸이 차가운 사람의 불안감을 개선하는 데 좋은 처방이다.

●체질로 보는 / 남성의 갱년기

신양허(腎陽虛) 로 인한 체력 등의 저하

증세 : 체력을 비롯하여 의욕과 자신감의 저하

처방 팔미지황환(八味地黃丸, 243쪽)

모든 일에 소극적으로 대처

짜증을 내거나 얼굴에 홍조가 생기는 등 여성 갱년기는 에너지가 넘쳐나 보이는 반면에 남성 갱년기는 의욕이 없거나 체력에 대한 자신감의 결핍 등 기력이 떨어져 보이는 것이 특징이다. 증상의 한 예로 '발기부전(ED, Erectile Dysfunction)'을 들 수 있다. 신장의 양허에 대한 대표적인 처방은 팔미지황환(八味地黃丸)이다. 신장의 양기를 따뜻하게 해서 보하고, 건강하게 한다. 에너지 절약 모드에서 신장을 단단히 보충하는 것이 필요하다.

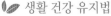

양생 · 자가 관리

🌿 **생활 건강 유지법**

양허(陽虛)는 과로도 그 한 원인이기 때문에 조용히 신장을 보하는 일이 필요하다. 자양 강장의 음료로 대충 대처하는 것은 그다지 좋은 방법이 아니다. 체력의 절약을 위해 쉬는 시간을 충분히 갖는 것이 가장 좋다.

비뇨기 문제

비뇨기에 발생하는 문제는 주로 신장이 관련되어 있다고 한다. 신장의 기능은 노화에 따라 쇠퇴하고, 또한 방광의 기능도 동시에 쇠퇴하여 나이가 들수록 비뇨기에 문제들이 많아진다. 빈뇨와 배뇨의 곤란, 배뇨통 등 비뇨기의 문제점들로는 여러 증상을 들 수 있는데, 우선 신장의 기능을 최대한 개선하는 것이 그 증상을 개선하고 진행을 막는 데 도움이 된다.

●체질로 보는

[신음허(腎陰虛)]　[신양허(腎陽虛)]

로 인한 비뇨기의 문제

증세 : 노화로 인해 발생하는 여러 증상 중 하나

[처방] 육미환(六味丸, 249쪽) / 팔미지황환(八味地黃丸, 243쪽) / 우차신기환(牛車腎氣丸, 226쪽)

신장의 음양(陰陽)을 보한다

나이가 들어 신장이 허약해지면 빈뇨, 소변을 봐도 개운하지 않는 등의 증상이 나타난다. 즉 소변이 한 번에 개운하게 나오지 않기 때문에 요실금의 증상으로 이어질 수 있다.

한방의학에서는 신음허(腎陰虛)의 상태에 보음(補陰) 작용이 있는 육미환(六味丸)을, 신양허(腎陽虛)의 상태에 보양(補陽) 작용이 있는 팔미지황환(八味地黃丸)과 팔미지황환의 특징을 강화한 우차신기환(牛車腎氣丸)을 처방한다. 신음허(腎陰虛)의 상태가 되면 더위를 잘 타는데, 이때 주의해야 할 점은 상반신은 차게 해도 하반신은 차게 하지 말아야 한다는 것이다. 그리고 신양허의 상태는 몸이 차가워지기 쉬워 몸을 따뜻하게 해야 한다. 물론 비뇨기과 처방과 병용할 수 있다.

🍃 칼럼

만성 방광염에는 저령탕(猪苓湯, 234쪽)

급성 방광염에는 한방보다 항생제가 더 적합하다고 볼 수 있다. 단, 만성화된 방광염에는 소염 작용이 있는 저령탕(猪苓湯)을 처방할 수도 있다. 이 저령탕에는 이뇨 작용과 혈뇨를 억제하는 지혈 작용이 있어 비뇨기계 질환의 개선에 큰 도움이 된다.

●기타

긴장으로 인한 빈뇨

증세 : 긴장과 불안 때문에 화장실에 자주 들른다

[처방] 청심연자음(淸心蓮子飮, 240쪽)

비뇨기의 통증에 효과적인 청심연자음(淸心蓮子飮)

사람들은 심리적으로 긴장하고 있을 때 화장실에 가고 싶어지는 경우가 많다. 그 증세가 문제가 된다면 심신의 열을 식히는 청심연자음(淸心蓮子飮)을 처방한다. 이 청심연자음은 비위(脾胃)가 약하고, 신허 상태에 있는 사람에게 적합한 처방으로서 정신 과민증으로 인한 빈뇨 외에 잔뇨감, 배뇨통 등을 개선한다.

양생 · 자가 관리

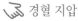 경혈 지압

소변과 관련된 증상의 개선에 효과가 있는 경혈로는 '관원(關元)'이 있다. 이곳은 기가 모이는 곳으로 보통 '단전(丹田)이라고도 한다. 또한 등 쪽에 있는 '명문(命門)'도 증상의 개선에 효과를 볼 수 있는 곳이다.

신음허(腎陰虛) 상태에서는 두 경혈을 어루만지거나 비벼서 자극을 주고, 신양허(腎陽虛)의 상태에서는 두 경혈을 따뜻하게 하는 것이 증상의 개선에 효과적이다.

관원(關元)
배꼽 아래 손가락 4개분.

명문(命門)
배꼽 반대 부위.

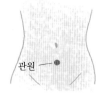

관원

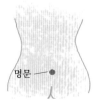

명문

치매에 따른 증상

한방의학에서는 정신적인 불안감과 두려움이 강해지는 등 치매와 관련된 증상은 노화에 의해 일어나는 신허(腎虛)의 상태와 관계가 있다고 본다. 그러나 치매 자체는 한방약의 처방으로도 치료할 수는 없다. 다만, 치매로 파생되는 다양한 증상을 조금이라도 억제하기 위해 사용한다. 또한 일상적인 건강 유지를 위한 처방 중에는 광의의 의미에서 '치매의 예방 대책'이라 할 수 있는 독특한 처방도 있다.

●기타

간기울결(肝氣鬱結)에 의한
흥분과 배회, 선망

증세 : 간이 흥분해 일어나는
공격성이 강한 증상

처방 ▶ 억간산(抑肝散, 219쪽)/시호가용골모려탕(柴胡加龍骨牡蠣湯, 216쪽)

에너지가 넘쳐 나 보인다

나이가 들어감에 따라 신허의 상태가 되면 그에 따라 심신도 큰 영향을 받는다. 신허의 상태에서는 심신의 긴장이 잘 풀리지 않아 어깨 결림이 심해지거나 사소한 일에도 화를 내게 된다. 심한 경우에 공격적으로 날뛰거나 가만히 있지 못해 반복적으로 길거리를 배회하는 등 문제의 행동을 많이 일으킨다. 치매의 여러 유형 중에서도 '힘이 넘쳐 나는 증상'이 많이 보인다.

억간산(抑肝散)을 최우선으로 처방

문제의 행동을 일으키는 주요 원인인 간의 흥분을 억제하기 위하여 한방의학에서는 억간산(抑肝散)이 자주 처방된다. 억간산은 어린이를 대상으로 처방되는 경우가 많았지만, 알츠하이머형 치매의 문제적인 행동에 처방하는 내용의 논문 등도 보고되어 있다. 그 밖에 정신적인 불안, 짜증에 대한 처방에서 시호가용골모려탕도 좋은 선택지이다.

●체질로 보는

기허(氣虛) 로 인한 의욕 저하

증세 : 기가 부족하여
원기가 딸린다

처방 ▶ 보중익기탕(補中益氣湯, 202쪽)

에너지가 소진되었다

심신을 움직이기 위한 에너지인 '기(氣)'도 노화로 인해 부족해진다. 그러면 숨이 차고 피로가 잘 풀리지 않고 식욕 부진 등의 증상을 보인다. 또한 의욕이 저하되어 아무 일도 하고 싶은 마음이 없어 온종일을 멍하게 지낸다.

소화 흡수 기능을 높이는 처방

기(氣)는 식사를 통한 영양분의 소화 및 흡수로 생성된다. 따라서 증세의 개선을 위해서 영양분을 잘 흡수할 수 있도록 소화 기능을 높이는 보중익기탕을 처방할 수 있다. 또한 이 처방약은 권태감을 제거하여 의욕을 북돋우는 역할도 한다.

🌿 칼럼

건망증 예방에는 육미환(六味丸, 249쪽)과 팔미지황환(八味地黃丸, 243쪽)

치매에 의한 건망증에는 특효약이 없지만, 그것을 예방하기 위하여 보신의 역할을 하는 '육미환', '팔미지황환'을 사용할 수도 있다. 두 처방약은 모두 장기적인 대책의 하나로서 고령자의 양생(생활 건강 유지)을 위해 사용해도 좋은 처방이다.

안티에이징 (항노화)

생명력의 원천이며, 기혈(氣血)의 근본을 이루는 것은 바로 신장에 축적된 정기(精氣)이다. 이 정기는 나이가 들어감에 따라 줄어들고, 그에 따라 심신도 약해지는 것이다. 그 정기의 흐름을 최대한 늘리기 위하여 신허(腎虛)의 상태를 천천히 개선하는 것이 한방에서 안티에이징(항노화)을 다루는 기본적인 방식이다. 그러기 위해서는 우선 평상시의 식사와 수면을 잘 챙겨 스트레스가 쌓이지 않도록 생활을 잘 유지해야 한다.

●기타

소화기를 보호하고 기혈(氣血)을 보충

증세 : 비(脾)의 기능을 높여 에너지를 보충해야 할 때

처방 십전대보탕(十全大補湯, 218쪽)/인삼양영탕(人蔘養榮湯, 230쪽)

평상시의 식사에서 기혈을 확실히 보충

식사를 통해 섭취하는 영양은 생명 활동의 기초를 이루는 기혈(氣血)이 된다. 질병에 대한 저항력을 높이기 위하여 소화 기능에 관여하는 비(脾)의 기능을 높이고 평소 기혈을 보충해 둘 필요가 있다.

피곤이 풀리지 않거나 몸이 차고 피부가 거칠어지는 등의 증상이 있다면 주의해야 한다. 왜냐하면 기혈이 쇠약해지기 시작한 것이다. 이럴 때는 '십전대보탕(十全大補湯)', '인삼양영탕(人蔘養榮湯)'으로 소화 기능을 개선하여 기혈을 보충한다. 불안감이나 불면증이 있는 경우에는 인삼양영탕이 더 적합하다.

●체질로 보는

신허(腎虛) 의 진행을 완만하게

증세 : 신음(腎陰)과 신양(腎陽)을 보하여 신장의 기능을 유지해야 할 때

처방 육미환(六味丸, 249쪽) / 팔미지황환(八味地黃丸, 243쪽) / 우차신기환(牛車腎氣丸, 226쪽)

노화에 따른 여러 증상을 예방

신장은 성장과 그 성장 호르몬 등과 관계가 깊은 장기이다. 건망증, 새치, 노안, 빈뇨, 무릎 관절통, 피로감 등 노화로 인해 일어나는 증상에는 신장의 기능 저하가 큰 영향을 주고 있다.

이러한 신허(腎虛)의 증상을 개선하는 한방약으로는 신음허(腎陰虛)의 대표적인 처방제인 육미환(六味丸), 신양허(腎陽虛)의 대표적인 처방제인 팔미지황환(八味地黃丸), 그리고 우차신기환(牛車腎氣丸)이 있다.

그러나 가장 좋은 것은 이러한 증상이 심해지기 전에 예방적으로 사용하는 것이다. 육미환은 머리에 혈(血)이 올라가고 더위를 잘 타는 사람에게, 팔미지황환은 몸이 차가운 사람에게 적합하다. 그리고 우차신기환은 몸이 차가운 증상이 심한 경우에 적합하다.

●체질로 보는

어혈(瘀血) 로 인한 기미 등의 예방

증세 : 혈액 순환을 좋게 하고 영양을 피부에 제대로 전달해야 하는 상태

처방 계지복령환(桂枝茯苓丸, 185쪽)

혈행의 개선으로 피부와 머리카락을 윤기 있게

기미가 생기고, 사소한 일로 멍에가 생기면 혈행이 나빠지고 있다고 볼 수 있다. 혈(血)이 정체되면 몸 구석구석에 영양이 잘 전달되지 않는다. 그리고 노폐물을 잘 배출하지 못하여 피부에 기미가 생기고 푸석푸석해진다.

이때는 계지복령환(桂枝茯苓丸)을 처방하여 혈행을 원활히 만든다. 머리로 올라가는 혈류가 개선되면 머리카락에도 좋은 영향을 준다. 안면홍조 등 갱년기의 증상을 개선하기 위해서도 사용된다.

어린이의 허약 체질

활발하게 돌아다니며, 또 몸도 점점 더 성숙해 가는 어린이는 어른과 같이 볼 수 없는 측면이 있다. 예를 들면, 어린이는 기본적으로 몸에 열이 많아 몸을 데우는 열성(熱性)의 약은 적합하지 않다. 허약 체질에는 몸을 성장시키는 영양과 같은 선천적인, 후천적인 기(氣)를 축적하는 신장과 후천적인 기를 생성시키는 비가 크게 관련되어 있다.

● 체질로 보는

선천적인 신음허(腎陰虛)

증세 : 신장이 선천적으로 기가 적어 서서히 성장하는 유형

처방 ▶ 육미환(六味丸, 249쪽)

후천적인 기(氣)를 증가시킨다

아이는 태어날 때부터 이미 신장에 선천적인 기가 축적되어 있다. 그런데 그 선천적인 기가 본래 적으면 주위의 아이들에 비하여 몸의 성장이나 발달의 속도가 느리다. 선천적 기의 부족에는 육미환(六味丸)을 처방하여 신음(腎陰)을 보충한다. 그 후에는 음식에서 영양을 섭취하여 후천적인 기를 많이 축적하는 것이 중요하며, 그러한 처방제로는 소건중탕(小建中湯)을 사용하기도 한다.

● 체질로 보는

태어날 때부터 위장이 약한 비기허(脾氣虛)

증세 : 식사량이 적고 단것을 좋아한다

처방 ▶ 소건중탕(小建中湯, 210쪽)

비(脾)를 강하게 하는 처방

소화기계의 소화와 흡수를 관장하는 비(脾)의 기능이 약하면 음식물로부터 기(氣)를 잘 만들어 낼 수 없다. 그리고 식사량도 적고 편식이 심하며 체력도 약하다. 또한 설사도 쉽게 한다. 따라서 음식은 소화가 잘되는 것을 위주로 섭취하되, 편식은 하지 않는 것이 중요하다. 비(脾)를 보강하고 재건하는 효능의 소건중탕(小建中湯)을 사용해 비를 서서히 강하게 만들도록 한다.

● 기타

사물에 대해 예민한 간양상항(肝陽上亢)

증세 : 사소한 일에 짜증을 낸다

처방 ▶ 억간산(抑肝散, 219쪽)

간이 예민해 쉽게 흥분한다

아이들은 성장하기 위해 혈(血)을 많이 소모한다. 원래 신장이 음허(陰虛)의 상태이면 간혈허(肝血虛)*가 되어 기체를(氣滯) 일으키기 쉽다. 그로 인해 간의 양기를 막을 수 없어 쉽게 흥분하여 밤 중에 자주 운다.

이 증상의 개선을 위해서 억간산(抑肝散)을 사용하여 긴장과 신경의 흥분을 억제한다. 억간산은 맛이 썩 좋지 않지만, 기분이 흥분될 때 먹으면 마음이 편해지기 때문에 어린이들도 잘 먹는다.

*간혈허(肝血虛) : 간혈(肝血)이 부족하여 근육, 눈, 맥락(脈絡)이 영양을 공급받지 못하는 병리 상태 //《대한한의학회 표준한의학용어집 2.1》

양생 · 자가 관리

 식이 요법

신음허(腎陰虛)에는 뼈가 든 음식을 섭취하는 것이 좋다. 성장에 필요한 연골과 기혈을 보충해 주기 때문이다. 뼈가 달린 고기를 푹 삶아 곰탕으로 먹거나 생선을 간자씨째로 먹는 것이 좋다.

비기허(脾氣虛)에는 곡식류를 잘 섭취하는 것이 중요하다. 영양을 잘 섭취하기 위하여 쌀을 맥아로 발효시킨 엿, 천연 벌꿀 등을 음료나 요구르트에 조금 넣어 먹는 것도 좋은 방법이다.

제4장

그 밖의 내복·외용
한방약(漢方藥) 298종

이 장에서는 국내에서 아직 건강보험이 적용되지 않는 것도 포함하여,
일상에서 종종 처방을 받기도 하는 한방약 298종을 소개하며,
배합되는 한약재의 종류, 처방 체질, 그리고 출처도 함께 밝힌다.
여기에는 일상에서도 자주 들어본 한방약도 많이 포함되어 있는데,
내복약뿐만 아니라 외용약도 함께 소개하고 있어 알아 두면 좋다.

한방약(漢方藥)을 알아보자!

한방약은 자연물을 처리해 만든 한약재를 여러 종류로 배합한 약으로서 병태(病態)*와 그 사람의 체질에 맞게 사용된다. 한의사나 한약사에게 자신의 증상에 대해 잘 상담해, 자신에게 맞는 한방약을 선택하는 것이 중요하다.

* 병태(病態) : 질병의 임상적인 증상, 병의 원인, 발병, 그리고 질병을 일으키는 사기(邪氣)인 병기(病氣)를 총칭한다(《대한한의학회 표준한의학용어집 2.1》).

한방약의 재료는 한약재

한방약(漢方藥)에 사용되는 대부분의 한약재는 회향이나 국화와 같은 약초 식물의 뿌리와 줄기, 꽃 등을 말리거나 쪄서 만든다. 이외에도 당나귀의 피부 가죽을 이용한 아교나 굴의 껍질을 건조한 모려(牡蠣) 등 동물계의 재료, 석고, 활석과 같은 광물성 재료도 있다. 이렇게 자연에서 유래한 한약재에는 몸을 따뜻하게 하고, 에너지를 불어넣는 기(氣)를 보강하는 등 다양한 약효가 있다. 이러한 여러 종류의 한약재를 배합해 만든 것이 바로 '한방약'이다.

한방약에는 배합한 한약재를 달여서 복용하는 형태인 소위 '탕약'이라는 '탕제(湯劑)', 한약재를 분말의 형태 만든 '산제(散劑)', 산제를 둥글게 만든 '환제(丸劑)', 달인 추출물을 과립 등으로 가공한 '추출제(抽出劑)', 바르는 외용약인 '연고제(軟膏劑)'가 있다. 그중에는 의료 기관에서 처방되는 건강보험 적용 한방약과 약국 등에서 구입하는 보험 적용 외의 것이 있다.

한방약의 구입처

소청룡탕(小靑龍湯)과 갈근탕(葛根湯) 등 대중적인 한방약은 일반 약국에서도 구입할 수 있다. 그러나 자신에게 맞는 한방약을 고르기 위해서는 자신이 '나는 혈허(血虛)이다', '기체(氣滯)인 것 같다' 등과 같이 임의로 판단할 것이 아니라 한의사나 한약사에게 자신의 증상을 상담한 뒤 처방을 받는 일이 가장 안전하고 현명한 대처이다.

한방병원 등에서 추출제를 처방해 받을 수도 있다. 한방약을 스스로 처방해 복용하고 싶은 경우에는 주치의와 상담해 보면 좋을 것이다. 또, 한방의학과(또는 한의원)에서 진찰을 받는 방법도 있다. 보험 적용 외의 한방약이라도 보험이 적용되는 한약재를 배합해 유사한 처방을 구성할 수도 있다. 그러나 배합 비율이나 한약재의 구성이 다를 수 있다.

한의원(한방병원)이나 한약사가 있는 약국에서는 과립, 분말, 정제 등과 같이 일정한 치료 목적에 맞게 배합 및 가공하여 일정한 형태로 만들어 놓은

● 한약재의 유래

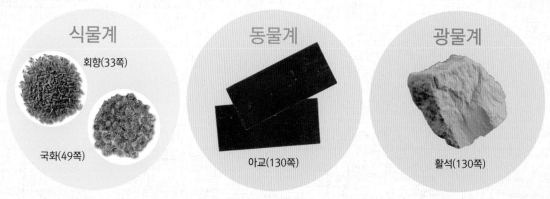

식물계
회향(33쪽)
국화(49쪽)

동물계
아교(130쪽)

광물계
활석(130쪽)

제제(製劑)가 있다. 그러나 없는 경우에도 한의원이나 한방병원에서는 한약재 하나하나를 배합해 그 사람에게 맞게 탕약을 조제할 수 있다.

탕약은 과립 등으로 만드는 과정보다 한약재를 가열하는 시간이 짧아 향도 많이 남아 있어 진하다. 단, 탕약 조제는 고도의 한방 지식이 필요하여 한방 전문가의 처방을 받거나 상담해야 한다.

🌿 한방약의 복용 방법

추출제는 기본적으로 하루 3회씩, 식전이나 식간에 복용한다. 그러나 하루에 2회씩 복용하는 종류도 있어 한방약을 복용할 때는 반드시 처방된 복용 방법에 따르도록 한다.

탕약은 매일 한약재를 달여서 그날에 먹도록 하고 그것을 2~3회에 걸쳐 나누어 복용한다. 그러나 이것도 약의 종류에 따라 달이는 방법도 다르다. 물론 달이는 방법도 반드시 한의사 또는 한약사의 지시에 따라서 진행한 뒤 복용하는 것이 안전하다.

🌿 한방약의 복용 기간

한방약은 즉효성이 없으리라고 보통 생각되지만, 감기 초기에 처방되는 갈근탕이나 위장약인 안중산과 같이 비교적 빨리 효능을 보이는 종류도 있다. 또한 일정 기간 꾸준히 복용해야 효험을 보이는 종류도 있다. 물론 배합된 한약재에 따라 장기간 복용하지 않고 증상이 사라지면 곧바로 복용을 끊는 약도 있고, 체질을 바꾸기 위해 몇 년간 계속해서 복용해야 할 약도 있다.

사람마다 체질이나 상태가 달라 효과가 나타나는 방식도 매우 다양하다. 한의사나 한약사가 2주분 처방하였다면 첫 1주일간은 비록 효능을 못 느끼더라도 정해진 기간 복용하는 것이 좋다.

금기 사항은 자신의 판단으로 한방약을 계속해서 먹거나 중도에 복용을 그만두는 일이다. 복용 도중에 신경이 쓰이거나 문제점이 있으면 곧바로 전문가와 상담하는 것이 바람직하다.

🌿 한방약의 부작용

한방약은 천연의 한약재를 재료로 사용해 만들기 때문에 올바로 복용하면 보통은 큰 부작용이 거의 없다. 그러나 모든 약에는 항상 부작용의 위험이 있는 법이다. 한방약도 마찬가지로 부작용이 전혀 없는 것은 아니다.

예를 들면, 감초의 부작용으로 소위 알도스테론증(aldosteronism)이 있다. 이는 부신에서 나오는 알도스테론이라는 호르몬의 과잉 분비가 없는 데도 혈압 상승 등의 알도스테론증이 나타난다. 또한 한약재인 황금의 경우, 간 장애와 간질성 폐렴의 부작용이 나타났다는 보고도 있다.

그러나 이러한 부작용은 모든 사람에게 항상 나타나는 것은 아니다. 한방약을 처방받을 때는 지병의 유무와 우려되는 일을 한의사나 한약사와 잘 상담하는 것이 좋다.

한방약을 먹기 시작하면 일시적으로 설사, 메스꺼움, 두통 등의 증상이 나타날 수 있다. 이것은 '명현(瞑眩)' 반응이라 하여 몸이 한방약에 의해 개선되기 전의 일시적으로 호전되는 반응으로서 크게 걱정할 필요는 없다. 단, 나타난 증상이 '명현' 반응인지, '부작용'인지 알 수 없을 때는 곧바로 한의사나 한약사에게 상담하도록 한다.

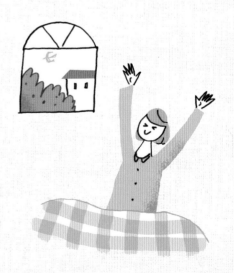

자주 사용하는 한방약의 일람표

여기서는 많이 쓰이는 한방약 298종의 처방을 소개한다. 한방약에는 출전이 명확한 것도 있고, 없는 것도 있다. 그리고 각 한방약은 사람들의 체질과 상태에 따라서 다양하게 적용되고 있다. 아래의 한방약 일람표에서는 일반 시중에서 잘 알려진 대표적인 한방약 298종에 대하여 각 이름, 출전, 적용 체질에 대하여 요약해 정리하였다.

연번	페이지수	한방약 이름(한글)	한방약 이름(한자)	출전	체질 또는 약의 방향성
1	176	가감량격산 (공정현)	加減涼膈散 (龔廷賢)	萬病回春(만병회춘)	실열
2	176	가감량격산 (아사다 소하쿠)	加減涼膈散 (浅田)	浅田宗伯(아사다 소하쿠)	실열
3	176	가미귀비탕	加味歸脾湯	済生方(제생방)	기허, 혈허, 기체
4	176	가미사물탕	加味四物湯	萬病回春(만병회춘)	혈허
5	177	가미소요산	加味逍遙散	和劑局方(화제국방)	기체, 혈허
6	177	가미소요산가천궁지황	加味逍遙散加川芎地黃	—	기체, 혈허
7	177	가미소요산합사물탕	加味逍遙散合四物湯	—	기체, 혈허, 어혈
8	177	가미온담탕	加味溫胆湯	萬病回春(만병회춘)	수독
9	178	가미평위산	加味平胃散	醫方考(의방고)	수독
10	178	가미해독탕	加味解毒湯	寿世保元(수세보원)	수독, 실열
11	178	갈근가출부탕	葛根加朮附湯	吉益東洞經驗方(길익동동경험방)	양허
12	178	갈근탕	葛根湯	傷寒論(상한론)	—
13	179	갈근탕가천궁신이	葛根湯加川芎辛夷	本朝經驗方(본조경험방)	—
14	179	갈근홍화탕	葛根紅花湯	方輿輗(방여예)	
15	179	갈근황련황금탕	葛根黃連黃芩湯	傷寒論(상한론)	실열
16	179	감로음	甘露飮	和劑局方(화제국방)	음허
17	180	감맥대조탕	甘麦大棗湯	金匱要略(금궤요략)	혈허
18	180	감초건강탕	甘草乾姜湯	傷寒論(상한론)	수독
19	180	감초부자탕	甘草附子湯	傷寒論(상한론)·金匱要略(금궤요략)	양허
20	180	감초사심탕	甘草瀉心湯	傷寒論(상한론)	—
21	181	감초탕	甘草湯	傷寒論(상한론)	—
22	181	갑자탕	甲字湯	叢桂亭醫事小言(총계정의사소언)	어혈
23	181	건강인삼반하환	乾姜人蔘半夏丸	金匱要略(금궤요략)	기허, 양허
24	181	견중탕	堅中湯	千金方(천금방)	수독
25	182	계마각반탕	桂麻各半湯	傷寒論(상한론)	—
26	182	계명산가복령	鶏鳴散加茯苓	時方歌括(시방가괄)	기체, 수독
27	182	계비탕	啓脾湯	萬病回春(만병회춘)	기허
28	182	계지가갈근탕	桂枝加葛根湯	傷寒論(상한론)	—
29	183	계지가령출부탕	桂枝加苓朮附湯	吉益東洞經驗方(길익동동경험방)	수독, 양허
30	183	계지가용골모려탕	桂枝加竜骨牡蛎湯	金匱要略(금궤요략)	
31	183	계지가작약대황탕	桂枝加芍藥大黃湯	傷寒論(상한론)	
32	183	계지가작약생강인삼탕	桂枝加芍藥生姜人蔘湯	傷寒論(상한론)	
33	184	계지가작약탕	桂枝加芍藥湯	傷寒論(상한론)	
34	184	계지가출부탕	桂枝加朮附湯	吉益東洞經驗方(길익동동경험방)	수독, 양허
35	184	계지가황기탕	桂枝加黃耆湯	金匱要略(금궤요략)	기허
36	184	계지가후박행인탕	桂枝加厚朴杏仁湯	傷寒論(상한론)	
37	185	계지복령환	桂枝茯苓丸	金匱要略(금궤요략)	어혈
38	185	계지복령환가의이인	桂枝茯苓丸加薏苡仁	原南陽經驗方(원남양경험방)	어혈, 수독
39	185	계지월비탕	桂枝越婢湯	本朝經驗方(본조경험방)	
40	185	계지이월비일탕가출부	桂枝二越婢一湯加朮附	傷寒論(상한론)	—
41	186	계지인삼탕	桂枝人蔘湯	傷寒論(상한론)	기허, 양허
42	186	계지작약지모탕(계작지모탕)	桂枝芍藥知母湯 (桂芍知母湯)	金匱要略(금궤요략)	—
43	186	계지탕	桂枝湯	傷寒論(상한론)·金匱要略(금궤요략)	양허
44	186	곽향정기산	藿香正氣散	和劑局方(화제국방)	수독
45	187	관심이호방	冠心二号方	中国醫學科學院(중국의학과학원)	어혈
46	187	괄루해백백주탕	栝楼薤白白酒湯	金匱要略(금궤요략)	양허, 기체
47	187	괄루해백탕	栝楼薤白湯	細野家方(호소노가방)	수독
48	187	구미빈랑탕	九味檳榔湯	勿誤薬室方函(물오약실방함)	수독
49	188	구풍해독산 (탕)	駆風解毒散 (湯)	萬病回春(만병회춘)	실열
50	188	궁귀교애탕	芎歸膠艾湯	金匱要略(금궤요략)	혈허
51	188	궁귀조혈음	芎歸調血飮	萬病回春(만병회춘)	기체, 어혈, 혈허
52	188	궁귀조혈음제일가감	芎歸調血飮第一加減	一貫堂(잇간도)	기체, 어혈, 혈허
53	189	귀기건중탕	歸耆建中湯	華岡青洲 瘍科方筌(화강청주의양과방전)	기허, 혈허
54	189	귀비탕	歸脾湯	済生方(제생방)	기허, 혈허

연번	페이지수	한방약 이름(한글)	한방약 이름(한자)	출전	체질 또는 약의 방향성
55	189	기국지황환	杞菊地黄丸	醫級(의급)	음허
56	189	길경석고	桔梗石膏	本朝經驗方(본조경험방)	실열
57	190	길경탕	桔梗湯	傷寒論(상한론)・金匱要略(금궤요략)	—
58	190	당귀건중탕	当帰建中湯	金匱要略(금궤요략)	혈허, 기허
59	190	당귀사역가오수유생강탕	当帰四逆加呉茱萸生姜湯	傷寒論(상한론)	혈허
60	190	당귀사역탕	当帰四逆湯	傷寒論(상한론)	혈허
61	191	당귀산	当帰散	金匱要略(금궤요략)	—
62	191	당귀육황탕	当帰六黄湯	蘭室秘蔵(난실비장)	혈허, 음허
63	191	당귀음자	当帰飲子	済生方(제생방)	혈허
64	191	당귀작약산	当帰芍薬散	金匱要略(금궤요략)	혈허, 수독
65	192	당귀작약산가부자	当帰芍薬散加附子	本朝經驗方(본조경험방)	혈허, 수독, 양허
66	192	당귀작약산가인삼	当帰芍薬散加人蔘	—	혈허, 수독, 기허
67	192	당귀작약산가황기조등	当帰芍薬散加黄耆釣藤	—	혈허, 수독
68	192	당귀탕	当帰湯	千金要方(천금요방)	기허, 혈허, 기체, 양허
69	193	당귀패모고삼환료	当帰貝母苦蔘丸料	金匱要略(금궤요략)	—
70	193	대건중탕	大建中湯	金匱要略(금궤요략)	양허, 기허
71	193	대반하탕	大半夏湯	金匱要略(금궤요략)	—
72	193	대방풍탕	大防風湯	和劑局方(화제국방)	기허, 혈허, 음허
73	194	대승기탕	大承氣湯	傷寒論(상한론)・金匱要略(금궤요략)	—
74	194	대시호탕	大柴胡湯	傷寒論(상한론)・金匱要略(금궤요략)	기체, 실열
75	194	대시호탕거대황	大柴胡湯去大黄	傷寒論(상한론)	기체, 실열
76	194	대황감초탕	大黄甘草湯	金匱要略(금궤요략)	—
77	195	대황목단피탕	大黄牡丹皮湯	金匱要略(금궤요략)	어혈, 수독, 실열
78	195	대황부자탕	大黄附子湯	金匱要略(금궤요략)	양허
79	195	도핵승기탕	桃核承氣湯	傷寒論(상한론)	어혈
80	195	독활갈근탕	独活葛根湯	外臺秘要方(외대비요방)	—
81	196	독활기생탕	独活寄生湯	千金要方(천금요방)	기허, 혈허
82	196	마인환	麻仁丸	傷寒論(상한론)	음허
83	196	마행감석탕	麻杏甘石湯	傷寒論(상한론)	실열
84	196	마행의감탕	麻杏薏甘湯	金匱要略(금궤요략)	수독
85	197	마황부자세신탕	麻黄附子細辛湯	傷寒論(상한론)	양허
86	197	마황탕	麻黄湯	傷寒論(상한론)	—
87	197	맥문동탕	麦門冬湯	金匱要略(금궤요략)	기허, 음허
88	197	맥미지황환	麦味地黄丸	醫級(의급)	음허
89	198	명랑음	明朗飲	和田泰庵方函(화전태암방함)	수독
90	198	목방기탕	木防己湯	金匱要略(금궤요략)	수독
91	198	반하백출천마탕	半夏白朮天麻湯	脾胃論(비위론)	수독, 기허
92	198	반하사심탕	半夏瀉心湯	傷寒論(상한론)・金匱要略(금궤요략)	—
93	199	반하산급탕	半夏散及湯	傷寒論(상한론)	—
94	199	반하후박탕	半夏厚朴湯	金匱要略(금궤요략)	기체, 수독
95	199	방기복령탕	防己茯苓湯	金匱要略(금궤요략)	수독
96	199	방기황기탕	防己黄耆湯	金匱要略(금궤요략)	수독
97	200	방풍통성산	防風通聖散	宣明論(선명론)	실열
98	200	배농산	排膿散	金匱要略(금궤요략)	—
99	200	배농산급탕	排膿散及湯	吉益東洞經驗方(길익동동경험방)	기체
100	200	배농탕	排膿湯	金匱要略(금궤요략)	기체
101	201	백자양심환	柏子養心丸	體仁匯編方(체인회편방)	음허
102	201	백출부자탕	白朮附子湯	金匱要略(금궤요략)	양허, 수독
103	201	백호가계지탕	白虎加桂枝湯	金匱要略(금궤요략)	실열
104	201	백호가인삼탕	白虎加人蔘湯	傷寒論(상한론)・金匱要略(금궤요략)	실열
105	202	백호탕	白虎湯	傷寒論(상한론)	실열
106	202	보기건중탕	補氣健中湯	済生方(제생방)	수독, 기허, 음허
107	202	보양환오탕	補陽還五湯	醫林改錯(의림개착)	기허, 혈허
108	202	보중익기탕	補中益氣湯	脾胃論(비위론)・內外傷辨惑論(내외상변혹론)	기허
109	203	보폐탕	補肺湯	永類鈐方(영류령방)	기허
110	203	복령사역탕	茯苓四逆湯	傷寒論(상한론)	양허, 기허, 수독
111	203	복령음	茯苓飲	金匱要略(금궤요략)	기체
112	203	복령음가반하	茯苓飲加半夏	—	수독
113	204	복령음합반하후박탕	茯苓飲合半夏厚朴湯	本朝經驗方(본조경험방)	수독, 기체
114	204	복령택사탕	茯苓澤瀉湯	金匱要略(금궤요략)	수독
115	204	복령행인감초탕	茯苓杏仁甘草湯	金匱要略(금궤요략)	기체

연번	페이지수	한방약 이름(한글)	한방약 이름(한자)	출전	체질 또는 약의 방향성
116	204	부비생맥산	扶脾生脈散	醫學入門(의학입문)	기허, 혈허, 음허
117	205	부자갱미탕	附子粳米湯	金匱要略(금궤요략)	양허
118	205	부자이중탕	附子理中湯	直指方(직지방)	양허, 기허
119	205	분돈탕(금궤요략)	奔豚湯(金匱要略)	金匱要略(금궤요략)	—
120	205	분돈탕(주후방)	奔豚湯(肘後方)	肘後方(주후방)	—
121	206	분소탕	分消湯	萬病回春(만병회춘)	수독
122	206	분심기음	分心氣飲	和劑局方(화제국방)	기체
123	206	불환금정기산	不換金正氣散	和劑局方(화제국방)	기체, 수독
124	206	사군자탕	四君子湯	和劑局方(화제국방)	기허
125	207	사령탕	四苓湯	和劑局方(화제국방)	수독
126	207	사물탕	四物湯	和劑局方(화제국방)	혈허
127	207	사역가인삼탕	四逆加人蔘湯	傷寒論(상한론)	기허, 양허
128	207	사역산	四逆散	傷寒論(상한론)	기체
129	208	사역탕	四逆湯	傷寒論(상한론)	양허
130	208	산조인탕	酸棗仁湯	金匱要略(금궤요략)	혈허
131	208	삼령백출산	蔘苓白朮散	和劑局方(화제국방)	기허
132	208	삼물황금탕	三物黃芩湯	傷寒論(상한론)	실열
133	209	삼소음	蔘蘇飲	和劑局方(화제국방)	기허
134	209	삼황사심탕	三黃瀉心湯	金匱要略(금궤요략)	실열
135	209	생강사심탕	生姜瀉心湯	傷寒論(상한론)	—
136	209	생맥산	生脈散	內外傷辨惑論(내외상변혹론)	기허, 음허
137	210	세간명목탕	洗肝明目湯	萬病回春(만병회춘)	혈허
138	210	소건중탕	小建中湯	傷寒論(상한론)	기허
139	210	소경활혈탕	疎経活血湯	萬病回春(만병회춘)	혈허, 어혈, 수독
140	210	소반하가복령탕	小半夏加茯苓湯	金匱要略(금궤요략)	수독, 기체
141	211	소속명탕	小續命湯	千金要方(천금요방)	—
142	211	소승기탕	小承氣湯	傷寒論(상한론)	—
143	211	소시호탕	小柴胡湯	傷寒論(상한론)·金匱要略(금궤요략)	기체, 실열
144	211	소시호탕가길경석고	小柴胡湯加桔梗石膏	本朝經驗方(본조경험방)	기체, 실열
145	212	소시호탕합갈근탕가천궁신이	小柴胡湯合葛湯加川芎辛夷	細野家方(호소노가방)	—
146	212	소요산	逍遙散	和劑局方(화제국방)	기체, 혈허
147	212	소자강기탕	蘇子降氣湯	和劑局方(화제국방)	양허
148	212	소청룡탕	小青竜湯	傷寒論(상한론)·金匱要略(금궤요략)	수독, 양허
149	213	소청룡탕가석고	小青竜湯加石膏	金匱要略(금궤요략)	—
150	213	소풍산	消風散	外科正宗(외과정종)	—
151	213	속명탕	統命湯	金匱要略(금궤요략)	—
152	213	승마갈근탕	升麻葛根湯	萬病回春(만병회춘)	—
153	214	시갈해기탕	柴葛解肌湯	勿誤藥室方函口訣(물오약실방함구결)	—
154	214	시경반하탕	柴梗半夏湯	醫學入門(의학입문)	기체
155	214	시령탕	柴苓湯	得効方(득효방)	기체, 수독
156	214	시박탕	柴朴湯	本朝經驗方(본조경험방)	기체
157	215	시소음	柴蘇飲	本朝經驗方(본조경험방)	기체
158	215	시작육군자탕	柴芍六君子湯	勿誤藥室方函口訣(물오약실방함구결)	기허, 기체
159	215	시체탕	柿蔕湯	済生方(제생방)	—
160	215	시함탕	柴陷湯	本朝經驗方(본조경험방)	기체
161	216	시호가용골모려탕	柴胡加竜骨牡蛎湯	傷寒論(상한론)	기체
162	216	시호계지건강탕	柴胡桂枝乾姜湯	傷寒論(상한론)·金匱要略(금궤요략)	기체, 음허
163	216	시호계지탕	柴胡桂枝湯	傷寒論(상한론)·金匱要略(금궤요략)	기체
164	216	시호소간탕	柴胡疎肝湯	醫學統旨(의학통지)	기체
165	217	시호지길탕	柴胡枳桔湯	傷寒蘊要(상한온요)	기체, 음허
166	217	시호청간탕	柴胡清肝湯	一貫堂(잇간도)	기체, 혈허
167	217	신비탕	神秘湯	浅田家方(아사다가방)	기체
168	217	신이청폐탕	辛夷清肺湯	外科正宗(외과정종)	실열
169	218	십미패독탕	十味敗毒湯	華岡青洲經驗方(화강청주경험방)	—
170	218	십전대보탕	十全大補湯	和劑局方(화제국방)	기허, 혈허
171	218	안중산	安中散	和劑局方(화제국방)	양허, 기체
172	218	안중산가복령	安中散加茯苓	勿誤藥室方函口訣(물오약실방함구결)	양허, 기체, 수독
173	219	억간산	抑肝散	保嬰金鐘録(보영금종록)	기체, 혈허
174	219	억간산가작약황련	抑肝散加芍藥黃連	本朝經驗方(본조경험방)	기체, 혈허
175	219	억간산가진피반하	抑肝散加陳皮半夏	本朝經驗方(본조경험방)	기체, 혈허, 수독
176	219	여신산	女神散	勿誤方函口訣(물오방함구결)	기체

연번	페이지수	한방약 이름(한글)	한방약 이름(한자)	출전	체질 또는 약의 방향성
177	220	여택통기탕	麗澤通氣湯	蘭室秘蔵(난실비장)	—
178	220	여택통기탕가신이	麗澤通氣湯加辛夷	—	—
179	220	연년반하탕	延年半夏湯	外臺秘要方(외대비요방)	기체, 수독
180	220	연주음	連珠飲	内科秘録(내과비록)	수독, 혈허
181	221	영감강미신하인탕	苓甘姜味辛夏仁湯	金匱要略(금궤요략)	수독
182	221	영강출감탕	苓姜朮甘湯	金匱要略(금궤요략)	수독, 양허
183	221	영계감조탕	苓桂甘棗湯	金匱要略(금궤요략)	수독
184	221	영계미감탕	苓桂味甘湯	金匱要略(금궤요략)	수독
185	222	영계출감탕	苓桂朮甘湯	傷寒論(상한론)・金匱要略(금궤요략)	수독, 양허
186	222	오령산	五苓散	傷寒論(상한론)・金匱要略(금궤요략)	수독
187	222	오령통기산	烏苓通氣散	萬病回春(만병회춘)	기체, 수독
188	222	오림산	五淋散	和劑局方(화제국방)	수독, 실열
189	223	오물해독산	五物解毒散	本朝經驗方(본조경험방)	실열
190	223	오미소독음	五味消毒飲	醫宗金鑑(의종금감)	실열
191	223	오수유탕	呉茱萸湯	傷寒論(상한론)	양허
192	223	오약순기산	烏藥順氣散	和劑局方(화제국방)	—
193	224	오적산	五積散	和劑局方(화제국방)	양허, 수독, 혈허
194	224	오호탕	五虎湯	萬病回春(만병회춘)	—
195	224	옥병풍산	玉屏風散	丹溪心法(단계심법)・世醫得処方(세의득처방)	양허
196	224	온경탕	温経湯	金匱要略(금궤요략)	혈허, 어혈
197	225	온담탕	温胆湯	千金要方(천금요방)	수독
198	225	온비탕	温脾湯	千金要方(천금요방)	양허
199	225	온청음	温清飲	萬病回春(만병회춘)	혈허, 실열
200	225	외대사물탕가미	外臺四物湯加味	外臺秘要方(외대비요방)	—
201	226	용담사간탕(설씨의안십육종)	竜胆瀉肝湯(薛氏十六種)	薛氏十六種(설씨십육종)	실열, 수독
202	226	용담사간탕(잇간도의학)	竜胆瀉肝湯(一貫堂)	一貫堂(잇간도)	실열, 수독
203	226	우슬산	牛膝散	醫學入門(의학입문)	어혈
204	226	우차신기환	牛車腎氣丸	済生方(제생방)	양허, 어혈, 수독
205	227	월국환	越鞠丸	丹溪心法(단계심법)	기체, 실열
206	227	월비가출부탕	越婢加朮附湯	—	수독
207	227	월비가출탕	越婢加朮湯	金匱要略(금궤요략)	실열, 수독
208	227	위령탕	胃苓湯	萬病回春(만병회춘)	수독
209	228	위풍탕	胃風湯	和劑局方(화제국방)	기허, 혈허
210	228	육군자탕	六君子湯	萬病回春(만병회춘)	기허
211	228	윤장탕	潤腸湯	萬病回春(만병회춘)	혈허, 음허
212	228	은교산	銀翹散	温病条辨(온병조변)	—
213	229	을자탕	乙字湯	原南陽經驗方(원남양경험방)	기체, 어혈
214	229	을자탕거대황	乙字湯去大黄	—	기체, 어혈
215	229	응종산 / 궁황산	応鐘散・芎黄散	吉益東洞經驗方(길익동동경험방)	어혈, 기체
216	229	의이부자패장산	薏苡附子敗醬散	金匱要略(금궤요략)	양허
217	230	의이인탕	薏苡仁湯	明醫指掌(명의지장)	수독
218	230	이진탕	二陳湯	和劑局方(화제국방)	수독
219	230	이출탕	二朮湯	萬病回春(만병회춘)	수독
220	230	인삼양영탕	人蔘養栄湯	和劑局方(화제국방)	기허, 혈허
221	231	인삼탕	人蔘湯	傷寒論(상한론)・金匱要略(금궤요략)	양허, 기허
222	231	인진오령산	茵蔯五苓散	金匱要略(금궤요략)	실열
223	231	인진호탕	茵蔯蒿湯	傷寒論(상한론)・金匱要略(금궤요략)	실열, 수독
224	231	입효산	立効散	衆方規矩(중방규거)	—
225	232	자감초탕	炙甘草湯	傷寒論(상한론)	기허, 음허
226	232	자근모려탕	紫根牡蛎湯	徵瘡新書(미려신서)	실열
227	232	자신명목탕	滋腎明目湯	萬病回春(만병회춘)	음허
228	232	자신통이탕	滋腎通耳湯	萬病回春(만병회춘)	음허
229	233	자음강화탕	滋陰降火湯	萬病回春(만병회춘)	음허
230	233	자음지보탕	滋陰至宝湯	萬病回春(만병회춘)	음허
231	233	자혈윤장탕	滋血潤腸湯	醫學統旨(의학통지)	혈허
232	233	작약감초부자탕	芍薬甘草附子湯	傷寒論(상한론)	혈허, 양허
233	234	작약감초탕	芍薬甘草湯	傷寒論(상한론)・金匱要略(금궤요략)	혈허
234	234	장옹탕	腸癰湯	千金要方(천금요방)	어혈, 수독
235	234	저령탕	猪苓湯	傷寒論(상한론)・金匱要略(금궤요략)	수독
236	234	저령탕합사물탕	猪苓湯合四物湯	本朝經驗方(본조경험방)	수독, 혈허
237	235	전씨백출산	銭氏白朮散	小兒藥證直訣(소아약증직결)	기허

연번	페이지수	한방약 이름(한글)	한방약 이름(한자)	출전	체질 또는 약의 방향성
238	235	절충음	折衝飲	産論(산론)	기체, 어혈
239	235	정계음	定悸飲	観聚方要補(관취방요보)	양허, 수독
240	235	정향시체탕	丁香柿蔕湯	證飲脈治(증음맥취)	ㅡ
241	236	조등산	釣藤散	普濟本事方(보제본사방)	수독
242	236	조위승기탕	調胃承氣湯	傷寒論(상한론)	ㅡ
243	236	죽여온담탕	竹筎温胆湯	萬病回春(만병회춘)	수독
244	236	죽엽석고탕	竹葉石膏湯	傷寒論(상한론)	ㅡ
245	237	중건중탕	中建中湯	ㅡ	기허, 양허
246	237	지백지황환	知柏地黃丸	醫宗金鑑(의종금감)	음허
247	237	지축이진탕	枳縮二陳湯	萬病回春(만병회춘)	기체, 수독
248	237	진교강활탕	秦艽羌活湯	衆方規矩(중방규거)	ㅡ
249	238	진교방풍탕	秦艽防風湯	蘭室秘藏(난실비장)	어혈
250	238	진무탕	真武湯	傷寒論(상한론)	양허, 수독
251	238	천궁다조산	川芎茶調散	和劑局方(화제국방)	ㅡ
252	238	천금계명산	千金鶏鳴散	丹渓心方(단계심방)	어혈
253	239	천금내탁산	千金內托散	千金要方(천금요방)	실열, 기허, 혈허
254	239	천사군자탕	喘四君子湯	小兒藥證直訣(소아약증직결)	기허
255	239	청상견통탕	清上蠲痛湯	寿世保元(수세보원)	ㅡ
256	239	청상방풍탕	清上防風湯	萬病回春(만병회춘)	실열
257	240	청서익기탕	清暑益氣湯	醫學六要(의학육요)	기허, 음허
258	240	청습화담탕	清湿化痰湯	寿世保元(수세보원)	수독
259	240	청심연자음	清心蓮子飲	和劑局方(화제국방)	기허
260	240	청열보기탕	清熱補氣湯	證治準繩(증치준승)	기허, 혈허, 음허
261	241	청열보혈탕	清熱補血湯	證治準繩(증치준승)	혈허, 음허
262	241	청폐탕	清肺湯	萬病回春(만병회춘)	ㅡ
263	241	치두창일방	治頭瘡一方	本朝經驗方(본조경험방)	어혈
264	241	치두창일방거대황	治頭瘡一方去大黃	香川修庵經驗方(가가와슈안경험방)	어혈
265	242	치자백피탕	梔子柏皮湯	傷寒論(상한론)	실열
266	242	치자시탕	梔子豉湯	傷寒論(상한론)・金匱要略(금궤요략)	실열
267	242	치타박일방	治打撲一方	香川修庵經驗方(향천수덕경험방)	어혈
268	242	칠물강하탕	七物降下湯	大塚敬節經驗方(오츠카 게이세츠 경험방)	혈허
269	243	택사탕	澤瀉湯	金匱要略(금궤요략)	수독
270	243	통도산	通導散	萬病回春(만병회춘)	어혈
271	243	팔미산기방	八味疝氣方	方読辨解(방독변해)	기체, 어혈
272	243	팔미지황환	八味地黃丸	金匱要略(금궤요략)	양허
273	244	팔해산	八解散	和劑局方(화제국방)	기허, 수독
274	244	평위산	平胃散	和劑局方(화제국방)	수독
275	244	해급촉초탕	解急蜀椒湯	萬病回春(만병회춘)	기허, 양허
276	244	해로산	解劳散	楊氏家藏方(양씨가장방)	기체
277	245	향사양위탕	香砂養胃湯	萬病回春(만병회춘)	기허, 기체, 수독
278	245	향사육군자탕	香砂六君子湯	內科摘要(내과적요)	기허, 기체, 수독
279	245	향사평위산	香砂平胃散	萬病回春(만병회춘)	기체, 수독
280	245	향성파적환	響声破笛丸	萬病回春(만병회춘)	기허
281	246	향소산	香蘇散	和劑局方(화제국방)	기체
282	246	혈부축어탕	血府逐瘀湯	醫林改錯(의림개착)	기체, 혈허, 어혈
283	246	형개연교탕	荊芥連翹湯	一貫堂(잇간도)	ㅡ
284	246	형방패독산	荊防敗毒散	摂生衆妙方(섭생중묘방)	ㅡ
285	247	화식양비탕	化食養脾湯	證治大還(증치대환)	기허, 수독
286	247	황금탕	黃芩湯	傷寒論(상한론)	실열
287	247	황기건중탕	黃耆建中湯	金匱要略(금궤요략)	기허
288	247	황기계지오물탕	黃耆桂枝五物湯	金匱要略(금궤요략)	기허
289	248	황련아교탕	黃連阿膠湯	傷寒論(상한론)	혈허, 음허
290	248	황련탕	黃連湯	傷寒論(상한론)	ㅡ
291	248	황련해독탕	黃連解毒湯	外臺秘要方(외대비요방)	실열
292	248	후박생강반하인삼감초탕	厚朴生姜半夏人蔘甘草湯	傷寒論(상한론)	ㅡ
293	249	고삼탕	苦蔘湯	金匱要略(금궤요략)	실열
294	249	신선태을고	神仙太乙膏	和劑局方(화제국방)	혈허, 양허, 어혈
295	249	육미환	六味丸	小兒藥證直訣(소아약증직결)	음허
296	249	자운고	紫雲膏	華岡青洲經驗方(화강청주경험방)	실열, 혈허
297	250	증안일방	蒸眼一方	ㅡ	어혈, 실열
298	250	중황고	中黃膏	春林軒膏(춘림헌고)	어혈

자주 사용하는 한방약 설명

여기서는 일상에서 자주 사용하는 한방약을 내복약과 외용약을 구분하고, 처방에 사용되는 한약재와 함께 처방 질환, 체질(증세), 출전 등에서 대해서도 간략히 소개한다.

처방 질환 및 증세
한방이 처방되는 주요 질환과 증세이다.

체질
이 책에서 분류하는 8종류의 체질에 대하여 이 처방의 방향성에 해당하는 경우에 표시.

출전
일본에서는 한방약의 처방을 크게 나누면 '고방(古方)'과 '후세방(後世方)', '중의학(中醫學)'의 세 학파가 있다. 학파에 따라 처방 운용의 차이가 있지만, 임상에 종사하는 사람의 대부분은 한쪽에 비중을 두면서도 고방(古方)도 후세방(後世方)의 처방도 폭넓게 응용한다.

고방(古方) : 중국 동한(東漢)의 의성(醫聖)인 장중경(張仲景, 150~219)의 『상한론傷寒論』, 『금궤요략(金匱要略)』 등의 처방 조문을 바탕으로 운용한다.

후세방(後世方) : 중국 금(金)·원(元) 시대의 유완소(劉完素)·장종정(張從正)·이고(李杲)·주진형(朱震亨) 등 네 명의 의학자인 금원사대가(金元四大家)의 의학을 이론적 바탕으로 삼고 있는 일본 한의학의 유파. 오장(五臟) 이론을 바탕으로 만들어진 처방을 주로 운용한다.

중의학(中醫學) : 후세방과 유사하지만, 근대의 독자적인 처방도 있다.

한방약 명칭

안중산 (安中散)

연번	질환명	체질(증세)	출전
171	식욕 부진, 소화 불량, 복통 등	음허, 기체	화제국방 (和劑局方)

연번
가나다라 순번이다.

생약·분량
일본 후생노동성 〈일반용 한방제제 제조 판매 승인 기준(一般用漢方製剤製造販売承認基準)〉을 준거.

● 한약재 품목명 및 함량
감초(甘草) 1~2g
고량강(高良薑) 0.5~1g
모려(牡蠣) 3~4g
사인(砂仁) 1~2g
육계(肉桂) 3~5g
현호색(玄胡索) 3~4g
회향(茴香) 1.5~2g

● 한방 일반 효능
몸이 차고 배가 아플 때 처방한다. 식욕 부진, 더부룩함, 소화 불량으로 인한 속쓰림 등에 사용한다. 현호색(玄胡索)은 진통 작용이, 모려(牡蠣)는 칼슘 성분이 풍부하여 위산 분비를 억제하는 작용이 있다. 이외의 한약재은 배를 따뜻하게 하고, 위장의 긴장을 이완한다.
저녁 식사를 밤늦게 먹는 사람이나 야식을 자주 먹는 사람은 잠자기 전에 복용하면 아침에 위장이 편하다.

가감량격산(加減涼膈散)(공정현)

연번	질환명	체질(증세)	출전
1	구내염, 치은염, 편도염 등 염증	실열	공정현(龔廷賢)

● 한약재 품목명 및 함량
감초(甘草) 1~1.5g
당귀(當歸) 2~4g
연교(連翹) 2~3g
지실(枳實) 1~3g
치자(梔子) 1.5~3g
황련(黃連) 1~2g
길경(桔梗) 2~3g
박하(薄荷) 1~2g
작약(芍藥) 2~4g
지황(地黃) 2~4g
황금(黃芩) 2~3g

● 한방 일반 효능
실열로 인한 구내염, 치은염, 편도염 등의 염증에 대한 처방이다. '가감량격산(출전 : 아사다 소하쿠)'보다 보혈 작용이 강하다. 따라서 구강 내와 인두의 건조감을 수반하는 병증에 적합한 처방이다. 대황은 배합되지 않아 변비 유무에 상관없이 사용할 수 있다.

* 공정현(龔廷賢, 1522~1619) : 명나라 시대 의원. 편찬한 의서로는 『만병회춘(萬病回春)』, 『수세보원(壽世保元)』, 『종행선방(種杏仙方)』, 『운림신구(雲林神骰)』, 『본초포제약성부정형(本草炮製藥性賦定衡)』, 『노부금방(魯府禁方)』 등이 있다.

가감량격산(加減涼膈散)(아사다 소하쿠)

연번	질환명	체질(증세)	출전
2	구내염, 치은염, 구취, 안구충혈, 코피, 편도염, 변비 등	실열	아사다 소하쿠(浅田宗伯)

● 한약재 품목명 및 함량
감초(甘草) 1g
대황(大黃) 1g
석고(石膏) 10g
치자(梔子) 3g
길경(桔梗) 3g
박하(薄荷) 2g
연교(連翹) 3g
황금(黃芩) 3g

● 한방 일반 효능
온몸에서도 특히 상반신에 실열이 충만하여 생기는 강한 염증성 구내염, 치은염, 구취, 안구충혈, 코피, 편도염, 변비 등의 개선에 사용할 수 있다. 몸에 열감을 동반하는 경우가 종종 있다. 대황이 배합되어 있어 변비가 없는 데도 복용하면 연변(軟便)이 될 수 있다.

* 아사다 소하쿠(浅田宗伯 1815~1894) : 일본 메이지 시대를 대표하는 한방의학자이자 유학자. 대표적인 의서로는 『상한변요(傷寒弁要)』, 『잡병변요(雜病弁要)』, 『맥법사언(脈法私言)』 등이 있다.

가미귀비탕(加味歸脾湯)

연번	질환명	체질(증세)	출전
3	권태감, 불안감, 가슴 두근거림, 불면증, 다몽 등	기허, 혈허, 기체	제생방(濟生方)

● 한약재 품목명 및 함량
감초(甘草) 1g
대조(大棗)(대추) 1~2g
목향(木香) 1g
복령(茯苓) 3g
생강(生薑) 1~1.5g
용안육(龍眼肉) 3g
인삼(人蔘) 3g
황기(黃耆) 2~3g
당귀(當歸) 2g
목단피(牧丹皮) 2g(선택 사항)
백출(白朮) 3g(창출도 가능)
산조인(酸棗仁) 3g
시호(柴胡) 2.5~3g
원지(遠志) 1~2g
치자(梔子) 2~2.5g

● 한방 일반 효능
귀비탕(歸脾湯)에 치자, 시호를 더한 처방이다. 원래 위장이 허약하고, 체질이 기허 경향이 있는 사람이 과로나 심로에 의해 심장이 혈허 상태가 되면 증세가 나타난다.
보통 권태감과 함께 불안감, 가슴 두근거림, 불면증, 다몽 등의 증상이 나타날 때는 귀비탕을 처방한다. 가미귀비탕은 그 경우보다 조바심 등 기분의 흥분이 더 강할 때 처방한다.
*『제생방(濟生方)』: 남송의 의학가 엄용화(嚴用和)가 1253년에 저술한 총 10권의 한의서. 『엄씨제생방(嚴氏濟生方)』이라고도 한다. 중풍(中風), 중한(中寒), 중서(中暑) 등 내과, 외과, 부인과 질병 79편(篇)을 다루고 있다.

가미사물탕(加味四物湯)

연번	질환명	체질(증세)	출전
4	만성 신경통, 손발 저림, 관절통 등	혈허	만병회춘(萬病回春)

● 한약재 품목명 및 함량
당귀(當歸) 2.5~3g
맥문동(麥門冬) 2.5~5g
우슬(牛膝) 1~2.5g
작약(芍藥) 2~3g
지황(地黃) 3~8g
천궁(川芎) 2~3g
황백(黃柏) 1.5~2.5g
두충(杜沖) 1.5~2g
오미자(五味子) 1~1.5g
인삼(人蔘) 1.5~2.5g
지모(知母) 1~1.5g
창출(蒼朮) 3g(백출 2.5g도 가능)
황련(黃連) 1.5g

● 한방 일반 효능
혈허의 처방약인 사물탕에 여러 한약재를 더한 것이다. 노화, 과로로 인해 혈허, 음허 상태에 놓인 사람에게 처방한다. 우슬, 두충은 무릎, 허리, 다리의 근육을 강화하여 만성 신경통, 손발 저림, 관절통 등을 개선한다.
대방풍탕과 한약재의 배합이 비슷하지만, 효능에서는 차이가 있다. 대방풍탕이 몸을 따뜻하게 한다면, 가미사물탕은 반대로 몸에서 열감을 제거한다.

* 『만병회춘(萬病回春)』: 명나라 한방의학자 공정현(龔廷賢)이 1587년에 편찬한 전 8권의 종합적인 의서.

가미소요산
(加味逍遙散)

연번	질환명	체질(증세)	출전
5	월경전 증후군, 갱년기 증후군	기체, 혈허	화제국방 (和劑局方)

● 한약재 품목명 및 함량

감초(甘草) 1.5~2g 당귀(當歸) 3g
목단피(牧丹皮) 2g 박하(薄荷) 1g
백출(白朮) 3g(창출도 가능) 복령(茯笭) 3g
생강(生薑) 1g 시호(柴胡) 3g
작약(芍藥) 3g 치자(梔子) 2g

● 한방 일반 효능

소요산(逍遙散)에 어혈(瘀血)을 개선하는 목단피(牧丹皮)와 열을 식히는 치자(梔子)를 더한 처방이다. 한방약에서 소요(逍遙)는 '느긋하다'는 뜻이다.
현기증, 홍조가 있는 경우는 소요산보다 가미소요산(加味逍遙散)이 더 적합하다. 여성의 정신적인 증상과 월경 조정에 처방된다. 양자는 매우 밀접한 관계에 있는데, 그 접점인 월경전 증후군, 갱년기 증후군에는 가미소요산이 자주 이용된다.

가미소요산가천궁지황
(加味逍遙散加川芎地黃)

연번	질환명	체질(증세)	출전
6	거친 피부, 창백하고 윤기 없는 안색 등	기체, 혈허	—

● 한약재 품목명 및 함량

감초(甘草) 1.5~2g 당귀(當歸) 3~4g
목단피(牧丹皮) 2g 박하(薄荷) 1g
백출(白朮) 3g(창출도 가능) 복령(茯笭) 3g
생강(生薑) 1~2g 시호(柴胡) 3g
작약(芍藥) 3~4g 지황(地黃) 3~4g
천궁(川芎) 3~4g 치자(梔子) 2g

● 한방 일반 효능

가미소요산에 천궁, 지황을 더한 처방이다. 노화나 심로로 혈허 상태가 진행된 경우에 처방한다. 한약재의 배합 조성은 '가미소요산합사물탕(加味逍遙散合四物湯)'과 같다. 혈허가 진행되면 피부가 거칠어지고 얼굴에 윤기가 없어지면서 하얗거나 노랗게 변하는 증세가 나타나는 수도 있다. 이와 같은 혈허 증상을 개선하기 위하여 가미소요산천궁지황이 주로 처방된다.

가미소요산합사물탕
(加味逍遙散合四物湯)

연번	질환명	체질(증세)	출전
7	월경 불순, 정신 불안 등	기체, 혈허, 어혈	—

● 한약재 품목명 및 함량

감초(甘草) 1.5~2g 당귀(當歸) 3g
목단피(牧丹皮) 2g 박하(薄荷) 1g
백출(白朮) 3g(창출도 가능) 복령(茯笭) 3g
생강(生薑) 1g 시호(柴胡) 3g
작약(芍藥) 3g 지황(地黃) 3g
천궁(川芎) 3g 치자(梔子) 2g

* '가미소요산 + 사물탕'으로 단순히 더하여 대용할 수도 있다.

● 한방 일반 효능

가미소요산에 천궁, 지황을 더한 처방이다. 고령화와 심로로 혈허 상태가 진행될 경우에 처방된다. 사물탕은 월경을 조절하는 데 사용할 수도 있고, 장기적으로 복용하면 정신적인 안정감도 더해 준다. 단, 한약재인 치자는 장기적으로 복용하면 '장간막정맥경화증'이라는 부작용도 초래할 수 있어 주의해야 한다.

가미온담탕(加味溫膽湯)

연번	질환명	체질(증세)	출전
8	월경 불순, 정신 불안 등	수독	만병회춘 (萬病回春)

● 한약재 품목명 및 함량

감초(甘草) 1~2g 대조(大棗) 2g
반하(半夏) 3.5~6g 복령(茯笭) 3~6g
산조인(酸棗仁) 1~5g 생강(生薑) 1~2g
원지(遠志) 2~3g 인삼(人蔘) 2~3g
죽여(竹茹) 2~3g 지실(枳實) 1~3g
지황(地黃) 2~3g 진피(陳皮) 2~3g
현삼(玄蔘) 2g(오미자 3g도 가능)
황련(黃連) 1~2g(황련은 없어도 됨)

* 원지, 현삼, 인삼, 지황, 대조가 안 들어가는 경우도 있다.

● 한방 일반 효능

온담탕(溫膽湯)에 산조인(酸棗仁)·원지(遠志)·황련(黃連)·지황(地黃)·현삼(玄蔘)을 가미한 처방이다. 이중 산조인·원지·황련은 마음을 안정시키고, 지황·현삼은 음허를 개선함으로써 기분이 쉽게 흥분하지 않게 된다. 고령화, 과로, 심로가 더해져 정신적인 증상이 매우 심한 경우에는 온담탕보다 더 적합하다. 위장 증상, 번조(煩躁)(침착성이 없다, 불면, 불안 등의 증상)는 '담낭(膽囊)을 따뜻하게 하는' 것이 좋다.

가미평위산(加味平胃散)

연번	질환명	체질(증세)	출전
9	위장 허약, 식욕 부진, 트림, 복부 팽만감 등	수독	의방고 (醫方考)

● 한약재 품목명 및 함량

감초(甘草) 1~2g
맥아(麥芽) 2~3g
생강(生薑) 0.5~1g(묵은 생강은 2~3g)
신국(神麴) 2~3g
창출(蒼朮) 4~6g(백출도 가능)

대조(大棗) 2~3g
산사자(山査子) 2~3g(선택 사항)

진피(陳皮) 3~4.5g
후박(厚朴) 3~4.5g

● 한방 일반 효능

평위산에 '소식약(消食藥)(산사자, 맥아, 신국)'을 더한 처방이다. 위장 허약과 본래 기허 상태는 아니지만 부적절한 식생활로 인하여 속 더부룩함, 식욕부진, 속쓰림, 트림, 복부 팽만감이 증세가 나타날 때 처방한다.

한편, 화식양위탕(化食養胃湯)은 육군자탕에 소식약을 배합한 것으로서 기허(氣虛)가 있을 때 사용한다. 이때 소식약은 음식의 발효를 통해 소화를 돕는 약인데, 배합 한약재인 산사자는 고기의 지방을, 맥아는 곡류를, 신국은 식재료 전반의 소화를 돕는다.

* 『의방고(醫方考)』: 명나라 한방의학자 오곤(吳昆, 1552~1620)이 편찬하여 1584년에 간행한 의방서이다.

가미해독탕(加味解毒湯)

연번	질환명	체질(증세)	출전
10	치질, 방광염 등	수독, 실열	수세보원 (壽世保元)

● 한약재 품목명 및 함량

감초(甘草) 1.5g
등심초(燈心草) 1.5g
승마(升麻) 1.5g
용담(龍膽) 2g
치자(梔子) 2g
황금(黃芩) 2g
황백(黃柏) 2g

대황(大黃) 1.5g(선택 사항)
목통(木通) 2g
시호(柴胡) 2g
인진호(茵蔯蒿) 2g
활석(滑石) 3g
황련(黃連) 2g

● 한방 일반 효능

치질(치핵, 치질통, 치질 출혈), 방광염 등의 개선을 위하여 처방한다. 실열을 식히는 황련해독탕, 인진호탕, 용담사간탕을 합한 듯한 처방으로서 소염 작용이 매우 강하다. 승마, 시호를 사용하여 치질이 항문으로 나오지 않도록 돕는다. 이뇨 작용도 있어 염증이 강한 방광염의 처방제로도 사용된다.

* 『수세보원(壽世保元)』: 명나라 한방의학자인 공정현(龔廷賢)이 17세기 초 편찬한 전 10권의 의서이다.

갈근가출부탕 (葛根加朮附湯)

연번	질환명	체질(증세)	출전
11	부종, 냉증, 신경통, 관절통, 어깨, 팔 저림, 감기 등	양허	길익동동경험방 (吉益東洞經驗方)

● 한약재 품목명 및 함량

가공 부자(附子) 0.5g
감초(甘草) 2g
마황(麻黃) 3g
육계(肉桂) 2g
창출(蒼朮) 3g

갈근(葛根) 4g
대조(大棗)(대추) 3g
생강(生薑) 1g
작약(芍藥) 2g

● 한방 일반 효능

갈근탕에 창출, 부자를 더한 처방으로서 부종과 냉증을 제거하는 약효가 강화되었다. 목 뒤에서 어깨, 두 팔에 걸친 신경통, 관절통, 저림에 대한 처방이다. 냉기, 기온 저하, 저기압, 습도의 상승으로 인해 증세가 심해질 때 자주 처방된다. 감기에도 처방하지만, 이때는 기존의 갈근탕으로 좀처럼 몸에 찬 기운이 가시지 않을 때 처방한다.

* 『길익동동경험방(吉益東洞經驗方)』: 일본 에도시대 한방의학자 길익동동(吉益東洞, 1702~1773)에 의해 작성된 의서이다.

갈근탕 (葛根湯)

연번	질환명	체질(증세)	출전
12	두통, 콧물 등 감기 증세, 근육통, 어깨 결림 등	—	상한론 (傷寒論)

● 한약재 품목명 및 함량

갈근(葛根) 4~8g
감초(甘草) 2g
대조(大棗) 3~4g
마황(麻黃) 3~4g
생강(生薑) 1~1.5g
육계(肉桂) 2~3g
작약(芍藥) 2~3g

● 한방 일반 효능

종합 감기약으로 발열에 오한을 수반하고 땀이 나는 감기에 사용한다. 감기 초기의 두통, 콧물 등의 증상에 사용한다. 또한 목 뒤, 어깨, 견갑골 주위를 따뜻하게 하고, 혈액 순환을 좋게 하며, 근육의 긴장을 완화하는 작용도 있기 때문에 두통, 어깨 결림, 근육통, 목, 어깨의 저림, 통증에도 처방된다.

갈근탕가천궁신이
(葛根湯加川芎辛夷)

연번	질환명	체질(증세)	출전
13	측두부 두통, 코막힘, 부비강염, 만성 비염, 만성 두통 등	—	본조경험방 (本朝經驗方)

● 한약재 품목명 및 함량

갈근(葛根) 4~8g   감초(甘草) 2g
육계(肉桂) 2~3g   대조(大棗)(대추) 3~4g
마황(麻黃) 3~4g   생강(生薑) 1~1.5g
신이(辛夷) 2~3g   작약(芍藥) 2~3g
천궁(川芎) 2~3g

● 한방 일반 효능

갈근탕에 혈행을 개선하고 측두부의 두통을 제거하는 '천궁'과 코막힘을 풀어주는 '신이'를 더한 처방이다. 만성 비염, 부비강염에 처방하고, 후두부, 목덜미, 등의 경직을 수반하는 만성 두통에도 처방된다.

* 『본조경험방(本朝經驗方)』: 조선 초기에 간행된 방서(方書). 대략 태종(太宗)에서 세종(世宗) 때 한의사들이 경험하고 치료에 쓴 처방을 모아 편찬하였다. 오늘날에는 전해지지 않지만, 『향약집성방(鄕藥集成方)』, 『구급이해방(救急易解方)』, 『촌가구급방(村家救急方)』, 『의림촬요(醫林撮要)』에 그 이름이 인용되고 있다.

갈근홍화탕
(葛根紅花湯)

연번	질환명	체질(증세)	출전
14	주사비(酒筱鼻)(딸기코, 안면 홍반), 기미 등	—	방여예 (方輿輗)

● 한약재 품목명 및 함량

갈근(葛根) 3g   감초(甘草) 1g
대황(大黃) 1g   작약(芍藥) 3g
지황(地黃) 3g   치자(梔子) 1.5g
홍화(紅花) 1.5g   황련(黃連) 1.5g

● 한방 일반 효능

흔히 딸기코와 같은 안면 홍반의 주사비(酒筱鼻)와 기미 등의 개선에 사용한다. 모든 환부에는 어혈이 관련되어 있는데, 이 처방은 혈을 보하면서 홍화로 혈액 순환을 좋게 한다. 황련, 치자의 소염 작용이 코와 안면에 약효를 보일 수 있도록 갈근도 배합되어 있다.

* 『방여예(方輿輗)』: 일본 한방의학자 유지계리(有持桂里, 1758~1835)가 저술한 의방집이다.

갈근황련황금탕
(葛根黃連黃芩湯)

연번	질환명	체질(증세)	출전
15	감염성 발열, 어깨 통증, 설사, 항문 통증, 구내염, 설염, 치은염 등	실열	상한론 (傷寒論)

● 한약재 품목명 및 함량

갈근(葛根) 5~6g
감초(甘草) 2g
황금(黃芩) 3g
황련(黃連) 3g

● 한방 일반 효능

감염이 진행되면서 발열이 지속되는 가운데 어깨에 통증이 오고 실열이 소화기계까지 영향을 주어 냄새가 심한 설사, 항문이 불타는 듯한 통증을 보일 때 처방한다. 또한 실열이 입안에까지 미쳐 구내염, 설염, 치은염이 생겼을 때에도 사용한다.

감로음
(甘露飮)

연번	질환명	체질(증세)	출전
16	구강 건조, 구내염, 설염, 설통, 치주염 등의 염증	음허	화제국방 (和劑局方)

● 한약재 품목명 및 함량

감초(甘草) 2~2.5g   건지황(乾地黃) 2~2.5g
맥문동(麥門冬) 2~3g   비파엽(枇杷葉) 2~2.5g
석곡(石斛) 2~2.5g   숙지황(熟地黃) 2~3g
지실(枳實) 1~2.5g   천문동 2~3g
황금(黃芩) 2~3g

● 한방 일반 효능

음허 상태로 인해 입안이 마르는 구강 건조증, 구내염(구강 점막염), 혀의 염증이나 통증, 치주염 등 각종 염증 증상에 처방한다. 또한 음허로 인해 소화관의 분비액이 감소하여 소화력이 떨어질 때(위장의 음허)에도 처방된다.

* 『화제국방(和劑局方)』: 송나라 태의국에서 소속 약국의 처방전을 모아 1078년부터 편찬한 처방서로 전 10권으로 구성되어 있다. 그러한 배경으로 처음 명칭은 『태의국방(太醫局方)』이었다. 그 뒤 진사문(陳師文) 등이 개정하여 지금의 명칭으로 고쳤다. 정식 명칭은 『태평혜민화제국방(太平惠民和劑局方)』이다.

감맥대조탕
(甘麥大棗湯)

연번	질환명	체질(증세)	출전
17	감정실금 등 여성의 장조증, 상실 체험 증상 등	혈허	금궤요략 (金匱要略)

● 한약재 품목명 및 함량
감초(甘草) 3~5g   대조(大棗)(대추) 2.5~6g
소맥(小麥) 14~20g

● 한방 일반 효능
『금궤요략(金匱要略)』에는 '여성의 장조증(藏躁證)'(히스테리성 정신신경계 질환)에 해당하는 '감정실금(감정 기능의 조절 장애)'과 관련이 있는 처방제로 소개되어 있다. 이러한 병증에서는 슬픔의 감정과 깊게 관련되어 눈물이 멎지 않고 자신을 잊은 듯 멍하게 하품만 반복하는 수도 있다.
감맥대조탕은 달콤한 맛으로 마음을 안정시키기 때문에 영유아의 밤샘 울음이나 성인의 폭식 행동을 억제하는 데에도 사용된다. 친족과의 사별이나 연인과의 이별 등 '상실 체험'의 증상에도 응용적으로 처방되기도 한다.

*『금궤요략(金匱要略)』: 중국 동한 시대 의학자 장중경(張仲景, 150~219)이 저술한 처방서. 잡병(雜病)에 관한 생리(生理), 병리(病理), 치료(治療), 처방을 기록하고 있다. 그의『상한론(傷寒論)』과 함께 중요한 한의학적인 처방서로 평가된다.

감초건강탕
(甘草乾薑湯)

연번	질환명	체질(증세)	출전
18	현기증, 빈뇨, 요실금, 가래 등	수독	상한론 (傷寒論)

● 한약재 품목명 및 함량
감초(甘草) 4~8g
건강(乾薑) 2~4g

● 한방 일반 효능
폐가 차가우면 기침은 나지 않지만 묽고 투명한 가래와 연한 타액이 많이 나오고, 현기증, 빈뇨, 요실금 등의 증세가 나타난다. 감초와 건강으로 폐를 보온하여 증상을 개선한다.

*『상한론(傷寒論)』: 중국 동한의 장중경(張仲景, 150~219)이 저술한 의서. 총 10권으로서『금궤요략(金匱要略)』과 함께 한방(漢方)을 대표하는 중요한 의서이다.

감초부자탕
(甘草附子湯)

연번	질환명	체질(증세)	출전
19	냉증, 부종, 근육통, 관절통, 사지 통증 등	양허	상한론 (傷寒論), 금궤요략 (金匱要略)

● 한약재 품목명 및 함량
가공 부자(附子) 0.5~2g
감초(甘草) 2~3g
육계(肉桂) 3~4g
백출(白朮) 2~6g

● 한방 일반 효능
온몸에 냉기가 돌고 부종이 나타나면 근육과 관절이 굳어 통증이 발생하는데, 이때 사지의 통증이나 심한 관절통을 완화하기 위하여 처방한다. 겨울에 갑자기 기온이 떨어져 그러한 증상이 악화될 경우에도 사용한다.

감초사심탕
(甘草瀉心湯)

연번	질환명	체질(증세)	출전
20	메스꺼움, 설사, 소화 불량, 불면증, 초조함, 불안 등 정신적인 증상 등	—	상한론 (傷寒論)

● 한약재 품목명 및 함량
감초(甘草) 2.5~3.5g
건강(乾薑) 2.5g
대조(大棗)(대추) 2.5g
반하(半夏) 5g
인삼(人蔘) 2.5g
황금(黃芩) 2.5g
황련(黃連) 1g

● 한방 일반 효능
반하사심탕에서 감초의 양을 더 늘린 것이다. 감초는 위장의 소화를 돕는 작용 외에도 정신적인 안정감을 가져다주기 때문에 불면, 초조함, 불안 등 정신적인 증상이 강하게 나타날 때는 반하사심탕을 대체하여 사용할 수 있다. 명치 부분이 답답하고 소화 불량으로 유발되는 메스꺼움, 설사 등의 증상을 개선한다.

감초탕
(甘草湯)

연번	질환명	체질(증세)	출전
21	인두통, 기침, 염증 등	—	상한론 (傷寒論)

● **한약재 품목명 및 함량**

감초(甘草) 2~8g

● **한방 일반 효능**

감초만을 사용하여 인두통과 기침을 개선하는 처방이다. 감초에는 소염 작용이 있으며, 또 함유 성분인 사포닌 성분이 점막을 감싸 각종 증상을 완화한다. 또한 위장을 보호하거나 약효가 강한 한약재의 작용을 완화하여 부작용을 줄이기 위하여 폭넓게 사용된다. 계속 복용해야 하는 경우에는 감초의 복용량을 하루 3g 이내로 제한하는 것이 안전하다.

갑자탕
(甲字湯)

연번	질환명	체질(증세)	출전
22	연변(묽은 변), 속 더부룩함, 월경 불순, 하복부 통증, 갱년기 홍조, 타박상, 동상, 만성 어깨결림 등	어혈	총계정의사소언 (叢桂亭醫事小言)

● **한약재 품목명 및 함량**

감초(甘草) 1.5g
육계(肉桂) 3~4g
도인(桃仁) 3~4g
목단피(牧丹皮) 3~4g
복령(茯苓) 3~4g
생강(生薑) 1~1.5g(묵은 생강은 3g)
작약(芍藥) 3~4g

● **한방 일반 효능**

계지복령환에 감초와 생강을 더한 처방이다. 위장에 매우 순하여 내복하면 속 더부룩함과 연변 증세를 줄여 준다. 처방 목표는 계지복령환과 같고, 어혈로 인한 월경 불순, 월경통, 하복부 통증, 갱년기 홍조, 타박, 동상, 만성 어깨결림 등에 처방된다.

*『총계정의사소언(叢桂亭醫事小言)』: 일본 에도시대 후기의 의사인 원남양(原南陽, 1753~1820)이 저술한 의서이다.

건강인삼반하환
(乾薑人蔘半夏丸)

연번	질환명	체질(증세)	출전
23	속 메스꺼움, 임신 중 입덧 등	기허, 양허	금궤요략 (金匱要略)

● **한약재 품목명 및 함량**

건강(乾薑) 3g
반하(半夏) 6g
인삼(人蔘) 3g

● **한방 일반 효능**

속이 메스꺼운 증세에 대한 기본 처방이다. 위장이 차가워서 소화 기능이 저하되어 발생하는 증세에 효력이 있다. 임신 기간의 약한 입덧에는 계지탕을, 강한 입덧에는 건강인삼반하환을 처방한다.

반하는 속의 메스꺼움을 멎게 하는 처방제인데, 건강과 함께 배합하는 경우와 인삼과 함께 배합하는 경우가 있다. 건강인삼반하환은 두 한약재를 모두 사용하고 있다. 인삼과 배합하는 경우는 꿀과 함께 복용하는 것이 좋다.

견중탕
(堅中湯)

연번	질환명	체질(증세)	출전
24	만성 위염, 복통 등	수독	천금방 (千金方)

● **한약재 품목명 및 함량**

감초(甘草) 1~1.5g
건강(乾薑) 3g(생강은 1g)
육계(肉桂) 4g
대조(大棗)(대추) 3g
반하(半夏) 5g
복령(茯苓) 5g
작약(芍藥) 3g

● **한방 일반 효능**

계지탕에 반하, 복령을 더한 처방이다. 비(소화기관)가 기허 상태로 진행되어 마치 위장에 물이 차는 듯한 느낌이 드는 사람이 보이는 만성 위염, 복통 등의 증상을 개선하는 데 처방한다.

*『천금방(千金方)』: 당나라 의학자 손사막(孫思邈, 581~682)이 저술한 전 30권의 의학 전서. 의학 개론, 부인과 질환을 비롯해 각종 질환의 약물요법, 식이요법 등을 기술하고 있고, 또한 침구(鍼灸)도 상세히 수록하고 있다.

계마각반탕
(桂麻各半湯)

연번	질환명	체질(증세)	출전
25	감기, 피부 가려움증 등	—	상한론 (傷寒論)

● 한약재 품목명 및 함량
감초(甘草) 2g
육계(肉桂) 3.5g
대조(大棗)(대추) 2g
마황(麻黃) 2g
생강(生薑) 0.5~1g(묵은 생강은 2g)
작약(芍藥) 2g
행인(杏仁) 2.5g

● 한방 일반 효능
계마각반탕은 마황탕과 계지탕을 합한 처방이다. 마황탕과 계지탕 모두 발한 작용이 있다. 계지탕으로는 효과가 너무 미미하고, 마황탕으로는 효과가 너무 과한 경우에 약효를 절충하기 위하여 양자를 혼합한 것이다.
감기가 오랫동안 떨어지지 않으면서 피부에 가려움증이 있을 때 마황탕의 성분으로 발한을 촉진해 치유하는 처방이다.

계명산가복령
(鷄鳴散加茯苓)

연번	질환명	체질(증세)	출전
26	하지 부기, 근육 긴장, 부종, 통증, 정신적 긴장 등	기체, 수독	시방가괄 (時方歌括)

● 한약재 품목명 및 함량
귤피(橘皮) 2~3g
길경(桔梗) 2~3g
목과(木瓜) 3g
복령(茯苓) 4~6g
빈랑(檳榔) 3~4g
생강(生薑) 1~1.5g(묵은 생강은 3g)
소엽(蘇葉) 1~2g
오수유(吳茱萸) 1~1.5g

● 한방 일반 효능
하지의 부기를 동반하는 몸의 노곤함, 종아리의 근육 긴장, 부종, 통증 등을 완화하는 데 사용한다. 하지의 기와 물(수분)의 운행을 개선하면서 긴장감, 노곤함, 통증 등의 증상을 완화한다.

* 『시방가괄(時方歌括)』: 청나라 저명 의학가인 진념조(陳念祖, 1753~1823)가 1801년에 전 2권으로 편찬한 의서.

계비탕
(啓脾湯)

연번	질환명	체질(증세)	출전
27	식욕 부진, 만성 위장 장애, 만성 설사, 과민성 장증후군 설사 등	기허	만병회춘 (萬病回春)

● 한약재 품목명 및 함량
감초(甘草) 1g
백출(白朮) 3~4g(창출도 가능)
산사자(山査子) 2g
생강(生薑) 1g(묵은 생강은 3g)
인삼(人蔘) 3g
택사(澤瀉) 2g
대조(大棗)(대추) 1g
복령(茯苓) 3~4g
산약(山藥) 3g
연자육(蓮子肉) 3g
진피(陳皮) 2g

* 대조, 생강은 없어도 된다.

● 한방 일반 효능
위장이 본래 허약하여 식욕이 없고, 또한 위장 장애가 많은 사람의 만성화된 설사를 개선하기 하기 위하여 자주 처방된다. 특히 설사 중에서도 염증이 적은 설사에 더 효능이 있다고 보는 처방이다. 과민성 장증후군의 설사 증세에도 적합한 처방이다.

계지가갈근탕
(桂枝加葛根湯)

연번	질환명	체질(증세)	출전
28	초기 감기, 후두부, 목덜미, 어깨 결림, 긴장형 두통 등	—	상한론 (傷寒論)

● 한약재 품목명 및 함량
갈근(葛根) 3.2~6g
감초(甘草) 1.6~2g
육계(肉桂) 2.4~4g
대조(大棗)(대추) 2.4~4g
생강(生薑) 1~1.5g(묵은 생강은 2.4~4g)
작약(芍藥) 2.4~4g

● 한방 일반 효능
계지탕에 갈근을 넣은 처방이다. 갈근탕에는 마황이 들어가지만, 계지가갈근탕은 마황을 사용하기 어려운 기허 또는 위장이 허약한 상태의 사람에게 처방이 적합한 초기 감기약이다. 갈근은 후두부, 목덜미, 어깨, 어깨근의 통증을 완화하기 때문에 긴장형 두통과 어깨 결림의 완화에 매우 좋은 한약재이다.

계지가령출부탕
(桂枝加苓朮附湯)

연번	질환명	체질(증세)	출전
29	사지 통증, 부종, 냉증 설사 등	수독, 양허	길익동동경험방 (吉益東洞經驗方)

● **한약재 품목명 및 함량**

가공 부자(附子) 0.5~1g
감초(甘草) 2g
육계(肉桂) 3~4g
대조(大棗)(대추) 3~4g
복령(茯苓) 4g
생강(生薑) 1~1.5g(묵은 생강은 3~4g)
작약(芍藥) 3~4g
창출(蒼朮) 3~4g(백출 가능)

● **한방 일반 효능**

한기와 습도로 인해 심해지는 사지의 통증과 몸이 굳는 증상의 처방인 계지가출부탕에 이수(利水)와 진정 작용이 있는 복령을 넣은 처방이다. 계지가출부탕보다 부종을 가라앉히는 효력이 더 강하다.
또한 배합 한약재를 살펴보면 정신적인 증상과 냉증으로 인한 설사 증상에도 처방할 수 있다.

계지가용골모려탕
(桂枝加龍骨牡蠣湯)

연번	질환명	체질(증세)	출전
30	오한, 긴장 등 정신적인 증상	—	금궤요략 (金匱要略)

● **한약재 품목명 및 함량**

감초(甘草) 2g
육계(肉桂) 3~4g
대조(大棗)(대추) 3~4g
모려(牡蠣) 3g
생강(生薑) 1~1.5g(묵은 생강은 3~4g)
용골(龍骨) 3g
작약(芍藥) 3~4g

● **한방 일반 효능**

몸의 체표 부위를 따뜻하게 하여 순환을 촉진하면서 오한을 제거하는 계지탕에 정신을 진정시키는 용골과 모려를 배합한 처방이다. 기운을 따뜻하게 하여 긴장을 푸는 작용이 있어 정신적인 증상을 개선하는 데 처방한다.

계지가작약대황탕
(桂枝加芍藥大黃湯)

연번	질환명	체질(증세)	출전
31	만성 변비, 과민성 장증후군 등	—	상한론 (傷寒論)

● **한약재 품목명 및 함량**

감초(甘草) 2g　　　　육계(肉桂) 3~4g
대조(大棗)(대추) 3~4g　　대황(大黃) 1~2g
생강(生薑) 1~1.5g(묵은 생강은 3~4g)
작약(芍藥) 4~6g

● **한방 일반 효능**

계지탕에 장의 움직임을 조정하는 작약과 배설 작용이 있는 대황을 넣은 처방이다. 허증(虛證)* 으로 인한 만성적인 변비에도 사용하지만, 변비에 복통을 동반하는 경우와 스트레스 등의 원인으로 발생하는 과민성 장증후군의 변비에도 사용한다.

* 허증(虛證) : 인체의 정기(正氣)가 허약해 병에 대한 내성이 떨어지고 생리적인 기능이 부족 또는 쇠퇴하는 병증. 의기소침하고 몸이 나른하며 기력이 없고 몸에 열이 나면서 마르고 가슴이 두근거리며 숨이 짧고 대변이 묽고 소변을 자주 보거나 참지 못하는 등의 증후가 있다(《대한한의학회 표준한의학용어집 2.1》).

계지가작약생강인삼탕
(桂枝加芍藥生薑人蔘湯)

연번	질환명	체질(증세)	출전
32	명치 통증, 복통, 사지 통증 등	—	상한론 (傷寒論)

● **한약재 품목명 및 함량**

감초 1.6~2g
계피 2.4~4g
대조 2.4~4g
생강 1~2g(묵은 생강은 4~5.5g)
인삼 2.4~4.5g
작약 3.2~6g

● **한방 일반 효능**

계지탕에 작약, 생강의 배합량을 늘려 인삼을 더한 것이다. 위장이 차가워 생기는 명치의 통증, 복통, 사지의 통증 등에 처방한다.

계지가작약탕
(桂枝加芍藥湯)

연번	질환명	체질(증세)	출전
33	복통, 복부 팽만감, 변비, 과민성 장증후군 등	—	상한론 (傷寒論)

● **한약재 품목명 및 함량**
감초(甘草) 2g
육계(肉桂) 3~4g
대조(大棗)(대추) 3~4g
생강(生薑) 1~1.5g(묵은 생강은 3~4g)
작약(芍藥) 6g

● **한방 일반 효능**
계지탕에 장의 운동을 개선하는 작약의 함량을 늘린 것이다. 복통, 복부 팽만감에 사용되는 처방이다.
변비 예방의 한약재는 들어 있지 않지만, 약국에서 판매하는 변비약에 복통이 일어나는 사람에게 안전하게 사용할 수 있는 대체 처방이다. 과민성 장증후군을 앓는 사람에게도 처방할 수도 있다.

계지가출부탕
(桂枝加朮附湯)

연번	질환명	체질(증세)	출전
34	관절통, 신경통, 냉증 등	수독, 양허	길익동동경험방 (吉益東洞經驗方)

● **한약재 품목명 및 함량**
가공 부자(附子) 0.5~1g
감초(甘草) 2g
육계(肉桂) 3~4g
대조(大棗)(대추) 3~4g
생강(生薑) 1~1.5g(묵은 생강은 3~4g)
작약(芍藥) 3~4g
창출(蒼朮) 3~4g(백출 가능)

● **한방 일반 효능**
기온이 떨어지거나 저기압 등 날씨의 영향으로 악화되는 관절통과 신경통에 쓰이는 처방이다. 몸의 체표 부위를 따뜻하게 하여 기혈의 순환을 도와 오한을 제거하는 계지탕에 창출을 넣어 몸에서 습사(濕邪)를 제거하고 부자로 한층 더 몸을 따뜻하게 한다. 본래부터 추위를 잘 타고 여름철 냉방과 겨울철 추위로 몸이 차가워지면서 사지와 관절이 아플 때 자주 사용되는 처방이다.

계지가황기탕
(桂枝加芍藥大黃湯)

연번	질환명	체질(증세)	출전
35	땀띠, 습진 등	기허	금궤요략 (金匱要略)

● **한약재 품목명 및 함량**
감초(甘草) 2g
육계(肉桂) 3~4g
대조(大棗)(대추) 3~4g
생강(生薑) 1~1.5g(묵은 생강은 3~4g)
작약(芍藥) 3~4g
황기(黃耆) 2~3g

● **한방 일반 효능**
계지탕에 황기를 넣은 처방이다. 몸의 체표 부위에 기가 부족하여 땀 배출의 조절이 잘되지 않는 상태에 처방한다. 허리에서부터 상부로 습한 땀이 나서 몸이 차가워지기 쉽고, 허리에서부터 하부로는 부종이 나타나면서 통증이 발생하는 증세를 개선한다.
또한 수면 도중에 땀이 많이 나는 등의 땀의 조절 및 발한이 잘되지 않아 생기는 땀띠, 습진 등에 효과가 있다. 기허 상태의 사람이 땀이 많이 배출되어 셔츠가 노랗게 되어 버릴 때 처방한다.

계지가후박행인탕
(桂枝加厚朴杏仁湯)

연번	질환명	체질(증세)	출전
36	기관지성 천식, 기관지염 등	—	상한론 (傷寒論)

● **한약재 품목명 및 함량**
감초(甘草) 1.6~2g
육계(肉桂) 2.4~4g
대조(大棗)(대추) 2.4~4g
생강(生薑) 1~1.5g(묵은 생강은 3~4g)
작약(芍藥) 2.4~4g
행인(杏仁) 1.6~4g
후박(厚朴) 1~4g

● **한방 일반 효능**
계지탕에 후박과 행인을 넣은 처방이다. 기관지성 천식이 있고 체질이 기허인 사람에게는 보통 계지탕을 처방하는 경우가 많다. 그러나 감기가 악화되어 천식이 발작하지 않도록 예방하려는 경우에는 이 계지가후박행인탕을 처방한다. 아울러 감기로 인하여 기관지염이 발생하지 않도록 예방하기 위하여 미리 처방하는 수도 있다.

계지복령환
(桂枝茯苓丸)

연번	질환명	체질(증세)	출전
37	월경 불순, 월경통, 하복부 통증, 갱년기 증후군의 홍조, 어깨 결림, 가벼운 동상, 습진, 피부염, 여드름 등의 혈액 순환 관련 질환	어혈	금궤요략 (金匱要略)

● 한약재 품목명 및 함량
육계(肉桂) 3~4g
도인(桃仁) 4g
목단피(牧丹皮) 3~4g
복령(茯苓) 4g
작약(芍藥) 4g

● 한방 일반 효능
도인과 목단피를 배합한 한방약으로 어혈에 대한 기본적인 처방이다. 하복부의 어혈로 인해 혈액 순환이 순조롭지 못하여 발생하는 월경 불순, 월경통, 하복부 통증에 흔히 사용된다.
그 밖에 갱년기 증후군의 홍조나 어혈이 생기기 쉬운 만성적인 어깨 결림, 외상, 그리고 사지의 혈행 불량으로 생기는 가벼운 동상 등에도 처방된다. 또한 피부에 피지를 없애 주고 색소가 침착하지 않도록 하며, 습진, 피부염, 여드름 등의 치료에도 사용된다.

계지복령환료가의이인
(桂枝茯苓丸料加薏苡仁)

연번	질환명	체질(증세)	출전
38	부종, 만성 염증, 화농성 질환 등	어혈, 수독	원남양경험방 (原南陽經驗方)

● 한약재 품목명 및 함량
육계(肉桂) 3~4g   도인(桃仁) 4g
목단피(牧丹皮) 3~4g   복령(茯苓) 4g
의이인(薏苡仁) 10~20g   작약(芍藥) 4g

● 한방 일반 효능
계지복령환에 부종을 제거하고 배농 작용이 있는 의이인을 추가하여 어혈뿐 아니라 부기와 화농성 삼출액(滲出液)*을 포함한 만성 염증의 개선에도 사용한다. 계지복령환보다 한약재의 배합량이 더 많기 때문에 약효도 훨씬 더 강하다. 처방 목표는 계지복령환과 비슷하지만, 차이점이 있다면 화농성 질환의 소염이나 고름의 배출(배농)을 위한 처방에 적합하다.

* 삼출액(滲出液) : 염증 부위에서 혈액 성분이 혈관 밖으로 나와 모인 액상의 물질. 급성 염증에서 볼 수 있으며, 단백질 성분이 다수를 차지하고 있다.

*『원남양경험방(原南陽経験方)』 : 일본 에도시대 후기의 의사인 원남양(原南陽, 1753~1820)의 처방 경험을 수록한 의서서.

계지월비탕
(桂枝越婢湯)

연번	질환명	체질(증세)	출전
39	사지의 신경통, 저림, 관절통, 부기, 부종 등	—	본조경험방 (本朝經驗方)

● 한약재 품목명 및 함량
가공 부자(附子) 1g   감초(甘草) 2g
대황(大黃) 3g   마황(麻黃) 5g
생강(生薑) 1g   석고(石膏) 8g
육계(肉桂) 4g   작약(芍藥) 4g
창출(蒼朮) 4g

● 한방 일반 효능
계지가출부탕과 월비가출탕을 합한 한방재이다. 사지의 신경통, 저림, 관절통의 완화에 사용하고 부기와 부종의 증상에도 처방한다. 몸을 따뜻하게 하는 계지가출부탕과 차게 하는 월비가출탕을 배합해 사용하는 것은 언뜻 모순되어 보인다.
그러나 몸에서 한열(寒熱)이 분명하지 않은 경우와 한사(寒邪)와 열사(熱邪)가 혼재하는 한열사(寒熱邪)의 경우에는 두 한방약의 배합 비율을 조절하여 처방한다.

계지이월비일탕가출부
(桂枝二越婢一湯加朮附)

연번	질환명	체질(증세)	출전
40	냉증, 관절통, 부기 두통, 요통 등	—	상한론 (傷寒論)

● 한약재 품목명 및 함량
가공 부자(附子) 0.5~1g   감초(甘草) 2.5g
대조(大棗) 3g   마황(麻黃) 2.5g
백출(白朮) 3g(창출도 가능)   생강(生薑) 1g(묵은 생강은 3.5g)
석고(石膏) 3g   육계(肉桂) 2.5g
작약(芍藥) 2.5g

* '계지탕 + 월비가출탕' 으로 대용할 수 있다.

● 한방 일반 효능
부기, 관절통 외에도 습도로 인해 심해지는 두통, 요통의 완화를 위해서도 처방된다. 몸을 따뜻하게 하는 계지탕과, 몸에서 냉기와 부기를 제거하는 월비가출탕이 2 대 1의 비율로 배합되어 있다.
위장 장애를 앓는 사람에게는 이 처방이 월비가출탕보다 더 적합하다. 또한 석고의 몸을 차게 하는 약성이 더해져 계지작약지모탕(桂枝芍藥知母湯)보다 소염 작용이 더 강하다.

계지인삼탕
(桂枝人蔘湯)

연번	질환명	체질(증세)	출전
41	냉증에 기인한 두통, 가슴 두근거림, 복통, 설사 등	기허, 양허	상한론 (傷寒論)

● 한약재 품목명 및 함량
감초(甘草) 3~4g
건강(生薑) 2~3g
백출(白朮) 3g(창출도 가능)
육계(肉桂) 4g
인삼(人蔘) 3g

● 한방 일반 효능
처방명만 놓고 보면 '계지가인삼탕(桂枝加人蔘湯)'과 착각하기 쉽다. 그러나 이 처방은 실은 인삼탕에 계피를 더한 처방으로 '인삼가계지탕(人蔘加桂枝湯)'이다.
냉증으로 심해지는 두통과 가슴 두근거림, 복통, 설사 등 체내에서 냉기로 일어는 병증을 개선한다.

계지작약지모탕
(桂枝芍藥知母湯)

연번	질환명	체질(증세)	출전
42	만성 관절통	—	금궤요략 (金匱要略)

● 한약재 품목명 및 함량
가공 부자(附子) 0.3~1g
감초(甘草) 1.5~2g
마황(麻黃) 2~3g
방풍(防風) 3~4g
백출(白朮) 4~5g(창출도 가능)
생강(生薑) 1~2g(묵은 생강은 3~5g)
육계(肉桂) 3~4g
작약(芍藥) 3~4g
지모(知母) 2~4g

● 한방 일반 효능
간단히 '계작지모탕(桂芍知母湯)'이라고도 한다. 몸에 한사(寒邪)와 열사(熱邪)를 함께 지닌 사람의 관절통에 사용된다. 열을 식히는 지모와 따뜻하게 하는 부자는 모두 관절통을 완화하는 진통 효능의 한약재로, 만성화된 관절통에는 매우 귀중한 한약재 구성이다.

계지탕
(桂枝湯)

연번	질환명	체질(증세)	출전
43	오한, 발한 과다, 감기 등	양허	상한론(傷寒論), 금궤요략(金匱要略)

● 한약재 품목명 및 함량
감초(甘草) 2g
대조(大棗)(대추) 3~4g
생강(生薑) 1~1.5g(묵은 생강 3~4g)
육계(肉桂) 3~4g
작약(芍藥) 3~4g

● 한방 일반 효능
『상한론(傷寒論)』의 가장 기본적인 처방이다. 『상한론(傷寒論)』에는 계지탕에서 한약재의 조성을 변화시켜 만든 수많은 한방약들이 수록되어 있다.
독감에 마황탕을 처방하기도 하는데, 위장이 허약한 사람이 마황탕을 복용하면 위장 장애나 발한 과다가 발생하는 수도 있다. 이런 체질의 사람에게는 계지탕이 더 적합하다.
오한이 있는데 땀이 나는 증상이 있는 감기에 사용되고, 몸을 두루 따뜻하게 하면서 발한 과다를 억제하는 작용이 있다.

곽향정기산
(藿香正氣散)

연번	질환명	체질(증세)	출전
44	감기, 구토, 설사 등	수독	화제국방 (和劑局方)

● 한약재 품목명 및 함량
감초(甘草) 1~1.5g
길경(桔梗) 1.5~3g
대조(大棗) 1~3g
백지(白芷) 1~4g
복령(茯笭) 3~4g
소엽(蘇葉) 1~4g
후박(厚朴) 2~3g
곽향(藿香) 1~4g
대복피(大腹皮) 1~4g
반하(半夏) 3g
백출(白朮) 3g
생강(生薑) 1g
진피(陳皮) 2~3g

● 한방 일반 효능
평위산(平胃散)을 기반으로 허브인 곽향(藿香)의 잎을 배합함으로써 위장을 시원하게 하는 작용이 있다. 습도가 높은 시기에 몸을 차게 하거나 여름에 찬 것을 섭취한 뒤에 얇은 옷의 착용으로 몸을 차게 해서 생기는 감기 증상과 메스꺼움, 구토, 설사의 증상에 처방한다. 습기가 많은 곳으로 이사한 뒤 몸의 상태가 안 좋을 때에도 적합한 처방이다.

관심이호방
(冠心二號方)

연번	질환명	체질(증세)	출전
45	흉통, 흉부 압박증, 숨참, 어깨 통증, 관상동맥질환, 협심통, 뇌색전 등	어혈	중국의학과학원 (中國醫學科學院)

● 한약재 품목명 및 함량
강향(降香) 12g
단삼(丹蔘) 24g
적작(赤芍) 15g
천궁(川芎) 15g
홍화(紅花) 12g

● 한방 일반 효능
어혈에 의한 흉통, 흉부 압박증, 호흡 곤란, 고정적인 통증, 어깨 통증, 관상동맥질환, 협심통에 대하여 현대에 조제된 처방이다.
뇌색전에 대해 효능이 있다는 연구의 보고도 있다. 일정한 효과는 있다고 여겨지지만, 병원의 순환기과에서 충분한 치료가 전제되어야 한다.

괄루해백백주탕
(栝樓薤白白酒湯)

연번	질환명	체질(증세)	출전
46	복부, 흉부의 통증, 흉부 압박증, 숨참, 기침, 가래 등	양허, 기체	금궤요략 (金匱要略)

● 한약재 품목명 및 함량
괄루실(栝樓實) 2~5g(괄루인도 가능)
백주(白酒) 140~700g
해백(薤白) 4~9.6g

● 한방 일반 효능
등에서 흉부, 명치까지 이어지는 통증이나 흉부의 압박감 등을 완화하는 데 처방한다. 흉부의 냉증과 수독에 의해 가슴과 등이 답답하면서 괴롭고 아프며, 숨이 차고 기침, 가래가 생기는 경우에 처방한다. 백주(발효주)를 이용한 처방이다.
해백은 가슴을 따뜻하게 하고 수독을 제거하기 때문에 식재료로 활용하는 것도 좋다. 이 처방은 내과에서의 검사가 필수적인 전제 조건이다.

괄루해백탕
(栝樓薤白湯)

연번	질환명	체질(증세)	출전
47	복부, 흉부의 통증, 흉부 압박감 등	수독	호소노가방 (細野家方)

● 한약재 품목명 및 함량
감초(甘草) 2g
괄루인(栝樓仁) 2g
방기(防己) 4g
육계(肉桂) 4g
즙채(蕺菜) 6g
해백(薤白) 10g

● 한방 일반 효능
등에서 흉부, 명치에 이르는 통증, 흉부 압박감 등에 처방한다. 흉부의 냉증과 수분(물)의 정체로 인한 증상에 해백은 가슴의 수독을 제거하고 따뜻하게 하는 효력이 있고, 즙채(어성초)에는 폐에서 농양을 제거하는 효력이 있다.

*『호소노가방(細野家方)』: 일본 한방의학자 호소노 시로(細野史郞, 1899~1989)의 처방전. 그는 본래 양의사였지만 유명 한의사에게서 한방의학을 배운 뒤 1950년 일본동양의학회를 창립한 인물이다.

구미빈랑탕
(九味檳榔湯)

연번	질환명	체질(증세)	출전
48	하지의 부종, 부기, 근육 뭉침, 근육통 등	수독	물오약실방함구결 (勿誤藥室方㘘口訣)

● 한약재 품목명 및 함량

감초(甘草) 1g	귤피(橘皮) 3g	대황(大黃) 0.5~1g
목향(木香) 1g	빈랑자(檳榔子) 4g	생강(生薑) 1g(묵은 생강은 3g)
소엽(蘇葉) 1~2g	육계(肉桂) 3g	후박(厚朴) 3g

* 대황 대신 오수유 1g, 복령 3g을 사용해도 된다.

● 한방 일반 효능
하지의 근육이 뭉치거나 부기, 통증을 완화하는 처방이다.
한약재의 조성은 '계명산가복령(鷄鳴散加茯笭)'과 비슷하고 처방 목적도 같다.
하지의 부종을 동반한 무거움, 종아리의 근육 긴장, 부기, 통증 등에 처방한다. 하지에서 기와 수의 순환을 개선해, 근육 긴장, 무거움, 통증 등의 증상을 완화한다. 하지에 한정되지 않고 위장 증상에도 처방할 수 있다. 소량이지만 대황이 들어가서 대변이 묽어질 수도 있다

*『물오약실방함구결(勿誤藥室方㘘口訣)』: 일본 에도, 메이지시대 한방의학계의 거두 아사다 소하쿠(淺田宗伯, 1815~1894)가 저술한 처방서이다.

구풍해독산(탕)
(驅風解毒散)(湯)

연번	질환명	체질(증세)	출전
49	편도선염, 편도주위염 등	실열	만병회춘 (萬病回春)

● 한약재 품목명 및 함량

감초(甘草) 1.5g
강활(羌活) 1.5g
길경(桔梗) 3g
방풍(防風) 3~5g
석고(石膏) 5~10g
연교(連翹) 5g
우방자(牛蒡子) 3g
형개(荊芥) 1.5g

● 한방 일반 효능

목이 부어 통증이 있는 사람의 편도선염, 편도주위염 등에 처방한다. 우방자(우엉 씨), 연교는 목이 붉게 붓는 염증을 완화하고 통증을 가라앉힌다.
이 처방을 복용할 때는 목구멍에 닿도록 천천히 마신다. 마치 치아 통증을 없애는 입효산(立效散)을 입에 머금고 통증 부위에 닿도록 마시는 것과 같은 원리이다.

궁귀교애탕
(芎歸膠艾湯)

연번	질환명	체질(증세)	출전
50	치질 출혈, 염증성 장질환성 하혈, 월경 과다, 부정 출혈 등	혈허	금궤요략 (金匱要略)

● 한약재 품목명 및 함량

감초(甘草) 3g
당귀(當歸) 4~4.5g
아교(阿膠) 3g
애엽(艾葉) 3g
작약(芍藥) 4~4.5g
지황(地黃) 5~6g
천궁(川芎) 3g

● 한방 일반 효능

출혈을 멎게 하는 지혈 처방이다. 치질 출혈이나 염증성 장질환에 의한 하혈, 부인과에서는 월경 과다 및 부정 출혈 등에 처방한다.
『금궤요략(金匱要略)』에서는 임신 중 출혈이나 절박조산에 사용하였다고 한다. 조산을 예방하는 처방인 당귀작약산 다음으로 선택할 수 있는 한방약이다.

궁귀조혈음
(芎歸調血飮)

연번	질환명	체질(증세)	출전
51	월경통, 월경 불순, 산후 신경증, 체력 저하	기체, 어혈, 혈허	만병회춘 (萬病回春)

● 한약재 품목명 및 함량

감초(甘草) 1g
당귀(當歸) 2~2.5g
목단피(牧丹皮) 2~2.5g
복령(茯苓) 2~2.5g
오약(烏藥) 2~2.5g
지황(地黃) 2~2.5,
천궁(川芎) 2~2.5g

건강(乾薑) 1~1.5g
대조(大棗)(대추) 1~1.5g
백출(白朮) 2~2.5g(창출도 가능)
생강(生薑) 0.5~1.5g
익모초(益母草) 1~1.5g
진피(陳皮) 2~2.5g
향부자(香附子) 2~2.5g

* 생강은 사용하지 않아도 된다.

● 한방 일반 효능

이 처방은 말하자면, '여성의 십전대보탕'이라 할 수 있다. 월경의 여러 증상(월경통, 월경 불순 등)과 산후 신경증, 체력 저하 등에 처방한다.
기를 보하는 효력은 약하지만 산후에는 혈허, 어혈의 증세가 주된 병태이기 때문에 궁귀조혈음이 적합하다. 오약, 익모초와 같은 다른 처방에는 대체로 배합되지 않는 한약재가 들어가 기체, 어혈의 상태를 개선하여 월경통을 없애는 데에도 탁월한 효능이 있다. 단 임신 중에는 복용하지 않는다.

궁귀조혈음제일가감
(芎歸調血飮第一加減)

연번	질환명	체질(증세)	출전
52	월경통, 월경 불순, 산후 신경증, 체력 저하	기체, 어혈, 혈허	잇간도 의학 (一貫堂醫學)

● 한약재 품목명 및 함량

감초(甘草) 1g
대조(大棗)(대추) 1.5g
목향(木香) 1.5g
복령(茯苓) 2g
오약(烏藥) 2g
익모초(益母草) 1.5g
지황(地黃) 2g
향부자(香附子) 2g

건강(乾薑) 1~1.5g
도인(桃仁) 1.5g
백출(白朮) 2g(창출도 가능)
생강(生薑) 0.5~1.5g(선택)
우슬(牛膝) 1.5g
작약(芍藥) 1.5g
진피(陳皮) 2g
현호색(玄胡索) 1.5g

당귀(當歸) 2g
목단피(牧丹皮) 2g

육계(肉桂) 1.5g
지실(枳實) 1.5g
천궁(川芎) 2g
홍화(紅花) 1.5g

● 한방 일반 효능

궁귀조혈음에 기체, 어혈을 제거하는 효능을 한층 더 강화한 것이다. 어혈로 인한 월경의 여러 증상(월경통, 월경불순, 무월경 등), 골반 내 울혈 증후군에 처방한다. 어혈 체질의 개선제로써 장기간 복용할 수도 있다. 통도산(通導散)도 어혈 체질의 개선제이지만 대황이 들어가 위장이 허약한 경우나 변비가 없는 경우에는 계속 복용하기는 어려워 '궁귀조혈음제일가감'을 사용한다.

* 잇간도 의학(一貫堂醫學) : 일본의 한방의학에서 체질의학(體質醫學). 잇간도 의학은 모리 도하쿠(森道伯, 1867~1931)에 의하여 처음으로 만들어졌다. 사람을 외증(外證), 맥증(脈證), 복증(腹證), 잘 걸리는 질병의 경향에 따라 '어혈증 체질(瘀血證體質)', '장독증 체질(臟毒證體質)', '해독증 체질(解毒證體質)'의 세 체질로 분류하여 주요 처방을 제시한다.

귀기건중탕
(歸耆建中湯)

연번	질환명	체질(증세)	출전
53	체력 저하, 만성 피부 질환, 만성 중이염 등	기허, 혈허	화강청주(華岡青洲)의 『양과방전』(瘍科方筌)

● 한약재 품목명 및 함량

감초(甘草) 2~3g　　교이(膠飴) 20g(선택)
당귀(當歸) 3~4g　　대조(大棗)(대추) 3~4g
육계(肉桂) 3~4g　　작약(芍藥) 5~6g
황기(黃耆) 2~4g　　생강(生薑) 1~1.5g(묵은 생강 2~4g)

● 한방 일반 효능

고방파의 '십전대보탕'과 같은 위상에 있는 처방이다. 위장이 매우 허약한 사람도 복용할 수 있는 순한 처방이다.
기허, 혈허의 증세나 체력 저하에 처방할 수 있지만, 기혈, 양허로 인하여 잘 낫지 않는 만성 피부 질환이나 만성 중이염 등에도 처방된다.

*『양과방전(瘍科方筌)』: 일본 에도시대 의사인 화강청주(華岡青洲, 1760~1835)가 저술한 처방서.

귀비탕
(歸脾湯)

연번	질환명	체질(증세)	출전
54	권태감, 불안감, 가슴 두근거림, 불면, 다몽 등	기허, 혈허	済生方(제생방)

● 한약재 품목명 및 함량

인삼(人蔘) 2~4g　　백출(白朮) 2~4g(창출도 가능)
복령(茯苓) 2~4g　　산조인(酸棗仁) 2~4g
용안육(龍眼肉) 2~4g　당귀(當歸) 2~4g
원지(遠志) 1~2g　　감초(甘草) 1g
목향(木香) 1g　　대조(大棗)(대추) 1~2g
생강(生薑) 1~1.5g

● 한방 일반 효능

선천적으로 위장이 약하여 기허 상태의 사람이 관리직에 있으면서 과중한 책임을 느끼고 과로하거나 심로하면 심장에 혈허가 유발된다. 이때 생기는 권태감, 불안감, 가슴 두근거림, 불면, 다몽 등의 증상이 나타날 때 귀비탕을 처방한다.

기국지황환
(杞菊地黃丸)

연번	질환명	체질(증세)	출전
55	생식, 비뇨기 기능 저하, 구강 건조증, 안면 홍조, 안구 피로, 노화로 인한 시력 저하 등	음허	의급(醫級)

● 한약재 품목명 및 함량

구기자(枸杞子) 4~5g, 5g　국화(菊花) 3g, 3g
목단피(牧丹皮) 2~3g, 3g　복령(茯苓) 3g, 3g
산수유(山茱萸) 3~4g, 4g　산약(山藥) 4g, 4g
지황(地黃) 5~8g, 8g　　택사(澤瀉) 3g, 3g

* 그램 수에서 왼쪽은 탕(湯), 오른쪽은 산(散)에 해당한다.

● 한방 일반 효능

신장의 음허(노화로 인한 생식, 비뇨기 기능의 저하로, 구강 건조, 안면 홍조 등 열감, 건조감이 있는 경우)에 대한 기본 처방인 육미환에, 안구 충혈을 제거하는 국화, 눈을 자양하는 구기자를 합한 처방이다.
이 처방은 노화에 의한 눈의 침침함, 눈의 피로, 시력 약화 등에 사용한다. 지황이 들어가 속이 거북한 점도 있어 주의가 필요하다.

*『의급(醫級)』: 청나라 시대에 중국 고대 의학 서적을 정리한 총서.

길경석고
(桔梗石膏)

연번	질환명	체질(증세)	출전
56	편도염, 인두염 등 강한 염증, 부종, 통증	실열	본조경험방(本朝經驗方)

● 한약재 품목명 및 함량

길경(桔梗) 3g
석고(石膏) 10g

● 한방 일반 효능

감초탕, 길경탕을 처방하는 경우보다 염증이 강할 때 처방된다. 편도염, 인두염 등의 염증, 부종, 통증이 심하고 고름이 곪았을 때 사용된다.
이 처방은 단독으로 사용되는 수도 있지만, 소시호탕가길경석고(小柴胡湯加桔梗石膏)와 같이 다른 한약재와 배합해 사용하는 경우가 더 많다.

길경탕
(桔梗湯)

연번	질환명	체질(증세)	출전
57	목통, 기침을 동반하는 편도염, 편도주위염, 가래 등	—	상한론(傷寒論), 금궤요략(金匱要略)

● **한약재 품목명 및 함량**
감초(甘草) 2~8g
길경(桔梗) 1~4g

● **한방 일반 효능**
목이 부어 통증, 기침이 나오는 사람의 편도염, 편도주위염, 고름과 같은 가래가 나오는 증상에 처방한다.
길경석고를 처방해야 할 정도로 심한 상태일지라도 냉증이 있거나 위장이 허약한 사람에게는 소염 작용이 적은 길경탕을 선택하는 것이 더 좋다.

당귀건중탕
(當歸建中湯)

연번	질환명	체질(증세)	출전
58	냉증, 월경통, 월경 불순, 복통, 병후 및 수술 후 체력 저하 등	혈허, 기허	금궤요략(金匱要略)

● **한약재 품목명 및 함량**
감초(甘草) 2~2.5g
교이(膠飴) 20g(선택)
당귀(當歸) 4g
대조(大棗) 3~4g
생강(生薑) 1~1.5g(묵은 생강 4g)
육계(肉桂) 3~4g
작약(芍藥) 5~7.5g

● **한방 일반 효능**
소건중탕에 혈을 보하는 당귀가 들어간 처방이다. 위장이 매우 허약한 경우에는 당귀도 물론 위장에 부담이 될 수 있다. 소건중탕에 당귀를 배합하여 소화 기능을 높이면서 혈을 조금씩 보하는 처방이다. 혈허에 의한 냉증, 월경통, 월경 불순, 복통, 병후, 수술 뒤 체력이 급격히 떨어졌을 경우에 처방한다.

당귀사역가오수유생강탕
(當歸四逆加吳茱萸生薑湯)

연번	질환명	체질(증세)	출전
59	냉증, 레이노 증후군 등	혈허	상한론(傷寒論)

● **한약재 품목명 및 함량**
감초(甘草) 1.5~2g
대조(大棗) 4~6.5
세신(細辛) 2~3g
육계(肉桂) 3~4g
생강(生薑) 0.5~2g(묵은 생강 4~8g)
당귀(當歸) 3~4g
목통(木通) 1.5~3g
오수유(吳茱萸) 1~6g
작약(芍藥) 3~4g

● **한방 일반 효능**
혈허에 의한 사지의 냉증에 대한 처방이다. 당귀사역탕에 오수유와 생강을 배합해, 몸을 따뜻하게 하는 작용을 강화한 것이다.
당귀사역탕에 오수유탕을 배합하였기 때문에 메스꺼움, 두통 증상의 개선에도 적합하다.
혈허의 상태는 냉한 기운에 취약하여 몸속까지도 쉽게 차가워진다. 이런 증상에 혈을 보하면서 사지의 말단을 따뜻하게 하는 효능이 있다. 손발이 차가워지면서 피부를 변색시키는 '레이노 증후군(raynaud's phenomenon)' 등에 처방된다.

당귀사역탕
(當歸四逆湯)

연번	질환명	체질(증세)	출전
60	냉증, 동상, 하복부 통증, 요통, 설사, 월경통 등	혈허	상한론(傷寒論)

● **한약재 품목명 및 함량**
감초(甘草) 1.2~2.5g
당귀(當歸) 1.8~4g
대조(大棗) 1.8~6.5g
목통(木通) 2~3g
세신(細辛) 1.8~3g
육계(肉桂) 1.8~4g
작약(芍藥) 1.8~4g

● **한방 일반 효능**
혈허 상태로 인한 팔다리의 말단에서 하지, 하복부까지 이르는 냉증과 통증에 대한 처방이다. 동상, 하복부 통증, 요통, 설사, 월경통 등의 개선에 사용한다.
혈허 상태에서는 냉기에 매우 취약하기 때문에 쉽게 냉증에 걸린다. 특히 팔다리는 혈허로 인한 냉증에 가장 쉽게 걸린다. 혈을 보하면서 손발의 말단까지 따뜻하게 해주는 좋은 처방이다.

당귀산
(當歸散)

연번	질환명	체질(증세)	출전
61	절박조산, 분만 뒤 발열 증세, 불임증, 기침 등	—	금궤요략 (金匱要略)

● **한약재 품목명 및 함량**

당귀(當歸) 2~3g
작약(芍藥) 2~3g
천궁(川芎) 2~3g
백출(白朮) 1~1.5g(창출도 가능)
황금(黃芩) 2~3g

● **한방 일반 효능**

임신기에 절박조산이나 그 예방을 위해 또는 분만한 뒤 발열 증세에 처방한다.
절박조산의 처방으로는 당귀작약산, 궁귀교애탕이 있는데, 모두 당귀와 작약이 들어 있다.
당귀산에 든 황금, 백출은 태반을 안정시키는 작용이 있다.
불임증이나 임신 중에 기침이 심한 경우에 맥문동탕으로는 개선 효과를 내지 못할 때 처방한다.

당귀육황탕
(當歸六黃湯)

연번	질환명	체질(증세)	출전
62	해열, 수면기 발한 억제 등	기허, 음허	난실비장 (蘭室秘藏)

● **한약재 품목명 및 함량**

당귀(當歸) 9g   생지황(生地黃) 12g
숙지황(熟地黃) 12g   황금(黃芩) 6g
황기(黃耆) 12g   황련(黃連) 3g
황백(黃柏) 6g

● **한방 일반 효능**

음허에 의해 생긴 열을 식히고 땀을 멎게 하는 효능으로 있어 수면기의 발한에 대한 처방이다. 여섯 개의 노란색(육황)이란, '생지황', '숙지황', '황련', '황금', '황백', '황기'이다.
지황은 음을 보하는 한약재이지만 가공법에 따라 세분되며 각기 효능도 약간씩 다르다. 두 지황은 음을 보하고, 황금, 황백은 열감을 제거하고, 황기는 기를 보하면서 몸 표면의 땀을 멎게 한다.

*『난실비장(蘭室秘藏)』:금나라 의사인 이고(李杲, 1180-1251)의 의서. 이고는 금원사대가의 한 사람으로서 '보중익기탕(補中益氣湯)', '용담사간 탕(龍膽瀉肝湯)' 등의 한방약을 발명한 사람이기도 하다.

당귀음자
(當歸飲子)

연번	질환명	체질(증세)	출전
63	피부 건조증, 가려움증, 만성 발진 등	혈허	제생방 (濟生方)

● **한약재 품목명 및 함량**

감초(甘草) 1g
당귀(當歸) 5g
방풍(防風) 3g
작약(芍藥) 3g
지황(地黃) 4g
질려자(蒺藜子) 3g
천궁(川芎) 3g
하수오(何首烏) 2g
형개(荊芥) 1.5g
황기(黃耆) 1.5g

● **한방 일반 효능**

보혈 작용이 있는 사물탕을 바탕으로 한 건조 피부의 처방이다. 혈허로 인한 피부의 건조증과 가려움증, 또한 분비물이 적은 만성화된 발진에 적합하고, 피부를 촉촉하게 하면서 피부의 가려움을 억제한다. 노인의 피부 가려움증 등에 많이 응용한다.

당귀작약산
(當歸芍藥散)

연번	질환명	체질(증세)	출전
64	망진, 냉증, 월경 불순, 월경통, 불임증, 유산 후 및 산후 몸 상태의 저조	혈허, 수독	금궤요략 (金匱要略)

● **한약재 품목명 및 함량**

당귀(當歸) 3~3.9g
백출(白朮) 4~5g(창출도 가능)
복령(茯苓) 4~5g
작약(芍藥) 4~16g
천궁(川芎) 3g
택사(澤瀉) 4~12g

● **한방 일반 효능**

혈허와 수독의 증세에 대한 동시 처방이다. 망진(望診) 증상에서는 혈색이 하얗고 통통하게 부어 있는 경향이 있다. 혈허와 수독의 상태에서는 몸이 더 쉽게 냉해진다. 본래는 절박조산을 예방하는 처방이며, 지금도 임신 중의 배가 당기는 것을 방지하기 위해 처방하고 있다.
망진과 냉증의 자각이 있는 월경 불순, 월경통, 불임증, 유산 후, 산후의 몸 상태가 안 좋을 때 개선을 위하여 처방한다.

당귀작약산가부자
(當歸芍藥散加附子)

연번	질환명	체질(증세)	출전
65	냉증과 통증이 심한 경우 등	혈허, 수독, 양허	본조경험방 (本朝經驗方)

● 한약재 품목명 및 함량
가공 부자(附子) 0.4g
당귀(當歸) 3g
백출(白朮) 4g(창출도 가능)
복령(茯苓) 4g
작약(芍藥) 4g
천궁(川芎) 3g
택사(澤瀉) 4g

● 한방 일반 효능
당귀작약산을 처방하는 증상 중에서도 특히 냉증과 통증이 심한 경우에 처방한다.
당귀작약산은 냉증의 처방제이기는 하지만 따뜻하게 하는 한약재는 별로 들어 있지 않다. 혈을 보하면서 수독을 제거하는 것만으로도 냉증이 없어지기 때문이다. 그러나 냉증과 통증이 심한 증상에는 부자를 넣어 조기에 증상을 개선한다.

당귀작약산가인삼
(當歸芍藥散加人蔘)

연번	질환명	체질(증세)	출전
66	망진, 냉증, 월경 불순, 월경통, 불임증, 유산 후 및 산후 몸 상태의 저조 등	혈허, 수독, 기허	—

● 한약재 품목명 및 함량
당귀(當歸) 3.5g
백출(白朮) 3g(창출도 가능)
복령(茯苓) 3.5g
인삼(人蔘) 1~2g
작약(芍藥) 4g
천궁(川芎) 3g

* '당귀작약산 + 홍삼 가루'로 대용할 수 있다.

● 한방 일반 효능
당귀작약산은 보혈제가 들어가 있지만 비교적 위장에 부담을 주지 않게 복용할 수 있다.
그런데 당귀작약산으로 인하여 위장에 부담을 주는 경우는 거기에 인삼을 더해 준다. 비록 감초는 들어 있지 않지만, 사군자탕을 배합한 한약재 조성이 되어, 기를 보하여 소화 기능을 높여 줌으로써 위장을 보호해 준다.

당귀작약산가황기조구등
(當歸芍藥散加黃耆釣鉤藤)

연번	질환명	체질(증세)	출전
67	고혈압, 현기증, 이명 등	혈허, 수독	—

● 한약재 품목명 및 함량
당귀(當歸) 3g
복령(茯苓) 4g
작약(芍藥) 4g
조구등(釣鉤藤) 4g
창출(蒼朮) 4g(백출도 가능)
천궁(川芎) 3g
택사(澤瀉) 4g
황기(黃耆) 3g

● 한방 일반 효능
혈허 상태에서는 기가 상부로 오르기 쉽다. 결과적으로 혈압이 상승하기 쉽고, 현기증, 이명 등 머리의 증상이 증가한다. 그 증상을 예방하는 약재가 조구등이다.
황기는 기를 보하면서 보혈 작용을 강화한다. 혈허 상태에서 고혈압으로 시호와 대황을 사용할 수 없고 지황도 위장에 부담이 될 때 처방한다.
참고로 칠물강하탕(七物降下湯)도 사물탕에 황기와 조구등을 더한 처방이다.

당귀탕
(當歸湯)

연번	질환명	체질(증세)	출전
68	냉증으로 인한 가슴, 배 등의 통증, 늑간 신경통, 월경통 등	기허, 혈허, 기체, 양허	천금요방 (千金要方)

● 한약재 품목명 및 함량

감초(甘草) 1g	건강(乾薑) 1.5g
당귀(當歸) 5g	반하(半夏) 5g
산초(山椒) 1.5g	육계(肉桂) 3g
인삼(人蔘) 3g	작약(芍藥) 3g
황기(黃耆) 1.5g	후박(厚朴) 3g

● 한방 일반 효능
위장이 허약하여 보혈제도 부담이 되는 체질에 대한 하나의 처방이다. 위장을 보호하면서 기혈을 보하고 따뜻하게 한다.
대건중탕, 당귀작약산, 반하후박탕을 합한 것과 같은 한약재 구성으로 되어 있다.
기혈을 보하고, 순환이 잘되게 하고, 복부를 따뜻하게 해, 냉증으로 유발되는 가슴, 배, 등 부위의 통증을 완화한다. 늑간 신경통, 월경통 등의 진정에도 처방된다.

* 『천금요방(千金要方)』: 당나라 시대의 한의원 손사막(孫思邈)이 7세기에 저술한 전 30권의 의서. 정식 명칭은 『비급천금요방(備急千金要方)』이다.

당귀패모고삼환료
(當歸貝母苦蔘丸料)

연번	질환명	체질(증세)	출전
69	임신기 배뇨 곤란증, 방광염 등	—	금궤요략 (金匱要略)

● 한약재 품목명 및 함량
고삼(苦蔘) 3g
당귀(當歸) 3g
패모(貝母) 3g

● 한방 일반 효능
임신 중 배뇨 곤란증에 대한 처방이다. 임신 중에는 태아의 성장에 혈이 많이 사용되어 혈허가 악화되는데, 이를 개선하기 위하여 보혈 작용의 당귀가 들어간다.
또한 패모, 고삼을 사용하는 것은 임신 중 소변이 잘 안 나오지 않는 경우에 한하여 사용한다. 두 한약재는 일반적으로는 잘 사용하지 않는다.
한편 배뇨가 잘되지 않는 이유에 대해서는 여러 설들이 있다. 그리고 임신기의 방광염에 대한 처방으로 사용할 수도 있다.

대건중탕
(大建中湯)

연번	질환명	체질(증세)	출전
70	복부 냉증에 의한 하복부 통증, 복부 팽만감 등	양허, 기허	금궤요략 (金匱要略)

● 한약재 품목명 및 함량
건강(乾薑) 3~5g
교이(膠飴) 20~64g
산초(山椒) 1~2g
인삼(人蔘) 2~3g

● 한방 일반 효능
복부가 차가워지면서 생기는 하복부 통증, 복부 팽만감 등에 처방된다. 장관을 따뜻하게 하여 위장의 기능을 활발하게 촉진하고, 차가운 음식의 섭취와 기온 저하에 따른 복부의 통증이나 긴장을 완화한다.
마취 상태에서 개복 수술을 하면 배 속이 완전히 차가워지기 때문에 수술 뒤 장폐색의 예방을 위해서도 처방된다. 단 냉증으로 설사가 있는 경우에는 대건중탕이 아니라 인삼탕이 적합하다.

대반하탕
(大半夏湯)

연번	질환명	체질(증세)	출전
71	속 메스꺼움, 구토 등	—	금궤요략 (金匱要略)

● 한약재 품목명 및 함량
꿀 20g
반하(半夏) 7g
인삼(人蔘) 3g

● 한방 일반 효능
반하, 인삼은 속의 메스꺼움, 구토의 증세에 처방하는 기본적인 배합이다. 아침에 음식을 먹어도 위장이 약해 토해 버리는 증상에도 처방한다.
반하로 구토를 멎게 하고, 인삼으로 소화기관의 기능을 높이고, 달콤한 꿀로 위장의 기능을 안정시킨다.
임신기 입덧의 처방인 건강인삼반하환(乾薑人蔘半夏丸)은 '대반하탕'과 '소반하탕'을 합하여 만든다.

대방풍탕
(大防風湯)

연번	질환명	체질(증세)	출전
72	만성 사지 및 관절의 부종과 통증, 노화에 의한 관절 경직 증세 등	기허, 혈허, 음허	화제국방 (和劑局方)

● 한약재 품목명 및 함량
가공 부자(附子) 0.5~2g　　감초(甘草) 1.2~1.5g
강활(羌活) 1.2~1.5g　　당귀(當歸) 2.5~3.5g
대조(大棗)(대추) 1.2~2g　　두충(杜沖) 2.5~3.5g
방풍(防風) 2.5~3.5g　　백출(白朮) 2.5~4.5g(창출 가능)
우슬(牛膝) 1.2~1.5g　　인삼(人蔘) 1.2~1.5g
작약(芍藥) 2.5~3.5g　　지황(地黃) 2.5~3.5g
천궁(川芎) 2~3g　　황기(黃耆) 2.5~3.5g
생강(生薑) 0.5~1g(묵은 생강 1.2~1.5g)

● 한방 일반 효능
기혈이 부족한 사람의 만성적인 사지 및 관절의 부종과 통증, 저림 등에 처방된다.
노화에 의한 근육량의 감소, 관절을 구부리고 펴는 행동이 어려워지는 증세는 처방 목표이다. 이 처방은 십전대보탕을 기본으로 만들어졌다. 두충과 우슬은 신장의 쇠약으로 인한 하지의 증상을 개선하는 데 매우 중요한 한약재이다.

대승기탕
(大承氣湯)

연번	질환명	체질(증세)	출전
73	변비, 식중독 등	—	상한론(傷寒論), 금궤요략(金匱要略)

● 한약재 품목명 및 함량
대황(大黃) 2g
망초(芒硝) 1.3g
지실(枳實) 3g
후박(厚朴) 5g

● 한방 일반 효능
기체로 인한 변비의 처방인 소승기탕보다 배설 작용이 더 강한 종합 변비약이다. 대황은 배설, 후박은 막힘, 후박과 지실은 팽창, 망초는 대변을 연하게 한다.
원래는 감염증의 중기에 고열과 강한 열감이 나타나 의식 장애가 있을 때 몸의 열사를 대변을 통해 배출하기 위한 처방이다. 더위를 타고 초조해 하는 사람에 대한 진정제로, 식중독 등으로 빨리 독을 배출시켜야 할 때도 처방한다.

대시호탕
(大柴胡湯)

연번	질환명	체질(증세)	출전
74	위염, 담석증, 담낭염, 초조감, 불면증 등 정신적인 증상 등	기체, 실열	상한론(傷寒論), 금궤요략(金匱要略)

● 한약재 품목명 및 함량
대조(大棗)(대추) 3~4g
대황(大黃) 1~2g
반하(半夏) 2.5~8g
생강(生薑) 1~2g(묵은 생강 4~5g)
시호(柴胡) 6~8g
작약(芍藥) 3g
지실(枳實) 2~3g
황금(黃芩) 3g

● 한방 일반 효능
흉복부에 기의 순환을 돕고 몸속의 열을 제거한다. 소시호탕에 비해 대시호탕은 기체의 상태를 제거하는 효력이 강하다. 효력이 미치는 범위는 가슴과 갈비뼈 근처에서 복부까지 이르며, 위염, 담석증, 담낭염 등의 소염과 초조감, 불면증 등 정신적인 증상의 진정을 위하여 처방된다.
한편 기체의 상태에 놓이면 옆구리에서 명치 부위까지 답답한 증상이 나타난다.

대시호탕거대황
(大柴胡湯去大黃)

연번	질환명	체질(증세)	출전
75	위염, 담석증, 담낭염, 초조감, 불면증 등 정신적인 증상 등	기체, 실열	상한론(傷寒論)

● 한약재 품목명 및 함량
대조(大棗)(대추) 3g
반하(半夏) 3~8g
생강(生薑) 1~2g(묵은 생강 4~5g)
시호(柴胡) 6~8g
작약(芍藥) 3g
지실(枳實) 2~3g
황금(黃芩) 3~6g

● 한방 일반 효능
대시호탕에서 대황을 제거한 처방이다. 대시호탕과 처방 목적은 같지만, 변비 증세가 없는 사람, 대시호탕으로는 대변이 묽어지는 사람에게 처방한다.
대시호탕과 대시호탕거대황의 양자를 조절하면서 처방할 수도 있다. 대황은 변비약보다 기체의 해소, 진정의 목적으로 처방되고 있어 대황을 제거하면 대시호탕보다 효과가 떨어진다.

대황감초탕
(大黃甘草湯)

연번	질환명	체질(증세)	출전
76	변비로 인한 각종 증상 등	—	금궤요략(金匱要略)

● 한약재 품목명 및 함량
감초(甘草) 1~5g
대황(大黃) 4~10g

● 한방 일반 효능
대황과 감초의 두 한약재로 배합되어 있다. 완하제를 복용하면 복통이 있는 사람도 있다.
이 경우에는 감초를 넣으면 통증을 줄일 수 있다. 따라서 배설 촉진 작용이 있는 대황에 감초를 배합한 것이다. 한약재 배합의 수가 적어 다른 한방약과 병용하기도 쉽다.

*체력과 상관없이 처방할 수 있다.

대황목단피탕 (大黃牧丹皮湯)

연번	질환명	체질(증세)	출전
77	맹장염, 월경통, 대장게실염, 치질 등	어혈, 수독, 실열	금궤요략 (金匱要略)

● 한약재 품목명 및 함량
대황(大黃) 1~5g
도인(桃仁) 2~4g
동과자(冬瓜子) 2~6g
망초(芒硝) 3.6~4g
목단피(牧丹皮) 1~4g

● 한방 일반 효능
오래전부터 맹장염의 병태에 처방되었다. 맹장염은 '장옹(腸癰)'이라고도 하며, 어혈이 끈질기게 굳어진 '수독(담)'이 서로 섞여 염증이 발생한 것이다.
하복부 통증을 일으키는 '월경통', '대장게실염', '치질' 등에도 처방할 수 있다. 특히 하복부의 혈액 순환을 개선하고 소염, 진통을 위한 처방이다.
이와 비슷한 효능의 처방으로 대황을 포함하지 않는 '장옹탕(腸癰湯)' 이 있다.

대황부자탕 (大柴胡湯)

연번	질환명	체질(증세)	출전
78	냉증으로 인한 복통, 변비 등	—	금궤요략 (金匱要略)

● 한약재 품목명 및 함량
가공 부자(附子) 0.2~1.5g
대황(大黃) 1~3g
세신(細辛) 2~3g

● 한방 일반 효능
장을 청소하여 변비를 개선하는 완하제의 사용은 일반적으로 몸을 차갑게 하는 것으로 알려져 있다. 이 처방은 양허인 사람에게도 사용할 수 있도록 배설 작용이 있는 대황에 복부를 강하게 따뜻하게 하는 작용이 있는 부자, 세신을 배합하였다.
냉증으로 장의 움직임이 정체되어 복통, 변비를 겪고 있는 경우에 처방한다. 대건중탕도 같은 병태에 처방하지만, 이는 대황을 포함하지 않아 변비가 해소되지 않는 수도 있다.

도핵승기탕 (桃核承氣湯)

연번	질환명	체질(증세)	출전
79	월경 불순, 월경통, 치질, 타박상, 월경기 및 산후 불안감, 초조감 등 정신적인 증상	어혈	상한론 (傷寒論)

● 한약재 품목명 및 함량
감초(甘草) 1.5g
대황(大黃) 3g
도인(桃仁) 5g
망초(芒硝) 2g
육계(肉桂) 4g

● 한방 일반 효능
계지복령환과 함께 어혈 증세에 대한 기본적인 처방이다. '조위승기탕'에 어혈을 푸는 도인을 배합하였다.
본래부터 부인과 질환은 어혈과 깊은 관련이 있어 월경 불순, 월경통, 치질, 타박증 등에 처방한다.
월경기와 산후 등 어혈 상태가 심해지는 시기에 생기는 초조감, 불안감 등 정신적인 증상에도 처방한다.

독활갈근탕 (獨活葛根湯)

연번	질환명	체질(증세)	출전
80	어깨뼈 통증, 저림, 근육 긴장, 어깨 결림 등	—	외대비요 (外臺秘要)

● 한약재 품목명 및 함량
갈근(葛根) 5g 감초(甘草) 1~2g
대조(大棗)(대추) 1~2g 독활(獨活) 2g
마황(麻黃) 2g 생강(生薑) 0.5~1g(묵은 생강 1~2g)
육계(肉桂) 3g 작약(芍藥) 3g
지황(地黃) 4g

● 한방 일반 효능
갈근탕에 지황, 독활을 넣은 처방이다. 원래 갈근탕이 처방되는 증세인 어깨뼈의 통증, 저림, 근육의 긴장, 결림이 있고, 또한 차가운 자극으로 그 증상이 점차 심해지는 경우에 처방한다.
신장이 음허 상태로서 야간에 더욱더 심해지는 증세에는 지황을 갈근탕에 더하여 처방한다.

* 『외대비요(外臺秘要)』: 당나라 한의학자인 왕도(王燾, 670~755)가 당나라 이전의 의학 문헌을 집대성한 전 40권의 의방서.

독활기생탕
(獨活寄生湯)

연번	질환명	체질(증세)	출전
81	하반신, 허리의 통증, 무릎 관절통 등	기허, 혈허	천금요방 (千金要方)

● 한약재 품목명 및 함량

당귀(當歸) 9g 당삼(黨蔘) 9g 독활(獨活) 6g
두충(杜沖) 9g 방풍(防風) 6g 백작약(白芍藥) 12g
복령(茯苓) 9g 상기생(桑寄生) 12g 세신(細辛) 3g
숙지황(熟地黃) 15g 우슬(牛膝) 9g
육계(肉桂) 1.5g(충복)* 자감초(炙甘草) 3g
진교(秦艽) 9g 천궁(川芎) 6g

● 한방 일반 효능
이 한방약은 주로 하반신, 허리, 무릎 관절통, 저림 등에 처방한다. 노화로 인해 간, 신장은 기혈이 부족하여 근육, 힘줄, 관절 모두 쇠약해지는데, 거기에 냉한 자극이나 습기가 더해지면 통증은 더욱더 심해진다.
대방풍탕과 그 효능이 비슷하지만, 상기생이 많이 배합되어 있어 간과 신장을 보하는 효력이 매우 강한 것이 큰 특징이다.

* 충복(沖服) : 복약법의 일종. 몇몇 약물들은 달이지 않고 먼저 그릇에 담아 두었다가 달여진 탕약을 부은 뒤 잘 섞어서 복용하는 방법.(《대한한의학회 표준한의학용어집 2.1》)

마인환
(麻仁丸)

연번	질환명	체질(증세)	출전
82	빈뇨, 변비, 이완성 변비 등	음허	상한론 (傷寒論)

● 한약재 품목명 및 함량

대황(大黃) 3.5~4g
마인(麻仁) 4~5g
작약(芍藥) 2g
지실(枳實) 2g
행인(杏仁) 2~2.5g(감초 1.5g 추가 가능)
후박(厚朴) 2~2.5g

● 한방 일반 효능
대변이 딱딱하여 시원하게 나오지 않는 증상의 처방이다. 기체 상태로 인한 변비의 처방제인 소승기탕에 기름기가 있는 '마인'이나 '행인'이 들어 있어 장을 촉촉하게 하여 배변을 촉진한다.
빈뇨이면서 변비인 증상과 고령자의 이완성 변비 증상에 많이 처방된다. 윤장탕(潤腸湯)보다는 배설 작용이 강하지만 혈을 보하는 작용은 없다. 만약 혈허의 상태라면 윤장탕의 처방을 권한다.

마행감석탕
(麻杏甘石湯)

연번	질환명	체질(증세)	출전
83	감염증, 기침, 염증 등	실열	상한론 (傷寒論)

● 한약재 품목명 및 함량

감초(甘草) 2g
마황(麻黃) 4g
석고(石膏) 10g
행인(杏仁) 4g

● 한방 일반 효능
마황탕의 한약재 구성에서 '계지(桂枝)'를 '석고(石膏)'로 교체한 것으로서 소염 작용이 더욱더 강화된 처방이다.
감염증의 초기에 치료를 받고 발한, 발열이 완화된 뒤에 사용한다. 거담 작용은 있지만, 목, 기관지의 점막을 촉촉이 하는 작용은 없다. 몸이 따뜻해지면 기침이 심해지는 증세에도 처방할 수 있다.
참고로 마행감석탕에 소염 작용과 기침을 멎게 하는 작용이 있는 상백피(桑白皮)를 첨가한 처방이 '오호탕(五虎湯)'이다.

마행의감탕
(麻杏薏甘湯)

연번	질환명	체질(증세)	출전
84	온몸의 근육 및 관절의 부기, 통증, 마비 등의 증상	수독	상한론 (傷寒論)

● 한약재 품목명 및 함량

감초(甘草) 2g
마황(麻黃) 4g
의이인(薏苡仁) 10g
행인(杏仁) 3g

● 한방 일반 효능
마황탕의 한약재 구성에서 '계피'를 '의이인'으로 교체한 처방이다.
기온 저하, 습도 상승으로 인해 심해지는 온몸의 근육 및 관절의 부기, 통증, 마비의 증세를 완화하기 위한 처방이다.
습도가 높은 장소에서 땀을 흘리고 몸이 식은 상태에서 더 적합한 처방이다. 한약재인 의이인은 물(수분)을 순환시켜 체표부의 부종을 제거한다.
한편 마행의감탕은 방기황기탕(防己黃耆湯)과 효능이 비슷하지만, 발한 효과는 보이지 않는다.

마황부자세신탕
(麻黃附子細辛湯)

연번	질환명	체질(증세)	출전
85	발열, 오한을 동반하는 감염증, 목과 관절의 통증 등	양허	상한론 (傷寒論)

● 한약재 품목명 및 함량
가공 부자(附子) 0.3~1g
마황(麻黃) 2~4g
세신(細辛) 2~3g

● 한방 일반 효능
신장이 양허 상태에 있으면서 평소 추위를 잘 타는 사람이 감염증에 걸렸을 때의 처방이다.
이러한 사람이 감염증에 걸리면 발열과 함께 오한이 매우 강하며, 목과 관절의 통증도 갑자기 심해질 수 있다.
이 처방은 몸을 따뜻하게 하는 작용이 매우 강하여 증상을 개선한다. 고령자에게도 효과가 좋고, 갈근탕으로는 종전처럼 효과를 내지 못할 때 처방된다.

마황탕
(麻黃湯)

연번	질환명	체질(증세)	출전
86	감염증에서 유발된 강한 오한, 발열, 관절통 등	—	상한론 (傷寒論)

● 한약재 품목명 및 함량
감초(甘草) 1~1.5g
마황(麻黃) 3~5g
육계(肉桂) 2~4g
행인(杏仁) 4~5g

● 한방 일반 효능
감염증으로 생기는 증세의 처방으로서 '계지탕'과 쌍을 이룬다.
기혈이 부족한 상태에서 발한은 없지만 강한 오한, 발열, 관절통을 동반할 때 그 개선을 위하여 처방한다.
만약 기혈이 부족한 상태에서 이미 발한이 있을 경우에 처방하면 자칫 발한 과다, 가슴 두근거림, 속 더부룩함 등의 부작용을 초래할 수 있다.
겨울철 추운 시기에 독감 초기 치료에 처방되어 그 유효성에 대한 연구 결과도 보고되고 있다.

맥문동탕
(麥門冬湯)

연번	질환명	체질(증세)	출전
87	감염기 회복기의 가래, 기침 증세	기허, 음허	금궤요략 (金匱要略)

● 한약재 품목명 및 함량
감초(甘草) 2g
갱미(粳米) 5~10g
대조(大棗)(대추) 2~3g
맥문동(麥門冬) 8~10g
반하(半夏) 5g
인삼(人蔘) 2~3g

● 한방 일반 효능
폐의 음허 상태로 인하여 입과 목에 건조감이 있어 가래가 쉽게 그치질 않아 기침이 심한 증세에 대한 처방이다.
감염의 회복기에 가래의 양이 적지만 그치질 않아 기침을 오랫동안 하는 증세에 많이 처방된다.
평소 목을 혹사하여 기허로 인하여 음성의 양이 적고, 음허로 목소리가 쉬기 쉬운 사람은 '향성파적환(響聲破笛丸)' 보다 '맥문동탕'으로 목을 보하는 것이 더 좋다.

맥미지황환
(麥味地黃丸)

연번	질환명	체질(증세)	출전
88	노화, 과로로 인한 마른기침 등	음허	의급 (醫級)

● 한약재 품목명 및 함량
맥문동(麥門冬) 6g
목단피(牧丹皮) 3g
복령(茯苓) 3g
산수유(山茱萸) 4g
산약(山藥) 4g
숙지황(熟地黃) 8g
오미자(五味子) 2g
택사(澤瀉) 3g

● 한방 일반 효능
신장의 음허(노화로 인한 생식, 비뇨기 기능의 저하로 입 마름증, 홍조 등 열감, 건조감이 있는 경우) 증세에 대한 기본적인 처방인 '육미환'에 기침을 멎게 하는 맥문동, 오미자를 배합한 처방이다. 가래가 적은 마른기침이 그치지 않는 경우에 대한 처방이다.
맥미지황환이 맥문동탕과 차이점이 있다면, 노화, 과로로 음허가 진행된 상태의 기침에 대한 처방이라는 점이다.

명랑음 (明朗飮)

연번	질환명	체질(증세)	출전
89	유행성 결막염, 안구 통증 및 충혈 등 안과 질환, 현기증, 가슴 두근거림, 정신적인 스트레스 등	수독	화전태암방함 (和田泰庵方函)

● 한약재 품목명 및 함량

감초(甘草) 2g
복령(茯苓) 4~6g
육계(肉桂) 3~4g
황련(黃連) 1.5~2g

백출(白朮) 2~4g
세신(細辛) 1.5~2g
차전자(車前子) 2~3g

● 한방 일반 효능

영계출감탕에 차전자, 세신, 황련을 배합한 안과 질환에 대한 처방이다. 경증의 풍안(유행성 결막염), 안구 통증 및 충혈, 시야 흐림에 처방되어 왔다.
영계출감탕에 바탕을 두기 때문에 현기증, 가슴 두근거림을 동반하는 증세에도 적합한 처방이다.
수독과 정신적 스트레스에 관련된 망막박리증의 사례에 대한 연구로 현저한 유효성이 보고되었다.

*『화전태암방함(和田?庵方函)』: 일본의 근세 한의학자인 화전동곽(和田東郭, 1744~1803)이 편저한 의서.

목방기탕 (木防己湯)

연번	질환명	체질(증세)	출전
90	만성 심부전 폐부종으로 인한 호흡 곤란 등	수독	금궤요략 (金匱要略)

● 한약재 품목명 및 함량

방기(防己) 2.4~6g
석고(石膏) 6~12g
육계(肉桂) 1.6~6g
인삼(人蔘) 2~4g(죽절인삼은 4g)

● 한방 일반 효능

가슴에 물이 차서 가슴이 당겨 호흡의 곤란이 심하여 누울 수 없는 증세, 또는 상복부가 단단해 막히는 듯한 증세의 처방이다. 만성 심부전 폐부종의 증상 중에서도 경증에 처방되어 왔다.
목방기탕은 물(수분)의 정체를 제거해 상복부의 상태를 개선한다. 여기에 복령을 더하면 그 효과가 더욱 높아진다.

반하백출천마탕 (半夏白朮天麻湯)

연번	질환명	체질(증세)	출전
91	두통, 현기증, 나른함 등	수체, 기허	비위론 (脾胃論)

● 한약재 품목명 및 함량

건강(乾薑) 0.5~1g
반하(半夏) 3g
복령(茯笭) 3g
신국(神麴) 1.5~2g
진피(陳皮) 3g
택사(澤瀉) 1.5~2g
황백(黃柏) 1g

맥아(麥芽) 1.5~2g
백출(白朮) 1.5~3g
생강(生薑) 0.5~2g(묵은 생강은 2~4g)
인삼(人蔘) 1.5~2g
천마(天麻) 2g
황기(黃耆) 1.5~2g

* 신국은 없어도 되고, 대신에 창출을 2g 이상 넣어도 된다.

● 한방 일반 효능

위장이 허약하여 생기는 두통, 현기증에 쓰이는 처방이다. 기허로 인해 처리하지 못한 끈질긴 수독(담음)이 머리까지 올라 증상을 일으킨다고 한다. 기를 보하고 위장의 기능을 높여 담음을 처리한다. 담음으로 인한 만성적인 신체의 무거움과 나른한 기분 등의 증상에도 응용된다.

반하사심탕 (半夏瀉心湯)

연번	질환명	체질(증세)	출전
92	메스꺼움, 설사. 이물감, 위염, 구내염 등	—	상한론(傷寒論), 금궤요략(金匱要略)

● 한약재 품목명 및 함량

감초(甘草) 2.5~3g
건강(乾薑) 2~3g
대조(大棗)(대추) 2.5~3g
반하(半夏) 4~6g
인삼(人蔘) 2.5~3g
황금(黃芩) 2.5~3g
황련(黃連) 1g

● 한방 일반 효능

명치에 이물이 걸린 느낌, 메스꺼움, 설사에 처방된다. 소화기의 운동이 명치에서 정체되면 식욕 부진, 트림 등이 생긴다. 이때 명치에서 위는 염증을 일으키기 쉽고, 속 쓰림, 구내염에 걸리기 쉬운데 이때 처방한다. 위장염과 불규칙한 식습관으로 인하여 막힌 듯한 기분이 들 때에도 응용된다.

반하산급탕
(半夏散及湯)

연번	질환명	체질(증세)	출전
93	감염증에 의한 오한, 가래, 목의 붓기 등	—	상한론 (傷寒論)

● **한약재 품목명 및 함량**
감초(甘草) 2~3g
반하(半夏) 3~6g
육계(肉桂) 3~4g

● **한방 일반 효능**
추운 겨울에 감염 후, 목이 심하게 아프고 목소리가 쉴 때 처방된다. 대개의 증상은 목이 많이 붉어지진 않았지만, 부기가 있고 오한과 투명한 가래를 수반한다.
목에 대한 처방에서 감초탕은 열사를, 반하산급탕은 한사를, 길경탕은 한열사를 동반하는 병태에 처방한다. 열감, 오한, 인후부의 붉은색 유무로 변증한다.

* 체력과 관계없이 처방할 수 있다.

반하후박탕
(半夏厚朴湯)

연번	질환명	체질(증세)	출전
94	목에 걸린 이물감 등	기체, 수독	금궤요략 (金匱要略)

● **한약재 품목명 및 함량**
반하(半夏) 6~8g
복령(茯苓) 5g
생강(生薑) 1~2g(묵은 생강 2~4g)
소엽(蘇葉) 2~3g
후박(厚朴) 3g

● **한방 일반 효능**
목에 이물질이 걸린 듯한 느낌이 들지만, 검사상으로는 이상이 없는 증세에 단골 처방이다.
이러한 증상은 여성에게 흔히 나타나는 것으로서 매실 씨, 고기 조각 정도 크기의 이물감이 느껴진다.
반하후박탕은 목, 가슴에 걸린 듯한 느낌을 없애 주고, 더 나아가 기분도 개운하게 한다.

방기복령탕
(防己茯苓湯)

연번	질환명	체질(증세)	출전
95	피부 통증, 저림, 약한 근육 경련, 간지럼 등	수독	금궤요략 (金匱要略)

● **한약재 품목명 및 함량**
감초(甘草) 1.5~2g
방기(防己) 2.4~3g
복령(茯苓) 4~6,g
육계(肉桂) 2.4~3g
황기(黃耆) 2.4~3g

● **한방 일반 효능**
사지의 피부가 부어서 차고 부조화를 보이는 증세에 처방한다. 부조화의 증세로는 통증, 저리는 감각 외에도 근육의 가벼운 경련, 간지러움, 떨리는 느낌 등이 있지만 쥐가 날 정도의 통증은 아니다.
피부에 적체된 물(수분)을 따뜻하게 하여 순환을 촉진하면서 제거해 부조화를 해소한다.
이 처방은 방기황기탕과 비슷하지만, 차이점이 있다면 처방 증세에 오한이나 발한이 없다는 것이다.

방기황기탕
(防己黃耆湯)

연번	질환명	체질(증세)	출전
96	관절통(특히 무릎 통증) 등	수독	금궤요략 (金匱要略)

● **한약재 품목명 및 함량**
감초(甘草) 1.5~2g
대조(大棗)(대추) 3~4g
방기(防己) 4~5g
백출(白朮) 3g
(창출도 가능)
생강(生薑) 1~1.5g(묵은 생강은 3g)
황기(黃耆) 5g

● **한방 일반 효능**
살이 뚱뚱하고 비만 상태의 사람을 위한 처방이다. 이런 체질의 사람에게서는 쉽게 피곤함을 느끼고 추위도 잘 느끼면서 땀을 많이 흘리는 등 기허 증상과 관절의 부종 및 통증, 부기, 몸의 무거움 등의 수독 증상이 나타날 수 있는데, 방기황기탕은 관절통 중에서도 특히 무릎 통증에 완화 효과가 좋다.

방풍통성산
(防風通聖散)

연번	질환명	체질(증세)	출전
97	비만, 대사 증후군 등	실열	선명론 (宣明論)

● **한약재 품목명 및 함량**

감초(甘草) 2g   길경(桔梗) 2g
당귀(當歸) 1.2~1.5g   대황(大黃) 1.5g
마황(麻黃) 1.2~1.5g   망초(芒硝) 1.5g
박하(薄荷) 1.2~1.5g   방풍(防風) 1.2~1.5g
백출(白朮) 2g   석고(石膏) 2g
연교(連翹) 1.2~1.5g   작약(芍藥) 1.2~1.5g
천궁(川芎) 1.2~1.5g   치자(梔子) 1.2~1.5
형개(荊芥) 1.2~1.5g   활석(滑石) 3g   황금(黃芩) 2g
생강(生薑) 0.3~0.5g(묵은 생강은 1.2~1.5g)

* 백출은 없어도 된다.

● **한방 일반 효능**

실열의 해독 처방이다. 붓기가 적은, 살이 단단하면서 뚱뚱한 사람에게 처방한다. 몸에서 어혈과 수독 등의 사기(邪氣)가 나가지 못하여 쌓이는 사람에게 발한, 이뇨, 배설을 통해 몸에서 독을 제거한다. 복부에 피하 지방이 많은 대사 증후군에도 사용된다. 비만을 위한 약이라고 하지만, 살을 빼는 약이 아니라 비만 체질에 일어날 수 있는 병을 줄이는 약이다

배농산
(排膿散)

연번	질환명	체질(증세)	출전
98	치은염, 편도선염, 여드름 등 국소적인 화농성 질환의 초기 증세	—	금궤요략 (金匱要略)

● **한약재 품목명 및 함량**

길경(桔梗) 1.5~2g
달걀노른자 1개(선택)
작약(芍藥) 3~6g
지실(枳實) 3~10g

● **한방 일반 효능**

치은염, 편도염, 여드름, 그 외의 국소적인 화농성 질환 초기 단계에서 배농(고름 배출) 전에 처방한다.
피부의 염증 부위에 기체와 어혈이 생겨서 갇히면 고름이 형성되어 간다.
이때 배농산은 작약으로 어혈을 제거하면서 지실·길경으로 기를 순환시켜 고름의 표면에 출구를 만들어 밀어낸다. 달걀 노른자는 음허를 개선하는 작용이 있다.

* 배농산의 탕액제는 배농탕의 처방과 구별되기 때문에 '배농산료(排膿散料)'라고 한다.

배농산급탕
(排膿散及湯)

연번	질환명	체질(증세)	출전
99	염증에 의한 고름 등	기체	길익동동경험방 (吉益東洞經驗方)

● **한약재 품목명 및 함량**

감초(甘草) 3g
길경(桔梗) 3~4g
대조(大棗)(대추) 3~6g
생강(生薑) 0.5~1g(묵은 생강 2~3g)
작약(芍藥) 3g
지실(枳實) 2~3g

● **한방 일반 효능**

배농산과 배농탕을 합한 '배농산 및 배농탕'이다. 염증 부위에서 기혈의 운행을 개선하여 배농 작용(고름 배출)을 한다. 처방의 목적은 배농산과 같다. 처방 시점이 무척 중요하고 발진이 시작되는 초기 단계에서 처방하는 것이 효과적이다. 염증이 너무 강해지면 단독으로는 효력이 없고, 소염 작용이 있는 처방과 함께 사용해야 한다.

* 체력과 관계없이 사용할 수 있다

배농탕
(排膿湯)

연번	질환명	체질(증세)	출전
100	화농성 염증의 부기, 통증 등	기체	금궤요략 (金匱要略)

● **한약재 품목명 및 함량**

감초(甘草) 1.5~3g
길경(桔梗) 1.5~5g
대조(大棗)(대추) 2.5~6g
생강(生薑) 0.5~1g(묵은 생강 1~3g)

● **한방 일반 효능**

배농하기 위해 염증 부위에서 기혈의 운행을 조절하는 한약재가 상당히 많이 배합되어 있어 염증 부위의 열을 식혀 통증을 완화한다. 반면 소염 작용은 약하기 때문에 염증이 확산되었을 때는 사용이 적합하지 않다. 오직 국소적인 염증으로 부기가 있을 때만 사용한다.

백자양심환
(栢子養心丸)

연번	질환명	체질(증세)	출전
101	수면 장애, 가슴 두근거림 등	음허	체인휘편 (體仁彙編)

● 한약재 품목명 및 함량
구기자(枸杞子) 15g 당귀(當歸) 12g
맥문동(麥門冬) 12g 백자인(柏子仁) 15g
복신(茯神) 12g 석창포(石菖蒲) 9g
숙지황(熟地黃) 15g 자감초(炙甘草) 3g
현삼(玄蔘) 9g

● 한방 일반 효능
심장의 음허로 인하여 심신이 모두 지쳐서 잠을 이룰 수 없는 경우에 처방한다.
심장의 음허로는 잠이 오지 않거나 꿈을 많이 꾸거나 깊은 숙면에 들지 못하는 등의 수면 장애와 가슴 두근거림 등의 증상이 나타난다.
또한 심장이 음허하면 건망증이 심하고, 쉽게 놀라는 경향도 강하다. 이때 한약재인 석창포는 멍한 기분을 개운하게 하는 작용을 한다.

* 『체인휘편(體仁彙編)』: 명나라 시대 의사인 팽용광(彭用光)이 1549년에 출간한 전 5권의 의학서.

백출부자탕
(白朮附子湯)

연번	질환명	체질(증세)	출전
102	근육통, 관절통, 부기, 저림, 현기증 등	양허, 수독	금궤요략 (金匱要略)

● 한약재 품목명 및 함량
가공 부자(附子) 0.3~1g
감초(甘草) 1~2g
대조(大棗)(대추) 2~4g
백출(白朮) 2~4g
생강(生薑) 0.5~1g
(생강은 1.5~3g)

● 한방 일반 효능
냉증과 수독의 정체로 인한 근육통, 관절통, 부기, 저림, 현기증에 처방한다.
부자는 몸을 따뜻하게 하고, 백출은 사지의 체표부에서 수독을 제거하여 몸의 통증을 완화한다.
백출부자탕은 진무탕과 비슷해 보이지만 그 처방 목적인 증세에서 차이가 있다. 백출부자탕은 신장, 방광의 기능이 정상이면서 비(소화기관)의 기능이 저하될 때 처방한다. 또한 체내가 아니라 체표의 수독을 제거하는 것이다.

백호가계지탕
(白虎加桂枝湯)

연번	질환명	체질(증세)	출전
103	오한, 해열, 홍조, 한사에 의한 근육통, 관절통, 습진 등	실열	금궤요략 (金匱要略)

● 한약재 품목명 및 함량
감초(甘草) 2g
갱미(粳米) 8~10g
석고(石膏) 15~16g
육계(肉桂)(계지) 3~4g
지모(知母) 5~6g

● 한방 일반 효능
몸의 열을 식히는 백호탕에 육계(계지)를 첨가한 처방이다.
체내의 열감은 있는 한편, 체표부에는 다소 오한이 있는 증세에 처방된다.
체내의 실열에 의한 열감, 입의 갈증, 홍조, 체표부의 한사에 의한 근육통, 관절통, 습진을 동시에 치료한다.

백호가인삼탕
(白虎加人蔘湯)

연번	질환명	체질(증세)	출전
104	탈수, 열사병, 더위 먹은 상태 등	실열	상한론(傷寒論) 금궤요략(金匱要略)

● 한약재 품목명 및 함량
감초(甘草) 2g
갱미(粳米) 8~20g
석고(石膏) 15~16g
인삼(人蔘) 1.5~3g
지모(智母) 5~6g

● 한방 일반 효능
체내의 실열을 식히는 기본 처방인 백호탕에 인삼을 더한 것이다. 백호탕과 마찬가지로 열감과 염증에 효능을 보일 수도 있지만, 기본적으로는 입안의 갈증이 더 심하고 탈수로 인해 체내의 수분이 매우 부족한 상태에 처방한다.
특히 열사병에 적합한 처방이다. 석고, 지모로 열을 식혀, 인삼, 갱미로 기를 보하면서 갈증을 해소한다.
한편 기허 체질인 사람이 여름에 더위를 먹었을 때는 청서익기탕을 처방한다.

백호탕 (白虎湯)

연번	질환명	체질(증세)	출전
105	열감, 홍조, 목마름, 구내염, 치은염, 습진·피부염 등	실열	상한론 (傷寒論)

● 한약재 품목명 및 함량
감초(甘草) 2g
갱미(粳米) 8~10g
석고(石膏) 15~16g
지모(知母) 5~6g

● 한방 일반 효능
체내의 실열을 식히는 기본 처방이다. 황련해독탕도 열을 내리는 작용이 있지만, 물(수분)도 동시에 제거하기 때문에, 몸을 건조시킨다. 반면 백호탕은 몸을 건조시키지 않고 실열을 제거한다. 실열의 증상은 열감, 홍조, 목마름, 구내염, 치은염, 습진·피부염 등의 염증 소견이 있다

보기건중탕 (補氣建中湯)

연번	질환명	체질(증세)	출전
106	복부 팽창, 부종	수독, 기허, 음허	제생방 (濟生方)

● 한약재 품목명 및 함량
맥문동(麥門冬) 2~8g
백출(白朮) 3~5g
복령(茯苓) 3~5g
인삼(人蔘) 1.5~4g
진피(陳皮) 2.5~3.5g
창출(蒼朮) 2.5~3.5g
택사(澤) 2~4g
황금(黃芩) 2~3g
후박(厚朴) 2g

● 한방 일반 효능
기혈이 부족한 사람의 복부 팽창, 부종에 대한 처방이다. 사령탕(四苓湯)에 사군자탕과 평위산을 합한 한약재의 구성으로 되어 있다.
기본적으로 위장 약이기도 하지만, 위장을 개선하여 이뇨 효과를 높여 부종을 줄이는 처방이기도 하다. 그 밖에도 황금은 소염 작용을 하고, 맥문동은 음을 보하여 비(소화 기계 등)의 기능을 조절한다.

보양환오탕 (補陽還伍湯)

연번	질환명	체질(증세)	출전
107	편마비, 안면신경 마비, 언어 장애 등 뇌혈관 장애의 후유증	기허, 혈허	의림개착 (醫林改錯)

● 한약재 품목명 및 함량
당귀(當歸) 3g
도인(桃仁) 2g
작약(芍藥) 3g
지룡(地龍) 2g
천궁(川芎) 2g
홍화(紅花) 2g
황기(黃耆) 5g

● 한방 일반 효능
뇌혈관 장애의 후유증을 개선하기 위해 만들어진 처방이다. 기를 보하고 혈액 순환을 좋게 해 어혈을 제거한다. 편마비, 안면신경 마비, 언어 장애 등에 사용한다.
급성기를 지나 혈압이 안정된 무렵부터 장기적으로 복용한다. 효과를 크게 보기 위해서는 황기의 양을 늘리는 것이 필요하다.

보중익기탕 (補中益氣湯)

연번	질환명	체질(증세)	출전
108	피로, 미열, 우울한 기분, 스트레스 등	기허	비위론(脾胃論), 내외상변혹론(內外傷辨惑論)

● 한약재 품목명 및 함량
감초(甘草) 1~2g　　　당귀(當歸) 3g
대조(大棗)(대추) 1.5~3g　　백출(白朮) 3~4g(창출도 가능)
생강(生薑) 0.5g　　　승마(升摩) 0.5~2g
시호([柴胡] 1~2g　　　인삼(人蔘) 3~4g
진피(陳皮) 2~3g　　　황기(黃耆]) 3~4.5g

● 한방 일반 효능
기를 보하는 처방이지만, 사군자탕에는 없는 효능이 있다. 기를 들어 올리는 힘이 있고, 의욕을 높이고 사지 등의 나른함을 제거한다. 또한 몸이 피곤할 때 미열이 나는 경우에 처방한다. 피곤하고 약간 우울한 기분을 전환하고 스트레스에 맞서는 데에도 좋은 처방이다. 너무 일을 열심히 하는 사람에게 사용하면 조바심이 나고 초조해진다.

보폐탕
(補肺湯)

연번	질환명	체질(증세)	출전
109	만성 기침, 신불납기, 만성 기관지염, 폐기종 등	기허	영류령방 (永類鈴方)

● 한약재 품목명 및 함량
갱미(粳米) 3g   관동화(款冬花) 2g
대조(大棗)(대추) 3g   맥문동(麥門冬) 4g
상백피(桑白皮) 3g   생강(生薑) 0.5~1g(생강 2~3g)
오미자(五味子) 3g   육계(肉桂) 3g

● 한방 일반 효능
폐의 기허, 음허 상태로 인한 만성 기침에 대한 처방이다. 이러한 증세에는 '신불납기(腎不納氣)*'가 있는 것이 특징이다. '신불납기'란 호흡을 깊이 들이쉴 수 없고, 기가 몸에 보충되지 않는 상태를 뜻한다. 이럴 때는 한약재인 오미자를 더한다. 만성 기관지염이나 폐기종(肺氣腫) 등 기초 질환이 있는 사람에게도 많이 처방된다.

*『영류령방(永類鈴方)』: 원나라 시대 의사인 이중남(李仲南, ?~?)이 고대 의서를 정리한 전 22권의 의서.

*신불납기(腎不納氣): 신장에 기가 부족하여 호흡할 때 흡입한 기가 아래로 돌아가지 못하는 증세. 이러한 상태에서는 호흡이 얕아져서 움직이면 쉽게 헐떡이는 증세를 보인다. 장기간 폐의 기가 허약, 쇠퇴하였거나 신장의 기가 부족한 상태로 생긴다(《대한한의학회 표준한의학용어집 2.1》).

복령사역탕
(茯苓四逆湯)

연번	질환명	체질(증세)	출전
110	구토, 설사, 기력 쇠퇴, 냉증, 초조감, 정신적인 불안 등	양허, 기허, 수독	상한론 (傷寒論)

● 한약재 품목명 및 함량
가공 부자(附子) 0.3~1.5g
감초(甘草) 2~3g
건강(乾薑) 1.5~3g
복령(茯苓) 4~4.8g
인삼(人蔘) 1~3g

● 한방 일반 효능
사역가인삼탕(四逆加人蔘湯)에 복령을 넣은 처방이다. 온몸을 강력하게 따뜻하게 하는 '보기약'인 사역탕에 인삼으로 더욱 기를 보하고, 물(수분)의 운행을 안정시킨다.
복령은 구토, 설사를 멎게 하고 물(수분)의 상실을 막는다. 또한 복령에는 초조하고 침착하지 못한 정신을 진정시키는 작용도 있다.
이 처방은 몸이 매우 쇠약하고 강한 냉증, 정신 불안이 있을 때 적합하다.

복령음
(茯苓飲)

연번	질환명	체질(증세)	출전
111	복부 팽창감, 가슴 막힘 등	기체	금궤요략 (金匱要略)

● 한약재 품목명 및 함량
백출(白朮) 2.4~4g(창출 가능)
복령(茯苓) 2.4~5g
생강(生薑) 1~1.5g(묵은 생강 3~4g)
인삼(人蔘) 2.4~3g
지실(枳實) 1~2g
진피(陳皮) 2.5~3g

● 한방 일반 효능
기를 보하는 사군자탕이 바탕이지만, 감초를 배합하지 않는 처방이다.
기를 보하는 처방에는 대부분 감초가 배합되어 몸이 쉽게 붓는 사람에게는 처방하기 어려운 수도 있다.
흉복부에 수분이 정체함으로써 복부 팽창감, 가슴이 막히는 느낌, 물이 차서 찰싹찰싹하는 느낌이 있는 증세에 여분의 수분을 제외하고 기를 보충해 위장의 기능을 개선한다.

복령음가반하
(茯苓飲加半夏)

연번	질환명	체질(증세)	출전
112	메스꺼움, 심한 속 쓰림 등	수독	—

● 한약재 품목명 및 함량
반하(半夏) 4g
백출(白朮) 4g(창출도 가능)
복령(茯苓) 5g
생강(生薑) 1~1.5g(묵은 생강은 3~4g)
인삼(人蔘) 3g
지실(枳實) 1.5g
진피(陳皮) 3g

● 한방 일반 효능
복령음(茯苓飲)에 반하(半夏)를 첨가하여 메스꺼움, 속 쓰림의 증상에 대한 효능을 강화한 처방이다.
반하와 생강, 반하와 인삼이라는 메스꺼움을 가라앉히는 한약재 구성이다.
복령음과 복령음합반하후박탕(茯苓飲合半夏厚朴湯)의 처방 증세 사이에 위치하는 병태에 처방된다. 처방 목표는 복령음과 마찬가지로 메스꺼움, 속쓰림이 심한 경우이다.

복령음합반하후박탕 (茯苓飮合半夏厚朴湯)

연번	질환명	체질(증세)	출전
113	인후 및 식도부의 이물감, 가슴 답답함, 복부 팽만감, 속쓰림, 메쓰꺼움, 현기증, 불안감 등	수독, 기체	본조경험방 (本朝經驗方)

● 한약재 품목명 및 함량

반하(半夏) 6~10g
백출(白朮) 3~4g(창출도 가능)
복령(茯苓) 4~6g
생강(生薑) 1~1.5g(묵은 생강은 4~5g)
소엽(蘇葉) 2g
인삼(人蔘) 3g
지실(枳實) 1.5~2g
진피(陳皮) 3g
후박(厚朴) 3g

● 한방 일반 효능

복령음과 반하후박탕을 합친 처방이다. 반하후박탕의 처방 증상인 인후 및 식도부의 이물감, 가슴 막힘, 기분 답답함과, 복령음의 처방 증상인 복부 팽만감, 가슴 답답함, 물이 차서 철썩철썩하는 느낌의 양쪽 증세에 모두 처방할 수 있다.
복령음과 반하로 메스꺼움, 속쓰림, 수독에 의한 가슴 두근거림, 현기증, 불안감에도 대응할 수 있다.

복령택사탕 (茯苓澤瀉湯)

연번	질환명	체질(증세)	출전
114	구토, 목마름증 등	수독	금궤요략 (金匱要略)

● 한약재 품목명 및 함량

감초(甘草) 1~1.5g
백출(白朮) 1.8~3g(창출 가능)
복령(茯苓) 4~8g
생강(生薑) 1~1.5g(묵은 생강은 2.4~4g)
육계(肉桂) 1.2~2g
택사(澤瀉) 2.4~4g

● 한방 일반 효능

소화기의 소화 및 흡수 기능이 저하되어 위장에 물(수분)이 정체하기 때문에 반복적으로 구토하고, 그 뒤에는 목이 마르고 물을 마시고 싶은 증세의 처방이다.
이 처방은 구토, 목마름증에 처방하는 오령산보다 이뇨 작용은 약하지만, 위장의 소화 및 흡수를 촉진하는 작용이 있다.

복령행인감초탕 (茯苓杏仁甘草湯)

연번	질환명	체질(증세)	출전
115	흉비(가슴 통증), 천식, 기침, 가슴 두근거림, 늑간 신경통 등	기체	금궤요략 (金匱要略)

● 한약재 품목명 및 함량

감초(甘草) 1~2g
복령(茯苓) 3~6g
행인(杏仁) 2~4g

● 한방 일반 효능

가슴에 이물질이 걸린 듯이 답답하고 약간의 통증이 있는 증세에 대한 처방이다.
이러한 증세는 '흉비(胸痺)'라고 하는데, 복령행인감초탕은 수체에 파생된 기체 상태로 인하여 생긴 경증의 경우에 처방한다.
그 밖에도 천식 증상, 기침, 가슴 두근거림, 늑간신경통, 흉부 타박증 등의 통증에도 응용해 처방된다.

부비생맥산 (扶脾生脈散)

연번	질환명	체질(증세)	출전
116	객혈, 코피, 토혈, 잇몸 출혈, 치질 출혈 등 각종 출혈 증세	기허, 양허, 음허	의학입문 (醫學入門)

● 한약재 품목명 및 함량

감초(甘草) 1.5g
맥문동(麥門冬) 6g
인삼(人蔘) 2g
작약(芍藥) 3~4g
당귀(當歸) 4g
오미자(五味子) 1.5g
자원(紫苑) 2g
황기(黃耆) 2g

● 한방 일반 효능

생맥산(生脈散)(황기, 맥문동, 오미자)에 비(소화기관)의 기능을 높이는 인삼, 감초를 더하여 배합한 처방이다.
비의 기능이 떨어지면 혈관에서 혈액이 누출되어 출혈이 생긴다고 본다.
객혈, 토혈, 코피, 치은(잇몸) 출혈, 치질 출혈에 처방되는데, 그 증세의 배경에는 기침, 식욕 부진, 숨참, 수면기 발한 등으로 인한 기혈 부족이 있다. 이때 생맥산은 출혈로 약해진 맥을 회복시킨다.

*『의학입문(醫學入門)』: 중국 명나라 시대 저명 한의사인 이정(李梴)이 기존의 의학 지식을 1575년에 전 8권으로 집대성한 의학 전서(全書).

부자갱미탕 (附子粳米湯)

연번	질환명	체질(증세)	출전
117	복부 팽만감, 복통, 메스꺼움 등	양허	금궤요략 (金匱要略)

● 한약재 품목명 및 함량
가공 부자(附子) 0.3~1.5g
감초(甘草) 1~2.5g
갱미(粳米) 6~8g
대조(大棗)(대추) 2.5~3g
반하(半夏) 5~8g

● 한방 일반 효능
냉증으로 인해 복부가 차가워지면서 팽창하여 통증과 함께 메스꺼움을 동반하는 증상에 처방한다.
대건중탕에서는 산초와 생강으로 인해 자극적인 매운맛이 있지만, 부자갱미탕은 매운맛이 없고 대조, 감초의 단맛이 주를 이룬다. 따라서 본래부터 위장이 허약한 사람도 먹기 좋은 처방이다. 더욱이 위장이 매우 쇠약한 사람에게도 갱미의 중탕(重湯)은 소화 및 흡수가 좋고, 기를 보하는 작용도 우수하다.

부자이중탕 (附子理中湯)

연번	질환명	체질(증세)	출전
118	냉증에 기인한 설사, 복통 등	양허, 기허	직지방 (直指方)

● 한약재 품목명 및 함량
가공 부자(附子) 0.5~1g
감초(甘草) 2~3g
건강(乾薑) 2~3g
백출(白朮) 3g(창출도 가능)
인삼(人蔘) 3g

● 한방 일반 효능
인삼탕(이중탕)에 부자를 배합한 처방이다. 위장을 따뜻하게 하고 소화 및 흡수를 회복시킨다.
냉증으로 인한 설사, 복통에 많이 처방된다. 따라서 냉증으로 인한 설사에 처방되는 진무탕과는 한약재의 구성이 비슷하다.

*『직지방(直指方)』: 송나라 시대의 한의사인 양사영((楊士瀛)이 1264년에 저술한 전 26권의 의서. 정식 도서명은 『인재직지방론(仁齋直指方論)』이다.

분돈탕(奔豚湯)

/ 금궤요략(金匱要略)

연번	질환명	체질(증세)	출전
119	분돈, 열감, 현기증, 조바심 등 정신적은 증상	—	금궤요략 (金匱要略)

● 한약재 품목명 및 함량
갈근(葛根) 5g   감초(甘草) 2g
당귀(當歸) 2g   반하(半夏) 4g
작약 2g   천궁 2g
황금 2g
생강(生薑) 1~1.5g(묵은 생강 4g)
이근백피(李根白皮) 5~8g(상백피 가능)

● 한방 일반 효능
놀라움, 두려움으로 인해 유발되어 기가 하복부에서 치솟아 흉완부(가슴이나 명치 부위)와 인후(목구멍)에 솟아오르는 듯한 강한 통증이 발생하는 병증을 '분돈(奔豚)'이라고 한다. 병증에 분돈이 붙여진 것은 기가 급격히 치솟는 것을 마치 새끼돼지가 달리는 모습에 비유한 것이다.
평상시부터 스트레스가 있어, 정신적 쇼크, 대인관계에서 강한 불쾌감, 분노로서 유발되는 발작성 불안, 가슴 두근거림이 일어나, 열감, 현기증, 조바심 등의 흥분적인 증상에 적합한 처방이다.

분돈탕(奔豚湯)

/ 주후방(肘後方)

연번	질환명	체질(증세)	출전
120	권태감 가슴 답답함, 호흡 곤란 등	—	주후방 (肘後方)

● 한약재 품목명 및 함량
감초(甘草) 2g
반하(半夏) 4g
생강(生薑) 1g
오수유(吳茱萸) 2g
육계(肉桂) 4g
인삼(人蔘) 2g

● 한방 일반 효능
분돈 증세의 처방으로서 출전이 『금궤요략(金匱要略)』인 분돈탕과의 차이점은 홍조, 조바심, 흥분 등의 열증은 적고, 오히려 권태감, 가슴 답답함, 호흡 곤란 등 기허의 증세가 많은 경우에 처방한다는 것이다. 오수유탕의 한약재 구성을 포함하여 두통을 동반하는 증상에도 적합하다.

*『주후방(肘後方)』: 4세기 무렵 동진 시대 의약학자 갈홍(葛洪, 281~341)이 편찬한 의서이다. 정식 명칭은 『주후비급방(肘後備急方)』이다. 응급 치료, 임상 진료, 다양한 열병, 학질, 결핵, 천연두, 나병 등 각종 질환의 원인, 증세, 그 처방을 기재하고 있다.

분소탕
(分消湯)

연번	질환명	체질(증세)	출전
121	경증 부기 등	수독	만병회춘 (萬病回春)

● 한약재 품목명 및 함량

대복피(大腹皮) 1~2.5g   등심초(燈心草) 1~2g
목향(木香) 1g   백출(白朮) 2.5~3g
복령(茯苓) 2.5~3g   사인(砂仁) 1~2g
생강(生薑) 1g   저령(豬苓) 2~2.5g
지실(枳實) 1~3g(기각 가능)   진피(陳皮) 2~3g
창출(蒼朮) 2.5~3g   택사(澤瀉) 2~2.5g
향부자(香附子) 2~2.5g   후박(厚朴) 2~3g

● 한방 일반 효능

기혈이 부족하지 않은 사람의 경증 부기에 대한 처방이다. 흉복부에 가득한 물(수분)을 변비, 배뇨 곤란 등으로 인해 체외로 배출하지 못하면 부기, 복부 팽만감, 잦은 트림이 난다. 위령탕보다 기를 운행시키는 작용을 한층 더 강화한 처방이다. 기혈이 부족한 사람의 경증 부기에는 보기건중탕을 처방한다. 더 심한 하반신의 부기 증상에는 구미빈랑탕(九味檳榔湯)을 처방하는 것이 더 적합하다.

* 한약재 조성에서 등심초 대신에 기각(枳殼)을 사용하면 '실비음(實脾飮)'이라고 한다.

분심기음
(分心氣飮)

연번	질환명	체질(증세)	출전
122	우울증, 가슴 답답함, 구토, 메스꺼움, 식욕 부진 등	기체	화제국방 (和劑局方)

● 한약재 품목명 및 함량

감초(甘草) 1.5g   강활(羌活) 1.5g
계지(桂枝) 1.5g   대복피(大腹皮) 1.5g
대조(大棗)(대추) 1.5g   등심초(燈心草) 1.5g
목통(木通) 1.5g   반하(半夏) 1.5g
복령(茯苓) 1.5g   상백피(桑白皮) 1.5g
생강(生薑) 1.5g   자소엽(紫蘇葉) 1.5g
작약(芍藥) 1.5g   진피(陳皮) 1.5g
청피(靑皮) 1.5g

● 한방 일반 효능

우울증, 걱정, 지루함, 짜증, 고민을 항상 마음에 담아 두어 마음(기분)이 굳어진 상태를 말끔하게 발산시키는 처방이다. 가슴 답답함, 트림, 메스꺼움, 구토, 식욕 부진에도 처방한다. 다양한 기체의 한약재가 배합되어 있는 것이 특징이다.

불환금정기산
(不換金正氣散)

연번	질환명	체질(증세)	출전
123	소화 불량 등 위장 증세	기체, 수독	화제국방 (和劑局方)

● 한약재 품목명 및 함량

감초(甘草) 1.5g
곽향(藿香) 1~1.5g
대조(大棗) 1~3g
반하(半夏) 6g
생강(生薑) 0.5~1g(묵은 생강은 2~3g)
진피(陳皮) 3g
창출(創出) 4g(백출도 가능)
후박(厚朴) 3g

● 한방 일반 효능

한방약 이름은 '금과도 바꿀 수 없는 귀한 약'이라는 뜻이다. 평위산에 곽향, 반하를 더한 처방이다. 곽향정기산 등 평위산을 바탕으로 한 처방에는 '정기산'이라는 이름이 붙어 있다. 위장의 기능을 조절하여 소화력을 높여 메스꺼움, 설사를 멈추고 복부를 개운하게 하여 위장의 거북함, 식욕 부진을 개선한다. 감기로 발생하는 위장의 증상에는 곽향정기산이 더 적합하다.

사군자탕
(四君子湯)

연번	질환명	체질(증세)	출전
124	기력 쇠약 등	기허	화제국방 (和劑局方)

● 한약재 품목명 및 함량

감초(甘草) 1~2g
대조(大棗)(대추) 1~2g
백출(白朮) 3~4g(창출 가능)
복령(茯苓) 4g
생강(生薑) 0.5~1g
인삼(人蔘) 3~4g

● 한방 일반 효능

비(소화기관)가 기허한 증세에 처방되는 보기약의 기본적인 처방이다. 다양한 보기약의 원형이라 할 수 있다.
위장이 매우 허약한 상태에서는 반하나 진피도 부담이 되기 때문에 육군자탕보다 사군자탕이 더 적합하다. 사군자탕마저 위장에 부담이 되는 경우는 소건중탕을 처방한다.

사령탕
(四苓湯)

연번	질환명	체질(증세)	출전
125	열감, 홍조 등	수독	화제국방 (和劑局方)

● 한약재 품목명 및 함량
복령(茯苓) 4g
저령(豬苓) 4g
창출(蒼朮) 4g(백출도 가능)
택사(澤瀉) 4g

● 한방 일반 효능
오령산(五苓散)의 한약재 구성에서 계피를 제외한 처방이다.
오령산 성분으로 체액량의 증감을 조절하는 작용은 유지하면서 신체의 열감, 홍조가 강한 증세에 따뜻하게 하는 작용이 있는 계피의 배합은 적합하지 않아 뺀 것이다.
오령산은 열대 지역, 여름철, 열감이 강한 경우 적합한 처방이다.

사물탕
(四物湯)

연번	질환명	체질(증세)	출전
126	월경 기능 저하, 월경량 감소, 무월경, 갱년기 증후군 등	혈허	화제국방 (和劑局方)

● 한약재 품목명 및 함량
당귀(當歸) 3~5g
작약(芍藥) 3~5g
지황(地黃) 3~5g
천궁(川芎) 3~5g

● 한방 일반 효능
혈허에 기반한 많은 부인과 증세의 처방은 사물탕을 기본으로 한다. 혈허 상태에서는 월경을 일으키는 기능이 저하되어 월경량이 감소하고 월경의 주기 연장, 무월경, 갱년기 증후군이 나타난다.
더욱이 사지 말단에 혈액이 돌지 않아 냉증, 동상을 일으키기도 한다. 혈액의 자양분이 피부에 고루 공급되지 않으면 피부가 건조해진다. 단, 지황으로 인하여 속이 거북할 수 있음에 유의해야 한다.

사역가인삼탕
(四逆加人蔘湯)

연번	질환명	체질(증세)	출전
127	출혈성 쇼크 등	기허, 양허	상한론 (傷寒論)

● 한약재 품목명 및 함량
가공 부자(附子) 0.5~2.4g
감초(甘草) 2~4.8g
건강(乾薑) 1.5~3.6g
인삼(人蔘) 1~3g

● 한방 일반 효능
사역탕에 인삼을 더한 처방이다. 사역탕은 출혈에 의한 쇼크 상태에 대해 '소생제(smelling salt)'의 역할을 한다.
인삼은 더욱 기를 보하고 체액의 운행을 안정시켜 소생에 기여한다.

사역산
(四逆散)

연번	질환명	체질(증세)	출전
128	소화 불량에 따른 정신 증세 등	기체	상한론 (傷寒論)

● 한약재 품목명 및 함량
감초(甘草) 1~2g
시호(柴胡) 2~5g
작약(芍藥) 2~4g
지실(枳實) 2g

● 한방 일반 효능
중의학에서 기체(氣滯)에 대한 기본적인 처방이다. 한약재의 수가 적어 효과가 날카롭다. 기를 돌게 하여 소화기의 운행을 좋게 하고 정신적인 증상을 해소한다.
황금은 포함되어 있지 않지만 일반적으로 시호제의 일종으로 생각되는 경우가 많다. 기를 순행시키는 효력은 소시호탕과 대시호탕 중간에 위치해 있다.

사역탕
(四逆湯)

연번	질환명	체질(증세)	출전
129	냉증으로 인한 원기 부족, 소화 불량, 구통, 설사, 쇼크 등	양허	상한론 (傷寒論)

● 한약재 품목명 및 함량
가공 부자(附子) 0.3~2.4g
감초(甘草) 2~4.8g
건강(乾薑) 1.5~3.6g

● 한방 일반 효능
냉증이 온몸에 걸쳐 심한 상태에서 추위를 타서 움츠려 눕거나 기운이 없어 꾸벅꾸벅 졸거나, 또는 소화기계가 완전히 차가워져 음식을 소화, 흡수할 수 없어 구토, 복통, 설사의 증상이 있는 경우에 온몸을 강력하게 따뜻하게 하는 '자극제'이다. 쇼크 상태의 소생제로도 처방되기도 했다.

산조인탕
(酸棗仁湯)

연번	질환명	체질(증세)	출전
130	불안증, 불면증 등	혈허	금궤요략 (金匱要略)

● 한약재 품목명 및 함량
감초(甘草) 1g
복령(茯苓) 2~5g
산조인(酸棗仁) 10~18g
지모(知母) 2~3g
천궁(川芎) 2~3g

● 한방 일반 효능
주한약재인 산조인과 복령에는 정신을 안정시키는 효능이 있어 불안증을 완화하여 기분을 가라앉힌다.
심신이 녹초가 된 상태에서 기분이 진정되지 않고 좀처럼 잠을 이루지 못하는 불면증에 처방된다.
자기 전에 내복하는 경우는 1포로는 부족하고 2포를 복용한다. 낮부터 내복하면 점차 몸의 상태가 회복된다.

삼령백출산
(蔘苓白朮散)

연번	질환명	체질(증세)	출전
131	만성 설사	기허	화제국방 (和劑局方)

● 한약재 품목명 및 함량
감초(甘草) 0.8~2g
백출(白朮) 1.5~4g
복령(茯苓) 1.5~4g
사인(砂仁) 0.8~2g
산약(山藥) 1.2~4g
의이인(薏苡仁) 0.8~2g
인삼(人蔘) 1.5~3g
편두(扁豆) 1~4g

● 한방 일반 효능
기가 허하거나 위장이 허약한 사람의 만성 설사에 대한 처방이다. 사군자탕과의 차이는 소화 기능을 높이면서 설사를 멎게 하는 산약·연육, 소화 기능을 좋게 하면서 수분의 흡수를 돕는 편두·의이인 등으로 인해 지사 작용이 더 높은 것이 특징이다. 이 처방은 계비탕(啓脾湯)과 비슷하다. 그러나 둘 다 모두 감염성 설사에는 적합하지 않다.

삼물황금탕
(三物黃芩湯)

연번	질환명	체질(증세)	출전
132	열감, 불면증, 습진, 피부염, 질염 등	실열	상한론 (傷寒論)

● 한약재 품목명 및 함량
고삼(苦蔘) 3g
지황(地黃) 6g
황금(黃芩) 1.5~3g

● 한방 일반 효능
출산으로 기혈을 과다하게 소모한 상태에서 감염증에 걸려 사지에서 열이 나는 증상이 밤사이에 심해지면서 잠을 이루지 못하는 경우에 처방이다.
고삼에는 가려움증을 멎게 하는 작용도 있어, 가려움증을 동반하는 습진·피부염에도 적합한 처방이다
한편, 고삼에는 항진균 작용이 있어 트리코모나스질염에도 처방된다.

삼소음
(蔘蘇飮)

연번	질환명	체질(증세)	출전
133	감기, 두통, 발열, 가래, 메스꺼움, 구토 등	기허	화제국방 (和劑局方)

● 한약재 품목명 및 함량
갈근(葛根) 2~6g   감초(甘草) 1~2g
길경(桔梗) 2~3g   대조(大棗)(대추) 1.5~2g
목향(木香) 1~1.5g(선택)   반하(半夏) 3g
복령(茯苓) 3g   생강(生薑) 0.5~1g(묵은 생강 1.5~3g)
소엽(蘇葉) 1~3g   인삼(人蔘) 1.5~2g
전호(前胡) 2~6g   지실(枳實) 1~3g
진피(陳皮) 2~3g

* 생강 대신에 건강도 사용이 가능하다.

● 한방 일반 효능
위장이 허약한 사람에게 처방되는 '종합감기약'이다. 위장의 상태를 조절하여 소화기의 증상을 개선하고, 감기의 여러 증상을 완화시킨다. 약간 오래 지속되는 감기로 두통이나 발열, 가래, 메스꺼움, 구토 등의 증세에도 처방된다.

삼황사심탕
(三黃瀉心湯)

연번	질환명	체질(증세)	출전
134	염증성 출혈, 홍조(안면홍조 등), 구내염, 코피, 습진, 화농, 가려움증, 변비 등	실열	금궤요략 (金匱要略)

● 한약재 품목명 및 함량
대황(大黃) 1~5g
황금(黃芩) 1~4g
황련(黃連) 1~4g

● 한방 일반 효능
황련해독탕과 마찬가지로 몸에 충만한 실열에 대한 처방이다. 대황은 강한 염증으로 인한 출혈을 멎게 하는 효능이 있다. 실열의 증상인 열감(홍조), 안면홍조), 염증(구내염, 코피), 피부 증상(습진, 화농, 강한 가려움증), 정신 증상(초조감, 불면증, 과식 등) 등에 처방한다. 변비 증세가 있으면 이 처방이 더 적합하다.

생강사심탕
(生薑瀉心湯)

연번	질환명	체질(증세)	출전
135	가슴 막힘, 위장 증상, 구토, 메스꺼움, 감기 등	—	상한론 (傷寒論)

● 한약재 품목명 및 함량
감초(甘草) 2.5~4g
건강(乾薑) 1~2g
대조(大棗) 2.5~4g
반하(半夏) 5~8g
생강(生薑) 1~2(묵은 생강 2~4g)
인삼(人蔘) 2.5~4g
황금(黃芩) 2.5~4g
황련(황蓮) 1g

● 한방 일반 효능
반하사심탕의 한약재 구성에서 건강의 함량을 약간 줄이되, 생강을 더한 처방이다. 반하사심탕과 마찬가지로 명치 부위가 막힌 듯한 위장 증상에 처방한다.
건강은 생강보다 몸을 따뜻하게 하는 작용이 강하고, 생강은 건강보다 메스꺼움, 구토를 멎게 하는 작용이 더 강하다. 또한 생강은 생식 섭취에서 오는 독성의 해독과 감기의 치료에(생강탕 등) 효과가 더 좋다.

생맥산
(生脈散)

연번	질환명	체질(증세)	출전
136	열사병, 화상에 기인한 탈수, 심한 설사, 구토, 탈수를 동반하는 쇼크	기허, 음허	내외상변혹론 (內外傷辨惑論)

● 한약재 품목명 및 함량
맥문동(麥門冬) 8~10g
오미자(五味子) 3g
인삼(人蔘) 6g

● 한방 일반 효능
몸에서 수분이 부족한 상태를 회복시키는 처방이다. 매우 약해진 맥을 살린다는 의미의 처방제이다.
열사병, 심한 화상으로 인한 탈수, 심한 설사와 구토, 탈수를 수반하는 쇼크 등의 회복기, 또한 수술 후 만성 질환 등으로 기와 물(수분)이 부족한 증상에 처방한다. 발한은 멎게 하고 체액을 보하는 기능이 있다.

* 『내외상변혹론(內外傷辨惑論)』: 금원사대가의 한 사람으로서 금나라 의사인 이고(李杲, 1180~1251)가 1247년 전 3권으로 저술한 의서. 상권은 의학론을, 중권은 음식과 사계절의 약재 등을, 하권에서는 내상을 음식으로 치료하는 방법 등을 소개하고 있다.

세간명목탕
(洗肝明目湯)

연번	질환명	체질(증세)	출전
137	안구 건조, 충혈, 안구 통증 등	혈허	만병회춘 (萬病回春)

● 한약재 품목명 및 함량

감초(甘草) 1~1.5g 강활(羌活) 1~1.5g
결명자(決明子) 1.5g 국화(菊花) 1~1.5g
길경(桔梗) 1~1.5g 당귀(當歸) 1.5g
만형자(蔓荊子) 1~1.5g 박하(薄荷) 1~1.5g
방풍(防風) 1.5g 석고(石膏) 1.5~3g
연교(連翹) 1.5g 작약(芍藥) 1.5
지황(地黃) 1.5g 질리자(蒺莉子) 1~1.5g
천궁(川芎) 1.5g 치자(梔子) 1.5g
형개(荊芥) 1.5g 황금(黃芩) 1.5g
황련(黃連) 1~1.5g

● 한방 일반 효능

혈허에 의한 안구 건조, 안구 충혈, 안구 통증에 처방한다. 청열보혈탕과 마찬가지로 혈을 보하고 소염하는 처방이지만, 세간명목탕은 국화, 박하, 질리자, 결명자, 만형자 등 눈에 작용하는 한약재가 많이 배합되어 있다. 오장 중의 간은 눈을 담당하기 때문에 간의 처방전도 포함되어 있다.

소건중탕
(小建中湯)

연번	질환명	체질(증세)	출전
138	원기 부족, 쇠약 증세 등	기허	상한론 (傷寒論)

● 한약재 품목명 및 함량

감초(甘草) 2~3g
교이(膠飴) 20g(물엿의 경우 40g)
대조(大棗)(대추) 3~4g
생강(生薑) 1~1.5g(묵은 생강은 3~4g)
육계(肉桂) 3~4g
작약(芍藥) 6g

● 한방 일반 효능

'고방파의 보기약(補氣藥)'이다. 후세방이 사용하는 사군자탕 등의 보기약에서는 인삼을 사용하지만, 소건중탕은 '교이'라고 하는 물엿을 사용한다. 물엿은 쌀을 맥아로 발효시킨 것으로 소화가 잘되어 위장이 허약한 사람에게 적합하다. 또 단맛이 있어 마시기도 쉬워 소아의 허약 체질을 개선하는 데 많이 처방되어 왔다.

소경활혈탕
(疎經活血湯)

연번	질환명	체질(증세)	출전
139	사지, 허리, 관절 등의 통증	혈허, 어혈, 수독	만병회춘 (萬病回春)

● 한약재 품목명 및 함량

감초(甘草) 1g 강활(羌活) 1.5~2.5g
당귀(當歸) 2~3.5g 도인(桃仁) 2~3g
방기(防己) 1.5~2.5g 방풍(防風) 1.5~2.5g
백지(白芷) 1~2.5g 복령(茯苓) 1~2g
생강(生薑) 0.5g 용담(龍膽) 1.5~2.5g
우슬(牛膝) 1.5~3g 위령선(威靈仙) 1.5~3g
작약(芍藥) 2.5~4.5g 지황(地黃) 2~3g
진피(陳皮) 1.5~3g 창출(蒼朮) 2~3g(백출 가능)
천궁(川芎) 2~2.5g

● 한방 일반 효능

혈허, 어혈 상태의 사람이 사지, 허리, 관절 등에서 저림이나 통증을 느낄 때 처방한다.
혈의 순환을 돕고 여분의 수분을 제거해 통증을 완화한다. 특히 하반신의 허리, 하지 통증의 개선에 큰 효력이 있다. 통증이 시작되었을 때 재빨리 복용하면 효과를 보기 쉽다.

소반하가복령탕
(小半夏加茯苓湯)

연번	질환명	체질(증세)	출전
140	입덧, 속 메스꺼움 등	수독, 기체	상한론 (傷寒論)

● 한약재 품목명 및 함량

반하(半夏) 5~8g
복령(茯苓) 3~8g
묵은 생강(陳生薑) 5~8g(생강은 1.5~3g)

● 한방 일반 효능

임신 중 입덧에 대한 처방이다. 메스꺼움에 대한 기본 처방인 소반하탕(반하+생강)이 사용된다.
위장이 차가운 경우에는 대반하탕(건강+인삼)의 배합을 사용한 '건강인삼반하환'을, 경증의 입덧에는 계지탕을 처방한다.

소속명탕
(小續命湯)

연번	질환명	체질(증세)	출전
141	안면신경마비, 편마비, 언어장애 등 뇌혈관질환 후유증	—	千金要方 (천금요방)

● 한약재 품목명 및 함량
가공 부자(附子) 0.3~1g 감초(甘草) 1~4g
마황(麻黃) 2~4g 방기(防己) 2~3g
방풍(防風) 2~4g 생강(生薑) 1~3g(묵은 생강은 4~10g)
육계(肉桂) 2~4g 인삼(人蔘) 1~3g
작약(芍藥) 2~3g 천궁(川芎) 2~3g
행인(杏仁) 3~3.5g 황금(黃芩) 2~3 g

● 한방 일반 효능
안면신경마비, 편마비, 언어장애 등 뇌혈관 질환 후유증의 처방이다. 또한 일반적인 관절통이나 목, 어깨, 사지, 허리의 통증 완화에도 응용된다. 몸을 따뜻하게 하면서 손발, 관절에서 기혈의 운행을 개선한다.
감각의 장애는 쉽게 줄일 수 있지만, 근력의 저하를 개선하려면 재활 치료를 병행하는 것이 필요하다. 뇌혈관 질환 후유증이 생기면 소속명탕을 재빨리 복용하는 것이 좋다.

소승기탕
(小承氣湯)

연번	질환명	체질(증세)	출전
142	변비 등	—	상한론 (傷寒論)

● 한약재 품목명 및 함량
대황(大黃) 2~4g
지실(枳實) 2~4g
후박(厚朴) 2~3g

● 한방 일반 효능
기체 상태에 놓인 사람의 변비 증세에 대한 기본 처방이다. 특히 복부가 팽만하는 변비에 처방한다.
마인환*, 윤장탕은 이 소승기탕을 바탕으로 보혈 작용을 한층 더 강화해 만든 처방이다.

* 이 처방은 마인환으로 대용할 수 있다.
* 마인환(麻仁丸)은 원서에는 마자인환(麻子仁丸)으로 표기되어 있지만, 이 책에서는 국내의 용례에 따라 '마인환'으로 표기한다. 마인환은 또 '비약환(脾約丸)'이라고도 한다.

소시호탕
(小柴胡湯)

연번	질환명	체질(증세)	출전
143	감염증, 발열, 오한, 위장 장애 등	기체, 실열	상한론(傷寒論), 금궤요략 (金匱要略)

● 한약재 품목명 및 함량
감초(甘草) 1~3g
대조(大棗) 2.5~3g
반하(半夏) 3.5~8g
생강(生薑) 1~2g(묵은 생강은 3~4g)
시호(柴胡) 5~8g
인삼(人蔘) 2.5~3g
황금(黃芩) 2.5~3g

● 한방 일반 효능
시호(柴胡)라는 이름이 붙는 처방의 대부분은 소시호탕의 한약재 구성을 기본으로 한다. 이 의 소시호탕은 시호의 양이 많고 예리한 처방이다. 주로 감염증 중, 후기의 소염 작용과 정신적인 증상의 진정에 사용된다. 발열과 오한을 되풀이하고 위장 증상을 동반하는 증세에 대해 막막한 기분에 용기를 주는 것과 같은 작용을 한다.

* 만성 간염, 간경변 환자가 인터페론을 투여 중일 때는 간질성 폐렴의 위험이 높아 이 처방을 사용해서는 절대 안 된다.

소시호탕가길경석고
(小柴胡湯加桔梗石膏)

연번	질환명	체질(증세)	출전
144	상기도 염증, 편도선염, 편도주위염의 통증	기체, 실열	본조경험방 (本朝經驗方)

● 한약재 품목명 및 함량
감초(甘草) 2g
길경(桔梗) 3g
대조(大棗)(대추) 3g
반하(半夏) 5g
생강(生薑) 1~1.5g(묵은 생강은 4g)
석고(石膏) 10g
시호(柴胡) 7g
인삼(人蔘) 3g
황금(黃芩) 3g

● 한방 일반 효능
소시호탕에 길경과 석고를 배합한 처방이다. 소시호탕의 처방 증세인 아급성에서부터 만성까지 상기도 염증, 편도선염, 편도주위염의 통증을 완화하고 소염을 위해 처방된다.

소시호탕합갈근탕가천궁신이 (小柴胡湯合葛根湯加川芎辛夷)

연번	질환명	체질(증세)	출전
145	만성 비염, 축농증(부비동염), 두통, 코막힘 등	—	호소노가방 (細野家方)

● 한약재 품목명 및 함량

갈근(葛根) 6g
계피(桂皮) 5g
마황(麻黃) 2g
생강(生薑) 2.5g
신이(辛夷) 2g
죽절인삼 2g
황금(黃芩) 3g
감초(甘草) 1g
대조(大棗)(대추) 1.2g
반하(半夏) 3.5g
시호(柴胡) 6g
작약(芍藥) 3g
천궁(川芎) 3g

● 한방 일반 효능

소시호탕에 갈근탕을 합한 소시호탕합갈근탕에 두통, 코막힘을 개선하는 천궁과 신이가 배합된 처방이다.
갈근탕가천궁신이보다 만성으로 이행한 비염이나 축농증(부비동염) 등에 더 적합한 처방이다.

소요산 (逍遙散)

연번	질환명	체질(증세)	출전
146	월경전 증후군, 갱년기 증후군 등에 관련된 정신적인 증상	기체, 혈허	화제국방 (和劑局方)

● 한약재 품목명 및 함량

감초(甘草) 1.5~3g
당귀(當歸) 3~4.5g
박하(薄荷) 1~2.1g
백출(白朮) 3~4.5g(창출도 가능)
복령(茯笭) 3~4.5g
생강(生薑) 0.5~1g
시호(柴胡) 3~4.5g
작약(芍藥) 3~4.5g

● 한방 일반 효능

여성의 정신적인 증상과 월경 조정에 사용된다. 그 접점인 월경전 증후군, 갱년기 증후군에 적합하다. 소요산은 가미소요산에 비해 홍조, 현기증에 대한 작용은 약하지만, 치자에 의한 장관막 정맥 경화증의 위험이 없어 장기적으로 투여할 수 있다.

소자강기탕 (蘇子降氣湯)

연번	질환명	체질(증세)	출전
147	기침, 가래 등	양허	화제국방 (和劑局方)

● 한약재 품목명 및 함량

감초(甘草) 1~2g
대조(大棗) 1~2g
육계(肉桂) 2~3g
진피(陳皮) 2~3g
생강(生薑) 0.5~1g(건강 0.5~1g)
자소자(紫蘇子) 3~5g(소엽도 가능)
당귀(當歸) 2.5~3g
반하(半夏) 3~5g
전호(前胡) 2~3g
후박(厚朴) 2~3g

● 한방 일반 효능

신장의 양허를 감안한 가래와 기침의 처방이다. 노화로 인해 신장이 쇠약해져, 기침을 콜록거리다 괴롭고, 허리까지 영향을 미쳐 힘이 드는 경우에 처방한다. 가슴은 답답하고 연한 가래가 생긴다. 그러면 팔미지황환 등을 병용하여 신장의 양허를 보하는 일도 필요하다.

소청룡탕 (小靑龍湯)

연번	질환명	체질(증세)	출전
148	알레르기성 비염, 화분 알레르기, 감기, 만성 기침, 콧물, 안구 가려움증 등	수독, 양허	상한론(傷寒論) 금궤요략(金匱要略)

● 한약재 품목명 및 함량

감초(甘草) 2~3.5g
건강(乾薑) 2~3.5g
마황(麻黃) 2~3.5g
반하(半夏) 3~8g
세신(細辛) 2~3.5g
오미자(五味子) 1~3g
육계(肉桂) 2~3.5g
작약(芍藥) 2~3.5g

● 한방 일반 효능

투명한 콧물, 가래가 끓는 알레르기성 비염, 화분 알레르기, 감기, 만성 기침, 재채기, 콧물, 안구 가려움증 등에 처방된다. 추위를 타는 사람이나 냉한 자극으로 증세가 심해질 때 많이 처방한다. 같은 병을 앓더라도 효력이 있는 사람과 없는 사람으로 그 약효가 분명하게 갈린다.

소청룡탕가석고
(小靑龍湯加石膏)

연번	질환명	체질(증세)	출전
149	알레르기성 비염, 화분 알레르기, 감기, 만성 기침, 콧물, 안구 가려움증, 인후통의 부기 등 염증, 열감 등	—	금궤요략 (金匱要略)

● 한약재 품목명 및 함량

감초(甘草) 2~3g
건강(乾薑) 2~3g
마황(麻黃) 3g
반하(半夏) 6~8g
석고(石膏) 2~5g
세신(細辛) 2~3g
오미자(五味子) 2~3g
육계(肉桂) 3g
작약(芍藥) 3g

● 한방 일반 효능

소청룡탕에 석고를 더한 처방이다. 소청룡탕을 사용하는 증세에서 인후통의 부기와 같은 염증이 있거나, 기침이 심하면서 열감이 있거나, 기분이 들떠서 진정되지 않을 때 처방된다.

소풍산
(消風散)

연번	질환명	체질(증세)	출전
150	만성 피부증, 가려움증, 피부 건조 등	—	외과정종 (外科正宗)

● 한약재 품목명 및 함량

감초(甘草) 1~1.5g   고삼(苦蔘) 1~1.5g
당귀(當歸) 3g   목통(木通) 2~5g
방풍(防風) 2g   석고(石膏) 3~5g
선퇴(蟬退) 1~1.5g   우방자(牛蒡子) 2g
지모(知母) 1~2g   지황(地黃) 3g
형개(荊芥) 1~2g   호마(胡麻)(참깨) 1~1.5g
창출(蒼朮) 2~3g(백출 가능)

● 한방 일반 효능

만성적인 피부 증상의 소염과 가려움증, 그리고 피부의 건조를 제거하는 효능이 있다. 습한 상태와 동시에 건조한 상태가 혼재하고, 가려움을 동반하는 경우에 처방하는 피부과의 기본 처방이다. 여름철과 습도가 높은 계절이 되면 심해질 경우에도 처방한다.

속명탕
(續命湯)

연번	질환명	체질(증세)	출전
151	안면신경마비, 편마비, 언어장애 등 뇌혈관 질환 후유증	—	금궤요략 (金匱要略)

● 한약재 품목명 및 함량

감초(甘草) 2~3g   건강(乾薑) 2~3g
당귀(當歸) 3g   마황(麻黃) 3g
석고(石膏) 3~6g   육계(肉桂) 3g
인삼(人蔘) 3g   천궁(川芎) 1.5~3g
행인(杏仁) 2.5~4g

● 한방 일반 효능

소속명탕(小續命湯)과 마찬가지로 안면신경마비, 편마비, 언어장애 등 뇌혈관질환 후유증에 대한 처방이다. 또한 일반적인 관절통과 목, 어깨, 사지, 허리의 통증에도 처방된다.
소속명탕의 처방 증세에는 냉증이 있었지만, 속명탕의 처방 증세에는 수독과 그 배경에 기허, 혈허가 있는 것이 큰 차이점이다.
감각의 장애는 경감되기 쉽지만, 근력의 저하는 재활하면서 꾸준히 진행해야 한다.
뇌혈관질환의 후유증이 발병한 뒤 재빨리 복용을 시작하는 것이 좋다.

승마갈근탕
(升麻葛根湯)

연번	질환명	체질(증세)	출전
152	각종 피부 질환 등	—	만병회춘 (萬病回春)

● 한약재 품목명 및 함량

갈근(葛根) 5~6g
감초(甘草) 1.5~3g
생강(生薑) 0.5~1g(묵은 생강은 2~3g)
승마(升麻) 1~3g
작약(芍藥) 3g

● 한방 일반 효능

홍역, 풍진 등 발진을 동반하는 감염증에서 피부 증상을 치료하는 처방은 금기시해 왔다.
발진을 억제하면 뇌증이 발생할 수도 있다고 보았기 때문이다. 따라서 발진을 반대로 촉진하여 병태를 치료할 목적으로 처방된 약이 승마갈근탕이다. 감염이 없는 경우의 피부 질환에도 사용할 수 있다.

시갈해기탕
(柴葛解肌湯)

연번	질환명	체질(증세)	출전
153	발열, 오한, 두통, 사지 통증 감기 초기 증상, 목마름증, 불면증, 비강 건조, 식욕 부진, 메스꺼움 등 감기 중기 증상	—	물오약실방함구결 (勿誤藥室方函口訣)

● 한약재 품목명 및 함량

갈근(葛根) 2.5~4g 감초(甘草) 1~2g
마황(麻黃) 2~3g 반하(半夏) 2~4g
석고(石膏) 4~8g 시호(柴胡) 3~5g
육계(肉桂) 2~3g 작약(芍藥) 2~3g
황금(黃芩) 2~3g 생강(生薑) 1g(묵은 생강은 1~2g)

● 한방 일반 효능

감기 초, 중기에 처방하는 갈근탕과 중기에 처방하는 소시호탕의 한약재 구성이 합해진 종합 감기약이다.
발열, 오한, 두통, 사지 통증과 같은 감기 초기 증상과 목마름증, 불면증, 비강 건조, 식욕 부진, 메스꺼움, 온몸 나른함 등의 중기 감기 증상을 개선한다.

시경반하탕
(柴梗半夏湯)

연번	질환명	체질(증세)	출전
154	심한 기침 증상	기체	의학입문 (醫學入門)

● 한약재 품목명 및 함량

감초(甘草) 1~1.5g
괄루인(栝樓仁) 2~3g
길경(桔梗) 2~3g
대조(大棗)(대추) 2.5g
반하(半夏) 4g
생강(生薑) 1.5g(묵은 생강은 2.5g)
시호(柴胡) 4g
지실(枳實) 1.5~2g
청피(靑皮) 1.5~2g
황금(黃芩) 2.5g

● 한방 일반 효능

감기의 증세가 심해져 기침이 복부에서부터 나오는 심한 증상에 처방한다. 기를 운행하는 한약재가 소시호탕에 많이 더해졌다.
시함탕(柴陷湯)이 가슴에 울리는 기침으로 흉통을 수반하는 기침 증상에 처방된다면, 그와 구분하여 시경반하탕은 옆구리 또는 복부에까지 울리는 기침 증상에 처방한다.

시령탕
(柴苓湯)

연번	질환명	체질(증세)	출전
155	급성 위장염 증세, 설사, 만성 신장염, 화농성 중이염 등	기체, 수독	세의득효방 (世醫得效方)

● 한약재 품목명 및 함량

감초(甘草) 2~2.5g 대조(大棗) 2.5~3g
반하(半夏) 4~5g 백출(白朮) 2.5~4.5g(창출 가능)
복령(茯苓) 2.5~4.5g 생강(生薑) 1g(묵은 생강은 3~4g)
시호(柴胡) 4~7g 육계(肉桂) 2~3g
인삼(人蔘) 2.5~3g 저령(豬苓) 2.5~4.5g
택사(澤瀉) 4~6g 황금(黃芩) 2.5~3g

● 한방 일반 효능

소시호탕에 이수(利水) 작용이 있는 오령산을 합친 처방이다.
기와 물(수분)의 순환을 개선하는 작용과 청열 작용이 있다.
급성 내지 아급성 염증으로 수분의 흡수에 이상이 있는 급성 위장염으로 인한 구토와 설사, 그리고 만성 염증성 질환으로 부종을 수반하는 만성 신장염, 화농성 중이염 등에 처방되고 있다.

*『세의득효방(世醫得效方)』: 원나라 시대 유명 의학가인 위역림(危亦林, 1277~1347)이 편찬한 전 19권의 의약서. 위씨(危氏) 5세대에 걸쳐 전승된 경험적 처방을 집대성한 것이다. 오늘날 중의학의 내과, 외과, 소아과, 부인과 등 각과의 질환231종에 대한 처방을 포괄하여 수록하고 있다.

시박탕
(柴朴湯)

연번	질환명	체질(증세)	출전
156	식도부의 이물감, 만성 기침에 의한 호흡 곤란, 지속적인 가래 등	기체	본조경험방 (本朝經驗方)

● 한약재 품목명 및 함량

감초(甘草) 2g 대조(大棗)(대추) 3g
반하(半夏) 5~8g 복령(茯苓) 4~5g
생강(生薑) 1~2g(묵은 생강은 3~4g)
소엽(蘇葉) 2~3 시호(柴胡) 7g
인삼(人蔘) 3g 황금(黃芩) 3g
후박(厚朴) 3g

● 한방 일반 효능

소시호탕과 반하후박탕을 합친 처방이다. 시소음(柴蘇飮)과 마찬가지로 기체 증세에 대한 강화된 버전의 처방이다.
효력이 미치는 범위가 인두에서부터, 흉부, 옆구리에까지 폭넓은 것이 특징이다.
목구멍, 식도부의 이물감, 만성 기침에 의한 호흡 곤란, 가래가 계속 끓는 증세에 처방한다.
천식이 있는 사람이 가슴이 답답할 때 보조적으로 사용할 수도 있다.

시소음
(柴蘇飮)

연번	질환명	체질(증세)	출전
157	통증, 스트레스성 이명, 귀 막힘, 소아의 비루관협착 등	기체	본조경험방 (本朝經驗方)

● 한약재 품목명 및 함량
감초(甘草) 1.5g   대조(大棗)(대추) 3g
반하(半夏) 5g   생강(生薑) 1g
소엽(蘇葉) 1.5~3g   시호(柴胡) 5g
인삼(人蔘) 3g   진피(陳皮) 2g
향부자(香附子) 4g   황금(黃芩) 3g

● 한방 일반 효능
소시호탕에 기체의 상태를 개선하는 한방약인 향소산(香蘇散)을 합한 강력한 처방이다. 기의 운행이 순탄치 않아 우울한 기분과 옆구리(배)에서 명치 근처에까지 걸쳐 딱딱하고 긴장하고 무거운 통증을 자각하는 경우와 스트레스로 심해지는 이명, 귀 막힘 등의 증상에도 처방한다. 그 밖에도 소염 작용도 있어 소아의 비루관협착(鼻淚管狹窄)에도 처방된다.

* 비루관(鼻淚管) : 눈물주머니에서 눈물이 흐르는 통로로 '코눈물관'이라고도 한다.
* '소시호탕+향소산'으로 대용할 수 있다.

시작육군자탕
(柴芍六君子湯)

연번	질환명	체질(증세)	출전
158	식욕 부진, 구토, 위통 등 위장 장애	기허, 기체	물오약실방함구결 (勿誤藥室方圅口訣)

● 한약재 품목명 및 함량
감초(甘草) 1~2g   대조(大棗)(대추) 2g
반하(半夏) 4g   백출(白朮) 3~4g(창출 가능)
복령(茯苓) 3~4g   생강(生薑) 0.5~1g(묵은 생강은 1~2g)
시호(柴胡) 3~4g   인삼(人蔘) 3~4g
작약(芍藥) 3~4g   진피(陳皮) 2~3g

● 한방 일반 효능
원래 위장이 허약한 사람이 스트레스를 받을 때 오는 위장 증상에 많이 처방한다. 위장 허약의 기본 처방인 육군자탕에 시호와 작약을 더한 것이다..
시호, 작약에 의해 기분과 몸의 긴장을 완화하고 위장을 보호하여 식욕 부진, 구토, 위통 등을 예방한다.

시체탕
(柿蒂湯)

연번	질환명	체질(증세)	출전
159	딸꾹질 등	—	제생방 (濟生方)

● 한약재 품목명 및 함량
시체(柿蒂) 5g
정향(丁香) 1~1.5g
묵은 생강(生薑) 4g(생강 1g)

● 한방 일반 효능
딸꾹질에 대한 기본 처방이다. 시체는 감의 꼭지로서 몸을 따뜻하게 하면서 떫은맛을 내 딸꾹질을 멎게 한다.
정향은 서양에서 '클로브(clove)'라고 하는 향신료로서 위장을 따뜻하게 하고 기를 운행시킨다. 위장이 차가운 경우에는 생강을 넣는다. 기허 상태일 경우에는 인삼을 넣는데, 그러면 '정향시체탕(丁香柿蒂湯)'이 된다.

시함탕
(柴陷湯)

연번	질환명	체질(증세)	출전
160	강한 기침, 기관지염, 가래, 흉통, 알레르기성 질환 등	기체	본조경험방 (本朝經驗方)

● 한약재 품목명 및 함량
감초(甘草) 1.5~3g   괄루인(栝樓仁) 3g
대조(大棗)(대추) 3g   반하(半夏) 5~8g
시호(柴胡) 5~8g   인삼(人蔘) 2~3g
황금(黃芩) 3g   황련(黃連) 1~1.5g
생강(生薑) 1~1.5g(묵은 생강은 3~4g)

● 한방 일반 효능
소시호탕에 해갈 작용이 있는 괄루인과 소염 작용이 있는 황련을 더한 처방이다.
식욕 부진이나 입맛이 쓰면서 혀에 하얀 이물질이 끼고 옆구리(배)에서 명치 근처에 걸쳐 막힌 듯이 답답할 때 등 소시호탕을 쓰는 처방 증상보다 더 강한 기침이 나면서 가래가 끓고 때로는 흉통이 있는 사람에게 처방한다.
소시호탕은 알레르기성 질환에도 처방되고, 시함탕은 알레르기성의 매우 심한 기침 증상에 응용해 처방된다.

시호가용골모려탕
(柴胡加龍骨牡蠣湯)

연번	질환명	체질(증세)	출전
161	가슴 두근거림, 불면증, 불안감 등 정신적인 증상	기체	상한론 (傷寒論)

● 한약재 품목명 및 함량
갈근(葛根) 6g
육계(肉桂) 5g
마황(麻黃) 2g
생강(生薑) 2.5g
신이(辛夷) 2g
죽절인삼 2g
황금(黃芩) 3g
감초(甘草) 1g
대조(大棗)(대추) 1.2g
반하(半夏) 3.5g
시호(柴胡) 6g
작약(芍藥) 3g
천궁(川芎) 3g

* 대황, 황금, 감초는 없어도 된다.

● 한방 일반 효능
스트레스로 인해 교감 신경이 과도하게 흥분하여 생기는 가슴 두근거림, 불면증 등의 정신적인 증상에 처방한다.
용골, 모려를 포함하는 처방으로는 본 처방과 계지가용골모려탕이 있는데, 차이점은 시호가용골모려탕은 희로애락이 뚜렷하고 불안을 표현하는 방법이 극심한 증상에 처방한다는 것이다.
대황이 배합된 것과 배합되지 않은 것이 있으며, 정신적인 증상이 심하고 변비를 동반하는 경우에는 전자가 더 적합하다.

시호계지건강탕
(柴胡桂枝乾薑湯)

연번	질환명	체질(증세)	출전
162	오한, 열감, 발한 등 감기, 신경과민증, 불안, 불면증, 수면기 발한, 가슴 두근거림 등	기체, 음허	상한론(傷寒論) 금궤요략(金匱要略)

● 한약재 품목명 및 함량
감초(甘草) 2g
건강(乾薑) 2g
괄루근(栝樓根) 3~4g
모려(牡蠣) 3g
시호(柴胡) 6~8g
육계(肉桂) 3g
황금(黃芩) 3g

● 한방 일반 효능
감기가 후기 증세에도 오한, 열감, 발한이 끊이지 않아 입이 마르고, 가슴 두근거림 등이 완치되지 않는 경우에 처방한다.
또 다른 사용법은 약한 진정 작용이 있기 때문에 위장이 허약하고 기허 체질의 신경증에 처방한다.
불안, 불면증, 수면기의 발한, 가슴 두근거림, 피로를 쉽게 느끼는 등 증상이 다양하면서 신경과민증이 있는 경우에 적합한 처방이다. 스트레스 반응으로서 심와부(心窩部)(명치 부위)에서 갈비뼈 아래에 걸친 긴장, 통증이 나타날 수 있다.

시호계지탕
(柴胡桂枝湯)

연번	질환명	체질(증세)	출전
163	미열, 오한, 두통 등 감기 증상, 식욕 부진, 복통, 신경성 위염, 위통, 담낭염, 담석증 등	기체	상한론(傷寒論) 금궤요략(金匱要略)

● 한약재 품목명 및 함량
감초(甘草) 1~1.5g
대조(大棗)(대추) 1.5~2g
반하(半夏) 4g
생강(生薑) 1g(묵은 생강은 2g)
시호(柴胡) 4~5g
육계(肉桂) 1.5~2.5g
인삼(人蔘) 1.5~2g
작약(芍藥) 1.5~2.5g
황금(黃芩) 1.5~2g

● 한방 일반 효능
소시호탕과 계지탕을 합친 처방이다. 감기 중기부터 후기의 미열, 오한, 두통, 메스꺼움, 식욕 부진, 복통 등에 사용한다.
이외에도 약한 진정 작용과 소염 작용, 위장의 보호 작용이 있어 신경성 위염으로 인한 식욕 부진 및 위통과 담낭염, 담석증 등에 처방된다.

시호소간탕
(柴胡疏肝湯)

연번	질환명	체질(증세)	출전
164	가슴의 긴장, 답답함, 통증, 긴장에 의한 불면증, 초조감 등 정신적인 증상	기체	의학통지 (醫學統旨)

● 한약재 품목명 및 함량
감초(甘草) 2~3g
작약(芍藥) 3~4g
천궁(川芎) 3g
향부자(香附子) 3~4g
시호(柴胡) 4~6g
지실(枳實) 2~3g
청피(靑皮) 2g

● 한방 일반 효능
기체 상태에 대한 기본 처방인 사역산의 효능을 한층 더 강화한 처방이다. 기의 순환이 정체되어 가슴에 긴장, 답답함, 통증이 일어나는 경우에 많이 처방한다.
또한 흥분된 기분을 진정하는 작용이 있어 긴장에 의한 불면증, 초조감을 완화하는 효력이 아주 좋다.

*『의학통지(醫學統旨)』: 명나라 시대 의사인 섭문령(葉文齡)이 1534년 편찬한 전 8권의 종합 의서. 제1권은 맥을 논하고, 제2~4권은 소아, 종기, 귀, 코, 목구멍, 치아의 병증 등을 나누어 서술한다. 제5~7권은 처방과 치료법을, 제8권은 상용 약물과 그 약성에 대해 논한다.

시호지길탕
(柴胡枳桔湯)

연번	질환명	체질(증세)	출전
165	기침, 가래, 흉통, 호흡 곤란 등	기체, 음허	상한온요전서 (傷寒蘊要全書)

● 한약재 품목명 및 함량

감초(甘草) 1~2g
길경(桔梗) 3g
생강(生薑) 1g(묵은 생강은 3g)
지실(枳實) 1.5~2g
괄루인(栝樓仁) 3g
반하(半夏) 4~5g
시호(柴胡) 4~5g
황금(黃芩) 3g

● 한방 일반 효능

감기 중기에 기침, 가래가 심하고 가슴이 팽창하여 통증이 있고, 호흡이 곤란한 증상에 처방한다.

소시호탕에서 인삼, 대조를 뺀 뒤, 길경, 지실, 괄루인을 넣고 목을 촉촉하게 만들어 가래를 없애는 작용을 한층 더 강화한 처방이다. 『통속상한론(通俗傷寒論)』에도 동명의 처방이 있지만 그 한약재의 구성이 다르다.

* 『상한온요전서(傷寒蘊要全書)』: 명나라 시대 한의사인 오수(吳綬)가 1505년 전 4권으로 편찬한 의서.

시호청간탕
(柴胡清肝湯)

연번	질환명	체질(증세)	출전
166	신경과민증, 편도선염, 중이염 등의 만성 염증	기체, 혈허	잇간도 의학 (一貫堂醫學)

● 한약재 품목명 및 함량

감초(甘草) 1.5, 1.5~2.5g
길경(桔梗) 1.5, 1.5~2.5g
박하(薄荷) 1.5, 1.5~2.5g
연교(連翹) 1.5, 1.5~2.5g
작약(芍藥) 1.5, 1.5~2.5g
천궁(川芎) 1.5, 1.5~2.5g
황금(黃芩) 1.5, 1.5g
황백(黃柏) 1.5, 1.5g
괄루근(栝樓根) 1.5, 1.5~2.5g
당귀(當歸) 1.5, 1.5~2.5g
시호(柴胡) 2, 2g
우방자(牛蒡子) 1.5, 1.5~2.5g
지황(地黃) 1.5, 1.5~2.5g
치자(梔子) 1.5, 1.5g
황련(黃連) 1.5, 1.5~2.5g

* 왼쪽 그램수는 탕(湯), 오른쪽은 산(散).

● 한방 일반 효능

기저에 신경증이 있으면서 만성 염증을 반복하여 앓는 사람을 위한 해독성 처방이다. 즉 신경증과 만성 염증(편도염, 중이염 등 주로 두부의 염증)에 주효한 처방이다.

그동안 소아의 체질 개선제로서 복용을 권장해 왔지만, 성인도 또한 복용할 수 있다. 과민증으로 인해서는 양쪽 복직근(腹直筋)의 긴장, 갈비뼈 아래의 압통, 간지럼을 타는 등의 증상이 많이 나타난다.

신비탕
(神秘湯)

연번	질환명	체질(증세)	출전
167	기관지 확장, 기침, 천식, 정신적인 스트레스로 인한 천식 발작 등	기체	아사다가방 (淺田家方)

● 한약재 품목명 및 함량

감초(甘草) 2g
소엽(蘇葉) 1.5~3g
진피(陳皮) 2~3g
후박(厚朴) 3g
마황(麻黃) 3~5g
시호(柴胡) 2~4g
행인(杏仁) 4g

● 한방 일반 효능

에도시대 말기에 일본에서 만들어진 처방이다. 기관지 확장과 기침을 가라앉히는 진해(津海) 작용이 있다. 일반적인 기침 환자들 외에 천식 환자에게도 처방할 수 있다.

또한 정신적인 스트레스로 인해 기침이나 천식 발작이 심해지는 경우에도 처방할 수 있다. 참고로 기침으로 인한 안면 경련에도 처방할 수도 있지만, 이때는 시박탕이 더 적합하다.

* 아사다가방(淺田家方): 19세기 일본 에도시대 말기에서 메이지 시대에 활약한 한방의학계의 거두 아사다 소하쿠(淺田宗伯) 일가의 처방전이다

신이청폐탕
(辛夷清肺湯)

연번	질환명	체질(증세)	출전
168	만성 비염, 축농증, 코 막힘과 그에 따른 전두부 통증 등	실열	외과정종 (外科正宗)

● 한약재 품목명 및 함량

맥문동(麥門冬) 5~6g
비파엽(枇杷葉) 1~3g
승마(升麻) 1~1.5g
지모(知母) 3g
황금(黃芩) 3g
백합(百合) 3g
석고(石膏) 5~6g
신이(辛夷) 2~3g
치자(梔子) 1.5~3g

● 한방 일반 효능

만성 비염, 부비동염(副鼻洞炎)(축농증)의 처방이다. 만성기의 진한 황색 콧물, 코 막힘과 함께 전두부 통증도 수반하여 급작스럽게 악화된 경우에도 처방한다. 물론 항생제와도 함께 사용할 수 있다. 이와 비슷한 처방으로 갈근탕가천궁신이가 있으며, 신이청폐탕은 이보다 소염 작용이 훨씬 더 강하다.

* 『외과정종(外科正宗)』: 명나라 시대 외과 의학자인 진실공(陳實功 1555~1636)이 1617년 전 4권으로 편찬한 의서. 전서(全書)는 모두 157편으로 구성되어 있다.

십미패독탕
(十味敗毒湯)

연번	질환명	체질(증세)	출전
169	피부 부기, 홍조, 가려움증, 화농성 피부염 등	—	화강청주경험방 (華岡靑洲經驗方)

● 한약재 품목명 및 함량

감초(甘草) 1~2g   길경(桔梗) 2.5~3.5g
독활(獨活) 1.5~3g   방풍(防風) 1.5~3.5g
복령(茯苓) 2.5~4g   생강(生薑) 1~1.5g(묵은 생강 3g)
시호(柴胡) 2.5~3.5g   앵피(櫻皮)(박속)* 2.5~3.5g
연교(連翹) 2~3g(선택 사용)   천궁(川芎) 2.5~3.5g
형개(荊芥) 1~2g

● 한방 일반 효능
일본 에도시대, 세계 최초로 전신 마취로 유방암을 수술한 의사인 화강청주(華岡靑洲, 1760~1835)의 처방이다. 피부의 부기와 홍조, 가려움증, 화농을 억제하는 효력이 있다.
산벚나무의 껍질인 앵피나 떡갈나무인 박속(樸樕)은 어혈의 제거에 효력이 좋아 피부염, 외상에 처방된다. 냉증성 두드러기, 여드름의 개선에도 사용한다.

* 앵피(櫻皮) : 산벚나무의 수피(樹皮)이다. '화피(樺皮)'라고도 한다.
* 화강청주경험방(華岡靑洲經驗方) : 일본 에도시대 의사인 화강청주(華岡靑洲)의 치료 경험록이다.

십전대보탕
(十全大補湯)

연번	질환명	체질(증세)	출전
170	심신 쇠약, 원기 부족 등	기허, 혈허	화제국방 (和劑局方)

● 한약재 품목명 및 함량

감초(甘草) 1~2g   당귀(當歸) 3~4g
백출(白朮) 3~4g(창출 가능)   복령(茯苓) 3~4g
육계(肉桂) 3g   인삼(人蔘) 2.5~3g
작약(芍藥) 3g   지황(地黃) 3~4g
천궁(川芎) 3g   황기(黃耆) 2.5~3g

● 한방 일반 효능
사군자탕과 사물탕에 몸을 따뜻하게 하는 육계와 기를 보하는 황기를 추가한 보기·보혈의 대표적인 처방이다.
병후, 수술 후, 산후, 심신의 쇠약 등으로 일어나는 기허·양허의 상태에 널리 처방되어 몸의 체력과 기력을 회복시킨다.
물론 인삼양영탕도 유사한 처방이지만, 십전대보탕은 호흡기 증상과 정신적인 증세에 안정 효력이 뛰어나다.

안중산
(安中散)

연번	질환명	체질(증세)	출전
171	식욕 부진, 소화 불량, 복통 등	양허, 기체	화제국방 (和劑局方)

● 한약재 품목명 및 함량

감초(甘草) 1~2g
고량강(高良薑) 0.5~1g
모려(牡蠣) 3~4g
사인(砂仁) 1~2g
육계(肉桂) 3~5g
현호색(玄胡索) 3~4g
회향(茴香) 1.5~2g

● 한방 일반 효능
몸이 차고 배가 아플 때 처방한다. 식욕 부진, 더부룩함, 소화 불량으로 인한 속쓰림 등에 사용한다. 현호색(玄胡索)은 진통 작용이, 모려(牡蠣)는 칼슘 성분이 풍부하여 위산 분비를 억제하는 작용이 있다. 이외의 한약재는 배를 따뜻하게 하고, 위장의 긴장을 이완한다.
저녁 식사를 밤늦게 먹는 사람이나 야식을 자주 먹는 사람은 잠자기 전에 복용하면 아침에 위장이 편하다.

안중산가복령
(安中散加茯笭)

연번	질환명	체질(증세)	출전
172	소화 불량, 기분 침체 등	양허, 기체, 수독	물오약실방함구결 (勿誤藥室方函口訣)

● 한약재 품목명 및 함량

감초(甘草) 1~2g
고량강(高良薑) 0.5g
모려(牡蠣) 3~4g
복령(茯笭) 5g
사인(砂仁) 1~2g
육계(肉桂) 3~5g
현호색(玄胡索) 3~4g
회향(回向) 1.5~2g

● 한방 일반 효능
안중산에 복령을 가한 것이다. 복령은 소화 기능을 높여 음식의 흡수를 돕는 일 외에도 기분을 진정시키는 작용이 있다. 속의 더부룩함이 강하고 약간 신경질적인 경향이 있는 사람에게는 안중산보다 더 적합한 처방이다.

억간산
(抑肝散)

연번	질환명	체질(증세)	출전
173	초조감, 분노 등 정신적 증상, 근육 긴장, 경련, 월경전 증후군, 갱년기 증후군, 턱관절증 등	기체, 혈허	보영금종록 (保嬰金鐘錄)

● 한약재 품목명 및 함량
감초(甘草) 1.5g　　　당귀(當歸) 3g
백출(白朮) 4g(창출 가능)　　복령(茯苓) 4g
시호(柴胡) 2~5g　　　조구등(釣鉤藤) 3g
천궁(川芎) 3g

● 한방 일반 효능
원래는 소아의 짜증(투정)에 대한 약으로서 밤샘 울음 등에 처방되었다.
가미소요산과 처방 목적은 같지만, 조구등의 항간질약 성분으로 초조감, 분노를 진정시키고, 근육 긴장이나 경련을 완화하는 작용도 있다.
월경전 증후군, 갱년기 증후군 외에 턱관절증, 이갈이, 이를 악무는 습관 등에 대해 구강외과에서도 처방된다.

*『보영금종록(保嬰金鐘錄)』: 명청 시대의 의사인 비계태(費啟泰, 1590~1675)가 저술한 의서.

억간산가작약황련
(抑肝散加芍樂黃連)

연번	질환명	체질(증세)	출전
174	긴장, 흥분, 초조감, 조바심 등 정신적인 증상	기체, 혈허	본조경험방 (本朝經驗方)

● 한약재 품목명 및 함량
감초(甘草) 0.6g
당귀(當歸) 5.5g
백출(白朮) 5.3g(창출 가능)
복령(茯苓) 6.5g
시호(柴胡) 2g
작약(芍藥) 4g
조구등(釣鉤藤) 1.5g
천궁(川芎) 2.7g
황련(黃連) 0.3g

● 한방 일반 효능
억간산을 바탕으로 정신적인 긴장, 흥분을 완화하는 처방이다. 신경이 매우 쉽게 흥분되어 쉽게 분노하고 조바심, 초조감 등 열감에 대한 진정 효능이 있는 황련과 강한 근육 긴장을 완화하는 작약을 억간산에 첨가하여 작약감초탕의 배합을 차용한 것이다.

억간산가진피반하
(抑肝散加陳皮半夏)

연번	질환명	체질(증세)	출전
175	분노, 초조함, 침울(우울) 등의 정신적인 증상	기체, 혈허, 수독	본조경험방 (本朝經驗方)

● 한약재 품목명 및 함량
감초(甘草) 1.5g　　　당귀(當歸) 3g
반하(半夏) 5g　　　백출(白朮) 4g(창출 가능)
복령(茯苓) 4g　　　시호(柴胡) 2~5
조구등(釣鉤藤) 3g　　　진피(陳皮) 3g
천궁(川芎) 3g

● 한방 일반 효능
억간산을 바탕으로 침울한 기분을 개선하는 처방이다. 분노, 초조함이 밖으로 나타나지는 않지만 마음 속에 많은 갈등으로 침울한 증상에 처방한다
육체적인 근육 긴장보다는 정신적인 우울감이 더 강하게 보이고, 위장이 허약하거나, 또는 위장 장애를 동반하는 증상에 처방한다.
억간산에 기를 운행시키는 진피와 물(수분)을 제거하는 반하를 배합한 것이다.

여신산
(女神散)

연번	질환명	체질(증세)	출전
176	초조감, 불안감, 외상 통증 등	기체	물오약실방함구결 (勿誤藥室方函口訣)

● 한약재 품목명 및 함량
감초(甘草) 1~1.5g　　　육계(肉桂) 2~3g
당귀(當歸) 3~4g　　　대황(大黃) 0.5~1g(생략 가능)
목향(木香) 1~2g　　　백출(白朮) 3g(창출 가능)
빈랑자(檳榔子) 2~4g　　　인삼(人蔘) 1.5~2g
정향(丁香) 0.5~1g　　　천궁(川芎) 3g
향부자(香附子) 3~4g　　　황금(黃芩) 2~4g
황련(黃蓮) 1~2g

● 한방 일반 효능
처방명에 여신(女神)이라는 말이 붙어 있지만, 세계를 비추는 자유의 여신상이 아니라 속세에서 시달리는 반야(般若)의 얼굴을 뜻한다.
본래 전쟁 시의 처방으로서 지친 병사의 정신 불안 해소와 외상 통증의 완화를 위해 사용되었다.
오늘날에는 몸은 지쳤는데 초조함과 불안감으로 흥분하여 좀처럼 침착할 수 없는 증상에 처방된다. 온몸에 통증이 있는 경우에도 매우 적합한 처방이다.

여택통기탕
(麗澤通氣湯)

연번	질환명	체질(증세)	출전
177	후각 장애, 후각 기능 저하 등	—	난실비장 (蘭室秘藏)

● 한약재 품목명 및 함량

갈근(葛根) 3g	감초(甘草) 1g
강활(羌活) 3g	대조(大棗) 1g
독활(獨活) 3g	마황(麻黃) 1g
방풍(防風) 3g	백지(白芷) 4g
산초(山椒) 1g	생강(生薑) 1g
승마(升麻) 1g	창출(蒼朮) 3g
총백(葱白) 3g	황기(黃耆) 4g

* 총백은 없어도 됨.

● 한방 일반 효능

후각 장애에 대한 처방이다. 코 막힘으로 인한 후각 장애와 신경 장애로 인한 후각 기능의 저하에 모두 효력이 있다는 연구도 보고되고 있지만, 대부분은 전자에 대하여 처방되고 있다.

여택통기탕가신이
(麗沢通気湯加辛夷)

연번	질환명	체질(증세)	출전
178	코 막힘, 만성 비염, 부비동염(축농증) 등	—	—

● 한약재 품목명 및 함량

갈근(葛根) 3g	감초(甘草) 1g
강활(羌活) 3g	대조(大棗)(대추) 1g
독활(獨活) 3g	마황(麻黃) 1g
방풍(防風) 3g	백지(白芷) 4g
산초(山椒) 1g	생강(生薑) 1g
승마(升麻) 1g	신이(辛夷) 3g
창출(蒼朮) 3g	총백(葱白) 3g
황기(黃耆) 4g	

* 총백은 없어도 된다.

● 한방 일반 효능

후각 장애의 처방인 여택통기탕에 코 막힘을 제거하는 신이를 더한 처방이다.

만성 비염, 부비동염(축농증)에도 처방되며, 주로 코 막힘에 의한 후각 장애를 개선하기 위하여 사용된다. 몸을 따뜻하게 해서 기를 운행시키고 정체된 수분(물)을 순환시켜 코 막힘의 증세를 없앤다.

연년반하탕
(延年半夏湯)

연번	질환명	체질(증세)	출전
179	식욕 부진, 속 더부룩함, 어깨 결림, 관절통, 늑간 신경통, 냉증 등	기체, 수독	외대비요 (外台秘要)

● 한약재 품목명 및 함량

길경(桔梗) 2~4g
반하(半夏) 3~5g
별갑(鱉甲) 2~5g
빈랑자(檳榔子) 2~4g
생강(生薑) 1~2g
시호(柴胡) 2~5g
오수유(吳茱萸) 0.5~2g
인삼(人蔘) 0.8~2g
지실(枳實) 0.5~2g

● 한방 일반 효능

여분의 수분이 몸의 한 부위에 정체되어 생긴 답답함, 냉증, 통증에 처방한다. 수분이 위장에 정체되면 식욕 부진과 속 더부룩함, 어깨에 정체되면 결림과 관절통, 흉부에 정체되면 늑간 신경통, 다리에 정체되면 냉증의 증상으로 나타난다.

다른 처방에서는 잘 사용하지 않는 별갑을 배합하여서 수분이 정체되어 굳어진 부위를 부드럽게 이완한다.

연주음
(連珠飮)

연번	질환명	체질(증세)	출전
180	현기증, 호흡 곤란, 가슴 두근거림, 불안 등 정신적인 증상	수독, 혈허	내과비록 (内科秘録)

● 한약재 품목명 및 함량

감초(甘草) 2~3g	당귀(當歸) 3~4g
복령(茯苓) 4~6g	육계(肉桂) 3~4g
작약(芍藥) 3~4g	지황(地黃) 3~4g
천궁(川芎) 3~4g	백출(白朮) 2~4g(창출 가능)

* '영계출감탕 + 사물탕' 으로 대용할 수 있다.

● 한방 일반 효능

영계출감탕과 사물탕을 합친 처방이다. 영계출감탕은 수독에 의한 현기증, 호흡 곤란, 가슴 두근거림, 불안감 등 정신 증상에 사용하는 처방제이다.

혈허도 마찬가지로 현기증, 가슴 두근거림의 원인이기 때문에 영계출감탕과 사물탕을 합함으로써 증상의 개선 효력을 높인 것이다.

* 『내과비록(内科秘録) 』: 일본 에도시대 의사 본간조헌(本間棗軒, 1804~1872)이 1862년에 전 14권으로 저술한 내과 의서.

영감강미신하인탕
(苓甘薑味辛夏仁湯)

연번	질환명	체질(증세)	출전
181	묽은 콧물, 가래가 끓는 기침 증상	수독	금궤요략 (金匱要略)

● 한약재 품목명 및 함량
감초(甘草) 1.2~3g
건강(乾薑) 1.2~3g(생강 2g)
반하(半夏) 2.4~5g
복령(茯苓) 1.6~4g
세신(細辛) 1.2~3g
오미자(五味子) 1.5~3g
행인(杏仁) 2.4~4g

● 한방 일반 효능
묽은 콧물, 묽은 가래가 끓는 기침 증상에 처방한다. 처방 목적은 소청룡탕과 비슷하지만, 마황을 쓸 수 없는 경우에 특히 사용한다.
마황으로 인한 속 더부룩함 외에도 양허, 혈허 상태의 경우 결과적으로 기혈을 많이 소모하기 때문에 마황은 적합하지 않다. 따라서 마황 대신에 복령, 행인을 배합한 것이다. 소청룡탕으로 증상이 개선되면 이 처방으로 변경할 수 있다.

영강출감탕
(苓薑朮甘湯)

연번	질환명	체질(증세)	출전
182	허리 및 하지의 냉증, 통증, 요통, 좌골신경통, 척추관 협착증 등	수독, 양허	금궤요략 (金匱要略)

● 한약재 품목명 및 함량
감초(甘草) 2g
건강(乾薑) 3~4g
백출(白朮) 2~3g(창출 가능)
복령(茯苓) 4~6g

● 한방 일반 효능
'마치 물속에 앉아 있는 듯한 느낌의 허리 냉증', '허리에 오천 냥을 매단 듯이 무거운 느낌'이 있는 증상에 대한 처방이다.
계곡 등반이나 비 오는 날 등산으로 생긴 허리 및 하지의 냉증, 온몸의 쑤심, 통증에 많이 처방된다.
또한 허리, 하지가 차갑고 무거운 요통, 좌골신경통, 척추관 협착증에도 처방된다.

영계감조탕
(苓桂甘棗湯)

연번	질환명	체질(증세)	출전
183	분돈기, 두근거림 등	수독	금궤요략 (金匱要略)

● 한약재 품목명 및 함량
감초(甘草) 2~3g
대조(大棗)(대추) 4g
복령(茯苓) 4~8g
육계(肉桂) 4g

● 한방 일반 효능
분돈기(놀라움, 두려움에 의해 유발되어 하복부에서 솟아오르는 듯한 통증에 뒤이어 가슴, 목에까지 치솟는 듯한 강한 발작) 직전에 발생하는 두근거림에 처방한다.
두근거림은 배꼽 아래에서 느껴지는 것으로 알려져 있다. 양허, 수독으로 인해 유발되고, 또한 땀을 과도하게 흘리는 것도 그 한 원인이 된다.

영계미감탕
(苓桂味甘湯)

연번	질환명	체질(증세)	출전
184	분돈기, 냉증으로 인한 손발 저림	수독	금궤요략 (金匱要略)

● 한약재 품목명 및 함량
감초(甘草) 2~3g
복령(茯苓) 4~6g
오미자(五味子) 2.5~3g
육계(肉桂) 4g

● 한방 일반 효능
분돈기에 대한 처방이다. 영계감조탕에서 대조를 오미자로 교체한 것이다.
양허가 심해지면 얼굴만 빨갛게 홍조하고, 손발은 차가우면서 저린다. 오미자는 올라간 기를 아래로 내리는 기능이 있다.

영계출감탕
(苓桂朮甘湯)

연번	질환명	체질(증세)	출전
185	현기증, 호흡 곤란, 가슴 두근거림 등	수독, 양허	상한론(傷寒論) 금궤요략(金匱要略)

● 한약재 품목명 및 함량
감초(甘草) 2~3g
백출(白朮) 2~4g(창출 가능)
복령(茯苓) 4~6g
육계(肉桂) 3~4g

● 한방 일반 효능
명치에 물(수분)이 정체되면서 옆구리가 당겨 현기증, 호흡 곤란, 가슴 두근거림이 유발되는 증상에 대한 처방이다. 이러한 증상은 불안감 등 정신적인 증세를 동반하는 수도 많다. 따라서 육계로 몸을 따뜻하게 하고, 복령으로 물(수분)을 순환시켜 몸과 정신의 양쪽 증상을 모두 개선한다. 이러한 증상은 발한 과다, 구토, 설사도 그 원인이 될 수 있는 것으로 알려져 있다.

오령산
(五苓散)

연번	질환명	체질(증세)	출전
186	구토, 설사로 인한 탈수 증상, 두통, 현기증, 숙취, 구강 건조 등	수독	상한론(傷寒論) 금궤요략(金匱要略)

● 한약재 품목명 및 함량
복령(茯笭) 3~4.5
육계(肉桂) 2~3g
저령(猪苓) 3~4.5g
창출(蒼朮) 3~4.5g(백출 가능)
택사(澤瀉) 4~6g

● 한방 일반 효능
몸에서 체액량의 균형을 조절하는 처방이다. 몸에 물(수분)이 정체된 곳에서는 수분을 혈관 속으로 끌어들여 부기를 완화하고, 수분이 부족한 곳에는 수분을 운송하여 갈증을 해소한다. 여분의 수분은 이뇨를 통해 배출한다.
구토, 설사로 인해 탈수 증상이 있을 때는 구토, 설사의 증상을 완화하여 소화기의 수분 흡수를 돕는다.
습도로 인해 심해지는 두통, 현기증에도 처방할 수 있다. 구강 건조를 동반하는 부종, 구토, 설사, 숙취, 더위 먹음 등에도 처방할 수 있다.

오령통기산
(烏苓通氣散)

연번	질환명	체질(증세)	출전
187	통증, 부종, 월경통 등	기체, 수독	만병회춘(萬病回春)

● 한약재 품목명 및 함량
감초(甘草) 0.6~1g
목향(木香) 0.6~1g
복령(茯苓) 1~3g
산사(山楂) 2~3.5
오약(烏藥) 2~3.5g
진피(陳皮) 2~3.5g
향부자(香附子) 2~3.5g
당귀(當歸) 2~3g
백출(白朮) 1~3g
빈랑자(檳榔子) 1~2g
생강(生薑) 1g(묵은 생강은 2g)
작약(芍藥) 2~3.5g
택사(澤瀉) 1~2g
현호색(玄胡索) 1~2.5g

● 한방 일반 효능
오령통기산(烏苓通氣散)에서 '오(烏)'는 '오약(烏)'을 뜻한다. 환부를 따뜻하게 하고, 기의 순환을 촉진하여 통증, 부종을 가라앉히는 작용이 있다.
효력이 미치는 범위는 여성 생식기와 유방으로서 월경통도 개선하기 위하여 잘 배합되어 있다.
유방이 팽창하여 통증이 생길 때 유선증 등의 처방에도 사용된다. 기가 정체하여 혈, 수도 정체되면 덩이처럼 부어 통증이 생긴다. 통기(通氣)는 그 환부에 기를 통하여 정체를 해소하는 것이다.

오림산
(五淋散)

연번	질환명	체질(증세)	출전
188	방광염, 혈뇨, 요로결석 등 비뇨기계 만성 질환	수독, 실열	화제국방(和劑局方)

● 한약재 품목명 및 함량
감초(甘草) 3g
목통(木通) 3g
치자(梔子) 1~2g
지황(地黃) 3g
택사(澤瀉) 3g
황금(黃芩) 3g
당귀(當歸) 3g
복령(茯苓) 5~6g
작약(芍藥) 1~2g
차전자(車前子) 3g
활석(滑石) 3g

* 택사, 목통, 활석, 차전자는 없어도 된다.

● 한방 일반 효능
오림산은 방광염의 처방으로서 저령탕보다도 항염증, 이뇨, 보혈 작용이 더 강하다.
활석과 차전자를 배합하여 항염증, 이뇨 작용을 더욱더 강화하였다. 또한 보혈 작용도 있어 비뇨기계의 만성적인 증상의 개선을 위해 사용되며, 혈뇨나 요로 결석에서 배석을 위해서도 처방된다.

오물해독산
(五物解毒散)

연번	질환명	체질(증세)	출전
189	피부 습진, 피부염 등	실열	본조경험방 (本朝經驗方)

● 한약재 품목명 및 함량
금은화(金銀花) 2g
대황(大黃) 1g
즙채(蕺菜)(십약) 2g
천궁(川芎) 5g
형개(荊芥) 1.5g

● 한방 일반 효능
피부가 붉게 부어 가려운 습진이나 피부염 등의 처방이다.
대황이 배합되어 대변이 묽어질 수도 있다 삼백초로 흔히
어성초로 더 많이 알려진 즙채가 배합되는 독특한 처방이다.

* 십약(十藥) : 원서에서는 '십약'으로 표기되어 있지만, 본서에서는
이명으로서 흔히 어성초로 알려진 '즙채(蕺菜)'로 표기한다.

오미소독음
(五味消毒飮)

연번	질환명	체질(증세)	출전
190	화농성 염증, 외상 환부, 궤양, 치질염, 중이염 등	실열	의종금감 (醫宗金鑒)

● 한약재 품목명 및 함량
금은화(金銀花) 15g
야국화(野菊花) 6g
자배천규자(紫背天葵子) 6g
자화지정(紫花地丁) 6g
포공영(蒲公英) 6g

● 한방 일반 효능
국소적인 화농성 염증의 소염, 배농(고름을 배출), 환부에 새로
나는 살인 육아(肉芽)의 재생을 촉진하기 위하여 처방한다.
피부, 음부 등의 점막 염증으로 인해 궤양이 생긴 증세, 깨끗
한 새살이 생기지 않아 상처가 아물지 않는 환부, 치질의 염
증, 중이염 등에서 소염 작용과 배농 작용이 우수하다.

*『의종금감(醫宗金鑒)』: 청나라 옹정제(雍正帝)에서 건륭제(乾隆
帝) 시대에 활약한 명의인 오겸(吳謙, 1689~1748)이 1742년에 전
90권으로 편찬한 의학 총서. 오겸은 황실 태의원(太醫院)에서 세 번
째 관직인 우원판(右院判)을 역임하였다.

오수유탕
(吳茱萸湯)

연번	질환명	체질(증세)	출전
191	명치 팽만감, 메스꺼움, 구토, 딸꾹질, 편두통 등	양허	상한론 (傷寒論)

● 한약재 품목명 및 함량
대조(大棗)(대추) 2~4g
생강(生薑)(묵은 생강은 4~6g) 1~2g
오수유(吳茱萸) 3~4g
인삼(人蔘) 2~3g

● 한방 일반 효능
위장의 냉증으로 인한 명치의 팽만감, 메스꺼움, 구토, 딸꾹질
등에 처방된다. 이러한 증상에 두통이 함께 발생하는 경우 특
히 적합한 처방이다.
오수유, 인삼, 생강을 배합하여 위장과 함께 몸을 따뜻하게 하
여 두통을 완화한다. 편두통, 편두통과 동반되는 메스꺼운 증
상에 자주 처방된다.

오약순기산
(烏藥順氣散)

연번	질환명	체질(증세)	출전
192	목, 어깨, 손발 저림증, 통증 등	—	화제국방 (和劑局方)

● 한약재 품목명 및 함량
감초(甘草) 1~1.5g
기각(枳殼) 1.5~3g
대조(大棗) 1~3g
백강잠(白殭蠶) 1.5~2.5g
생강(生薑) 1g
진피(陳皮) 2.5~5g
건강(乾薑) 1~2.5g
길경(桔梗) 2~3g
마황(麻黃) 2.5~3g
백지(白芷) 1.5~3g
오약(烏藥) 2.5~5g
천궁(川芎) 2~3g

* 생강, 대조(대추)는 없어도 된다.

● 한방 일반 효능
목, 어깨, 손발의 저림, 통증 등 주로 상반신의 통증에 처방한
다. 팔다리, 관절을 따뜻하게 하고, 기를 강하게 운행하여 통
증을 가라앉히는 작용이 큰 특징이다.
기온의 저하나 스트레스로 인해 통증이 심해지는 경향이 있
는 사람에게 처방한다.
처방명에서 '순기(順氣)'는 쉽게 말하면 '기를 정상적으로 운
행시킨다' 는 뜻이다.

오적산
(五積散)

연번	질환명	체질(증세)	출전
193	요통, 신경통, 관절통, 월경통, 두통 등의 각종 통증	양허, 수독, 혈허	화제국방 (和劑局方)

● 한약재 품목명 및 함량

감초(甘草) 1~1.2g   건강(乾薑) 1~1.5g
기각(枳殼)(실) 1~3g   길경(桔梗) 1~3g
당귀(當歸) 1.2~3g   대조(大棗) 1~2g
마황(麻黃) 1~2.5   반하(半夏) 2~3g
백지(白芷) 1~3g   복령(茯苓) 2~3g
육계(肉桂) 1~1.5g   작약(芍藥) 1~3g
진피(陳皮) 2~3g   창출(蒼朮) 2~3g(백출도 가능)
천궁(川芎) 1~3g   향부자(香附子) 1.2g
후박(厚朴) 1~3g   생강(生薑) 0.3~0.6g(묵은 생강은 1~2g)

* 생강, 향부자는 없어도 된다.

● 한방 일반 효능
오적(五積)이란, 「기(氣)·혈(血)·담(痰)·한(寒)·식(食)」의 정체이며, 오적산은 체내에 있는 기체, 담음, 어혈, 한사, 식적(미소화물)의 증상을 해소하는 처방이다. 실열의 해독에는 방풍통성산(防風通聖散)이 사용되지만, 오적산은 냉증의 자각이 있으며 요통, 신경통, 관절통, 월경통, 두통 등의 통증을 동반하는 경우에 처방된다. 어느 경우에도 사용할 수 있는 것이 '월국환(越鞠丸)'이다.

오호탕
(五虎湯)

연번	질환명	체질(증세)	출전
194	기침, 가래, 기관지 천식 등	—	만병회춘 (萬病回春)

● 한약재 품목명 및 함량

감초(甘草) 2g
마황(麻黃) 4g
상백피(桑白皮) 1~3g
석고(石膏) 10g
행인(杏仁) 4g

● 한방 일반 효능
기침에 사용하는 마행감석탕에 폐열과 가래를 제거하고 폐의 부기를 제거하는 상백피를 가함으로써 진해, 거담 작용을 강화한 처방이다. 만성 기침 외에 기관지 확장 작용도 있어 기관지 천식, 기침 천식의 처방에 보조적으로 사용할 수 있다. 또한 맛이 순해 소아에게도 자주 처방된다.

옥병풍산
(玉屛風散)

연번	질환명	체질(증세)	출전
195	과도한 발한 증상, 만성 비염, 알레르기성 비염 등	기허	단계심법(丹溪心法) 세계득처방(世界得處方)

● 한약재 품목명 및 함량

방풍(防風) 9g
백출(白朮) 12g
황기(黃耆) 8g

● 한방 일반 효능
체표부의 방어력이 떨어지면서 외부로부터 추위를 느끼기 쉽고, 덥지도 않은데 땀이 흐르는 듯이 과도한 발한 증상에 처방한다. 기허로 인한 과도한 발한과 감기의 예방에도 처방된다. 이 처방은 체표부인 점막의 저항력도 높여 주기 때문에 만성 비염이나 알레르기성 비염 등에도 응용해 처방될 수 있다.

* 물에 타서 복용한다.
* 『단계심법(丹溪心法)』: 원나라 유명 의학자 주진형(朱震亨, 1281~1358)이 엮은 의서를 명나라 의생인 정충(程充, 1433~1489)이 이 내용을 바로잡아 1481년에 편찬한 의서.

온경탕
(溫經湯)

연번	질환명	체질(증세)	출전
196	월경 주기 이상, 부정 출혈, 불면, 안면 홍조 등 여성 갱년기 증세	혈허, 어혈	금궤요략 (金匱要略)

● 한약재 품목명 및 함량

감초(甘草) 2g   당귀(當歸) 2~3g
맥문동(麥門冬) 3~10g   목단피(牧丹皮) 2g
반하(半夏) 3~5g   생강(生薑) 1g
아교(阿膠) 2g   오수유(吳茱萸) 1~3g
육계(肉桂) 2g   인삼(人蔘) 2g
작약(芍藥) 2g   천궁(川芎) 2g

● 한방 일반 효능
약 2000년 정도 전에 만들어진 50세 여성의 건조, 홍조에 대한 갱년기의 처방이다. 50세 전후가 되면, 월경의 간격이 늘어나고, 부정 출혈, 불면 등이 일어나기 쉬워진다. 또한 건조증은 입술에 나타나기 쉽고 홍조는 안면, 가슴, 사지에 일어나기 쉽다. 홍조도 있는 한편 하지의 냉증도 있으면 병태가 복잡해지는데, 각각의 증세를 정돈하고, 고령 출산이나 불임증에도 처방된다.

온담탕
(溫膽湯)

연번	질환명	체질(증세)	출전
197	불면, 불안, 놀라움, 두근거림, 가슴 답답함 등 정신 불안	수독	천금요방 (千金要方)

● 한약재 품목명 및 함량

감초(甘草) 1~2g   대조(大棗) 2g
반하(半夏) 4~6g   복령(茯笭) 4~6g
산조인(酸棗仁) 1~3g   생강(生薑) 1~2g(묵은 생강은 3g)
죽여(竹茹) 2~3g   지실(枳實) 1~2g
진피(陳皮) 2~3g   황련(黃連) 1g

* 황련은 없어도 된다.

● 한방 일반 효능

'담(膽)'을 따뜻하게 한다'는 수수께끼 같은 이름이다. 한약재 구성상 위장의 소화를 돕는 처방이지만, 정신적인 증상이 있는 경우에도 사용한다. 기분이 흥분되고 불면, 불안, 놀라움, 두근거림, 가슴 답답함 등의 '냉한 담'을 따뜻하게 하고, 정신을 안정시키는 작용이 있다.

온비탕
(溫脾湯)

연번	질환명	체질(증세)	출전
198	냉증에 기인한 복통, 변비 등	양허	천금요방 (千金要方)

● 한약재 품목명 및 함량

건강(乾薑) 6g
당삼(黨蔘) 9g
대황(大黃) 9g
부자(附子) 6g
자감초(炙甘草) 3g

* '부자이중탕+대황'으로 대용할 수 있다.

● 한방 일반 효능

위장이 냉증으로 인하여 운동하지 못하여 복통, 변비가 생긴 증상에 처방한다.
부자이중탕을 기본 성분으로 배를 충분히 따뜻하게 한다. 이 경우 대황이 몸을 차게 하는 작용은 상쇄되어 변비약으로도 사용된다.
한약재의 함량은 『천금요방(千金要方)』에 따른 중국에서의 함량이기 때문에 각 나라에서는 각 국민의 체질에 맞게 함량을 조절해 사용할 필요가 있다.

온청음
(溫清飮)

연번	질환명	체질(증세)	출전
199	만성 염증, 피부 질환 등	혈허, 실열	만병회춘 (萬病回春)

● 한약재 품목명 및 함량

당귀(當歸) 3~4g
작약(芍藥) 3~4g
지황(地黃) 3~4g
천궁(川芎) 3~4g
치자(梔子) 1.5~2g
황금(黃芩) 1.5~3g
황련(黃連) 1~2g
황백(黃柏) 1~1.5g

● 한방 일반 효능

만성적인 염증, 특히 피부 질환에 대한 처방이다. 사물탕을 중심으로 황련해독탕을 조금 배합한 처방으로서 황련해독탕을 단독으로 사용하는 것보다 소염 작용은 약하다.
혈허 상태가 진행되면 피부가 거칠어지고 색상이 나빠지지만, 이것을 사물탕의 성분으로 윤택하게 하면서 개선한다. 황련해독탕의 성분은 피부 증상의 소염에 효력을 발휘한다.
피부 이외에도 알레르기로 인한 만성 염증을 자주 앓는 체질의 기본 처방이다.

외대사물탕가미
(外台四物湯加味)

연번	질환명	체질(증세)	출전
200	인후염, 부기, 감기 등	—	외대비요 (外台秘要)

● 한약재 품목명 및 함량

감초(甘草) 2g
길경(桔梗) 3g
맥문동(麥門冬) 9g
인삼(人蔘) 1.5g
자완(紫菀) 1.5g
패모(貝母) 2.5g
행인(杏仁) 4.5g

● 한방 일반 효능

목이 아파 목소리를 내지 못하는 감기에 처방한다. 목구멍의 염증을 없애는 길경탕(도라지, 감초)의 한약재들이 배합된다.
패모는 목구멍의 부기를 완화하면서 배농하는 작용이 있다.
이름에 사물탕이란 용어가 들어 있어도 보혈 작용이 있는 사물탕과는 근본적인 내용이 다르기 때문에 주의해야 한다.

용담사간탕(龍膽瀉肝湯)
/설씨의안십육종(薛氏醫案十六種)

연번	질환명	체질(증세)	출전
201	분돈기, 냉증으로 인한 손발 저림	수독	금궤요략 (金匱要略)

● 한약재 품목명 및 함량

감초(甘草) 1~1.5g　　당귀(當歸) 5g
목통(木通) 5g　　　　용담(龍膽) 1~1.5g
지황(地黃) 5g　　　　차전자(車前子) 3g
치자(梔子) 1~1.5g　　택사(澤瀉) 3g
황금(黃芩) 3g

● 한방 일반 효능

하복부의 생식기, 비뇨기계의 염증에 대한 처방이다. 염증은 보통 빨갛게 붓고 습기가 많은 경향이 있다.『잇간도 의학』출전의 용담사간탕도 이러한 염증에 처방할 수 있지만,『설씨의안십육종』출전의 용담사간탕이 소염 작용과 이뇨 작용이 훨씬 더 강하다.『잇간도 의학』출전의 용담사간탕이 장기적인 복용을 통한 체질 개선제라면,『설씨의안십육종』출전의 용담사간탕은 급성기의 초기에 제압하는 처방이다.
*『설씨의안십육종(薛氏醫案十六種)』: 명나라 시대 태의원 수장, 원사(院使)를 역임한 설복(薛鎧)이 편찬한 의서를 그의 아들이자 의학가인 설기(薛己, 1487~1559)가 교정하고 주석을 단 의서이다.

용담사간탕(龍膽瀉肝湯)
/잇간도 의학(一貫堂醫學)

연번	질환명	체질(증세)	출전
202	방광염, 질염, 자궁 내막증, 전립선염, 사타구니 및 생식기 습진, 피부염 등	실열, 수독	잇간도 의학 (一貫堂醫學)

● 한약재 품목명 및 함량

당귀(當歸) 1.2g　　목통(木通) 1.2g
박하(薄荷) 1.2g　　방풍(防風) 1.2g
연교(連翹) 1.2g　　용담(龍膽) 2g
작약(芍藥) 1.2g　　지황(地黃) 1.2g
차전자(車前子) 1.2g　천궁(川芎) 1.2g
치자(梔子) 1.2g　　택사(澤瀉) 3g
황금(黃芩) 1.2g　　황련(黃連) 1.2g
황백(黃柏) 1.2g

● 한방 일반 효능

신경증이 배경에 있으며, 만성 염증을 자주 앓는 사람에 대한 처방이다. 신경증에 방광염, 질염, 자궁 내막증, 전립선염, 사타구니, 생식기의 습진, 피부염 등 주로 하복부의 만성 염증에 적합한 처방이다.
또한 장년기의 체질 개선제이기도 하다. 소아기에는 시호청간탕을, 청소년기에는 형개연교탕을, 장년기에는 용담사간탕을 처방하는 것과 마찬가지로 연령에 맞춰 처방한다.

* 체력과 관계없이 사용할 수 있다.

우슬산
(牛膝散)

연번	질환명	체질(증세)	출전
203	월경 곤란, 월경 불순, 월경통 등	어혈	의학입문 (醫學入門)

● 한약재 품목명 및 함량

당귀(當歸) 3g
도인(桃仁) 3g
목단피(牡丹皮) 3g
목향(木香) 1g
우슬(牛膝) 3g
육계(肉桂) 3g
작약(芍藥) 3g
현호색(玄胡索) 3g

● 한방 일반 효능

어혈에 대한 다양한 한약재가 배합되어 있다. 월경 곤란, 월경 불순, 월경통 등에 사처방한다. 절충음(折衝飮)과 한약재 구성이 비슷하지만, 우슬산은 비교적 가벼운 증상에 처방된다.

우차신기환
(牛車腎氣丸)

연번	질환명	체질(증세)	출전
204	냉증, 하지 통증, 요통, 저림, 배뇨 곤란, 빈뇨, 부종, 이명 등	양허, 어혈, 수독	제생방 (濟生方)

● 한약재 품목명 및 함량

가공 부자(附子) 0.5~1g　목단피(牡丹皮) 3g
복령(茯苓) 3~4g　　　산수유(山茱萸) 2~4g
산약(山藥) 3~4g　　　우슬(牛膝) 2~3g
육계(肉桂) 1~2g　　　지황(地黃) 5~8g
차전자(車前子) 2~3g　택사(澤瀉) 3g

● 한방 일반 효능

신장의 양허(노화로 인한 생식기, 비뇨기계의 기능 저하로 냉증, 부종 등 양허, 수독이 있는 경우) 상태에 대한 기본 처방인 팔미지황환에 우슬과 차전자가 배합된 처방이다.
노화로 인한 냉증으로 심해지는 하지의 통증, 요통, 저림, 배뇨 곤란, 빈뇨, 부종, 이명 등에 처방된다. 고령자의 침침한 눈, 가려움증에도 처방되지만, 눈의 증상에는 '기국지황환'이 더 적합한 처방이다.

월국환
(越鞠丸)

연번	질환명	체질(증세)	출전
205	소화 장애 등	기체, 실열	단계심법 (丹溪心法)

● **한약재 품목명 및 함량**
신국(神麯) 3g
창출(蒼朮) 3g
천궁(川芎) 3g
치자(梔子) 3g
향부자(香附子) 3g

● **한방 일반 효능**
해독제의 원형이라 할 한약재의 구성으로, '순환이 안 좋은 상태'를 개선한다.
기(氣), 혈(血), 수(水)가 모두 순환이 좋지 않아 소화되지 못한 음식물이 장에 정체된 상태에 처방한다.

월비가출부탕
(越婢加朮附湯)

연번	질환명	체질(증세)	출전
206	안면 및 팔의 부종, 관절통 등	수독	—

● **한약재 품목명 및 함량**
가공 부자(附子) 0.3~1g
감초(甘草) 1.5~2g
대조(大棗) 3~4g
마황(麻黃) 4~6g
백출(白朮) 3~4g(창출도 가능)
생강(生薑) 1g(묵은 생강은 3g)
석고(石膏) 8~10g

● **한방 일반 효능**
월비가출탕(越婢加朮湯)을 몸이 차가운 사람에게도 처방할 수 있도록 부자를 넣은 처방이다.
출부(朮附)는 '창출(蒼朮)'과 '부자(附子)'의 배합으로서 통증, 저림에 처방되기도 한다.
월비가출부탕의 처방 목적은 월비가출탕과 마찬가지로 안면, 팔의 부종, 관절통 등을 완화하는 것이다.

* '월비가출탕 +부자 가루'로 대용할 수 있다.

월비가출탕
(越婢加朮湯)

연번	질환명	체질(증세)	출전
207	안면 홍조, 부종, 화분증, 습진, 관절염, 알레르기성 결막염 등	실열, 수독	금궤요략 (金匱要略)

● **한약재 품목명 및 함량**
감초(甘草) 1.5~2g
대조(大棗) 3~5g
마황(麻黃) 4~6g
백출(白朮) 3~4g(창출 가능)
생강(生薑) 1g(묵은 생강은 3g)
석고(石膏) 8~10g

● **한방 일반 효능**
상반신의 부종, 열감에 대한 기본 처방이다. 얼굴의 홍조, 부종, 화분증(콧물, 재채기, 안구 충혈), 열감과 부기가 있는 습진, 관절염 등에 처방한다.
알레르기성 결막염의 증상에도 효력이 좋다. 단, 몸이 차가운 사람에게는 적합하지 않은 처방이다.

위령탕
(胃苓湯)

연번	질환명	체질(증세)	출전
208	소화 불량, 설사 등	수독	만병회춘 (萬病回春)

● **한약재 품목명 및 함량**
감초(甘草) 1~2g
백출(白朮) 2.5~3g
사인(砂仁) 2g
육계(肉桂) 2~2.5g
저령(豬苓) 2.5~3g
창출(蒼朮) 2.5~3g
황련(黃連) 2g
대조(大棗) 1~3g
복령(茯苓) 2.5~3g
생강(生薑) 1~2g
작약(芍藥) 2.5~3g
진피(陳皮) 2~2.5g
택사(澤瀉) 2.5~3g
후박(厚朴) 2.5~3g

* 작약, 사인, 황련은 없어도 된다.

● **한방 일반 효능**
평위산과 오령산을 합친 처방으로 찬 음식을 먹거나 마시고 생긴 속 더부룩함과 설사 등에 효과적이다. 평소에는 평위산을 복용하고 있는 사람이 여름에 찬 것을 자주 먹었을 때 위령탕으로 변경한다. 오령산 성분의 체액을 증감을 조정하는 작용은 감초가 가해짐에 따라 약해져 위장에 특화된 처방으로 변한다.

위풍탕
(胃風湯)

연번	질환명	체질(증세)	출전
209	설사, 탈항, 하혈, 대장 게실염, 궤양성 대장염 등	기허, 혈허	화제국방 (和劑局方)

● 한약재 품목명 및 함량
당귀(當歸) 2.5~3g
백출(白朮) 3g
복령(茯笭) 3~4g
속(粟)(조) 2~4g
육계(肉桂) 2~3g
인삼(人蔘) 3g
작약(芍藥) 3g
천궁(川芎) 2.5~3g

● 한방 일반 효능
위장이 선천적으로 허약한 사람이 찬 것을 먹거나 겨울에 감기에 걸려 위장이 냉하여 설사를 하거나 겨울이 되면 탈항·하혈의 횟수가 늘어나는 경우에 처방한다.
대장 게실염, 궤양성 대장염에도 응용할 수 있지만, 겨울에 악화될 때 자주 처방한다. 또한 반하심탕과 진무탕도 설사에 사용되지만 위풍탕은 따뜻하게 하면서 기와 혈을 보하는 것이 특징이다.

육군자탕
(六君子湯)

연번	질환명	체질(증세)	출전
210	소화 불량, 위통, 구토 등 위장 장애	기허	만병회춘 (萬病回春)

● 한약재 품목명 및 함량
감초(甘草) 1~1.5g
대조(大棗)(대추) 2g
반하(半夏) 3~4g
백출(白朮) 3~4g(창출 가능)
복령(茯苓) 3~4g
생강(生薑) 0.5~1g(묵은 생강은 1~2g)
인삼(人蔘) 2~4g
진피(陳皮) 2~4g

● 한방 일반 효능
사군자탕에 기를 순환시키는 '진피'와 물(수분)을 제거하는 '반하'를 더한 처방이다. 기허 상태와 위장이 허약한 증상에 많이 처방된다.
몸이 쉽게 피로해지면서 식욕도 떨어지고, 소화 불량으로 인해 명치가 막히는 듯하면서 위통, 구토 등이 일어나는 증상에 주로 사용된다.
검사에서도 이상의 소견을 보이지 않는 위장 증상(기능성 소화 불량)에도 많이 처방되고 있다.

윤장탕
(潤腸湯)

연번	질환명	체질(증세)	출전
211	변비	혈허, 음허	만병회춘 (萬病回春)

● 한약재 품목명 및 함량
감초(甘草) 1~1.5g
당귀(當歸) 3~4g
도인(桃仁) 2g
숙지황(熟地黃) 3~4g
행인(行人) 2g
후박(厚朴) 2g
건지황(乾地黃) 3~4g
대황(大黃) 1~3g
마인(麻仁) 2g
지실(枳實) 0.5~2g
황금(黃芩) 2g

● 한방 일반 효능
혈허 상태의 사람을 위한 변비약이다. 혈허가 진행되면 피부에 촉촉함이 사라지면서 장의 분비액도 감소하여 대변이 건조해진 결과 변비에 걸리기 쉽다.
혈을 보하여 혈액 순환을 좋게 하고 장을 촉촉하게 적셔 변비를 해소한다. 고령자의 만성 변비에도 처방된다.
자혈윤장탕(滋血潤腸湯)과 효력은 같지만, 차이점은 마인, 도인, 행인 등 유지가 풍부한 종자를 배합하여 장을 매끄럽게 하는 것이 큰 특징이다.

* 건지황, 숙지황을 지황 6g으로 대용할 수 있다.

은교산
(銀翹散)

연번	질환명	체질(증세)	출전
212	열감, 목마름증, 강한 인두통, 피부 발진 등	—	온병조변 (溫病條辨)

● 한약재 품목명 및 함량
감초(甘草) 3g
길경(桔梗) 6g
담죽엽(淡竹葉) 9g
박하(薄荷) 6g
우방자(牛蒡子) 9g
금은화(金銀花) 12g
노근(蘆根) 15g
두시(豆豉) 9g
연교(連翹) 12g
형개(荊芥) 6g

● 한방 일반 효능
풍열사(風熱邪)로 의한 감염증(온병) 초기부터 중기에 처방한다. 갈근탕 등을 처방하는 감염증은 초기에 오한이 심한 반면, 풍열사로 인한 감염증은 초기에 오한이 별로 없고, 열감, 목마름증, 강한 인두통, 피부 발진이 있다.
「상한론(傷寒論)」이 풍한사(風寒邪)의 치료 처방법이라면, 은교산은 온병에 대한 처방이라고 보면 된다. 양허는 풍한사, 음허는 풍열사에 걸리기 쉬운 경향이 있다.

* 『온병조변(溫病條辨)』: 청나라 시대 오당(吳瑭, 1758~1836)이 1798년에 편찬한 의서. 온병(溫病)에 대하여 체계적으로 정리한 것으로서 그 유용 가치가 높다.

을자탕
(乙字湯)

연번	질환명	체질(증세)	출전
213	치질(치핵), 항문 열상, 변비, 탈항	기체, 어혈	원남양경험방 (原南陽経験方)

● **한약재 품목명 및 함량**
감초(甘草) 1.5~3g
당귀(當歸) 4~6g
대황(大黃) 0.5~3g
승마(升麻) 1~2g
시호(柴胡) 4~6g
황금(黃芩) 3~4g

● **한방 일반 효능**
변비 증상이 있는 사람의 치질(치핵), 항문 열상, 변비, 가벼운 탈항(脫肛) 등 항문 질환에 처방한다.
갑자탕(甲字湯) 처방과 마찬가지로 에도시대의 원남양(原南陽)이 만든 처방이다. 혈의 운행을 원활히 하여 부종을 억제하고 염증을 제거한다. 한약재인 시호, 승마는 치질, 탈항을 예방하고, 배변을 쉽게 하여 항문에 대한 부담을 줄인다.

을자탕거대황
(乙字湯去大黃)

연번	질환명	체질(증세)	출전
214	치질, 항문 열상, 변비, 약한 탈항	기체, 어혈	—

● **한약재 품목명 및 함량**
감초(甘草) 1.5~3g
당귀(當歸) 4~6g
승마(升麻) 1~2g
시호(柴胡) 4~6g
황금(黃芩) 3~4g

● **한방 일반 효능**
치질(치핵), 항문 열상, 변비, 가벼운 탈항 등 항문 질환에 처방하는 을자탕에서 대황을 제거한 것이다. 효력은 약해지지만, 부작용으로서 설사의 우려가 없어 일정량으로 장기간 복용할 수 있다.

응종산(應 鐘散)/
궁황산(芎黃散)

연번	질환명	체질(증세)	출전
215	가슴 두근거림, 현기증, 상반신 근육 긴장, 공황 발작 등	어혈, 기체	길익동동경험방 (吉益東洞經驗方)

● **한약재 품목명 및 함량**
대황(大黃) 1g
천궁(川芎) 2g

● **한방 일반 효능**
'궁황산(芎黃散)'이라고도 한다. '대황'과 '천궁'의 두 한약재로 구성되어 있다. 천궁과 대황 모두가 어혈을 개선하는 효력이 있다.
어혈 증상에 더하여 '기역(氣逆)'이라는 공황 발작과 같은 증상이 나타나 가슴 두근거림, 현기증, 상반신 근육의 초긴장이 발생하였을 때 처방한다.
한편, 대황은 완하제로서 배설 작용과 함께 기를 아래로 내려서 기역을 제거하는 효력이 있다.

의이부자패장산
(薏苡附子敗醬散)

연번	질환명	체질(증세)	출전
216	화농성 염증, 맹장염, 농양 등	양허	금궤요략 (金匱要略)

● **한약재 품목명 및 함량**
가공 부자(附子) 0.2~2g
의이인(薏苡仁) 1~16g
패장(敗醬) 0.5~8g

● **한방 일반 효능**
만성적인 국소적 화농성 염증으로 점막이 아직 터지지 않아 고름이 배출되지 않은 상태에 처방한다.
소염과 배농(고름 배출)의 작용이 있는 패장초(敗醬草)와 의이인을 배합하여 배농의 효력을 한층 더 강화한 처방이다.
대황목단피탕과 마찬가지로 맹장염, 항문 주위의 농양에 처방되지만, 배설 작용이 없도록 부자를 배합하여 양허 체질에도 처방할 수 있는 좋은 특징이 있다.

의이인탕 (薏苡仁湯)

연번	질환명	체질(증세)	출전
217	근육, 관절의 부종, 통증, 저림 등	수독	명의지장 (明醫指掌)

● 한약재 품목명 및 함량

감초(甘草) 2g   당귀(當歸) 4g
마황(麻黃) 4g   육계(肉桂) 3g
의이인(薏苡仁) 8~10g   작약(芍藥) 3g
창출(蒼朮) 4g(백출 가능)

● 한방 일반 효능

의이인탕과 의이인 추출제는 처방명은 비슷하지만, 실은 다른 처방이다. 먼저 의이인탕은 의이인 외의 한약재도 배합한 것으로서 근육, 관절의 부종, 통증, 저림에 대한 처방이다.
반면 의이인 추출제는 의이인을 단독으로 사용하며, 사마귀를 제거하는 처방이다.
이 처방은 주로 혈허로 인한 근육과 힘줄의 긴장, 굳어짐과 수독에 의한 부종에 처방한다. 마행의감탕, 방기황기탕, 계지가복출부탕에는 없는 보혈 작용이 있는 것이 특징이다.

* 『명의지장(明醫指掌)』: 명나라 시대 의학가인 황보중(皇甫中)이 전 10권으로 저술한 종합적인 의서.

이진탕 (二陳湯)

연번	질환명	체질(증세)	출전
218	메스꺼움, 속 더부룩함	수독	화제국방 (和劑局方)

● 한약재 품목명 및 함량

감초(甘草) 1~2g
반하(半夏) 5~7g
복령(茯苓) 3.5~5g
생강(生薑) 1~1.5g(묵은 생강은 2~3g)
진피(陳皮) 3.5~4g

● 한방 일반 효능

몸에 정체하고 있는 끈질긴 수독(담)에 대한 기본적인 처방이다.
단독으로는 메스꺼움, 속 더부룩함 등의 불쾌감을 제거하는 데 처방된다. 또한 많은 처방전의 한약재 구성에도 활용되고 있다. 예를 들면 육군자탕, 억간산가진피반하 등은 위장에 부담이 없이 복용할 수 있도록 이진탕의 한약재 구성을 함께 배합해 만든 처방이다.

이출탕 (二朮湯)

연번	질환명	체질(증세)	출전
219	사지 및 관절의 통증, 마비 증상	수독	화제국방 (和劑局方)

● 한약재 품목명 및 함량

감초(甘草) 1~1.5g   강활(羌活) 1.5~2.5g
반하(半夏) 2~4g   백출(白朮) 1.5~2.5g
복령(茯苓) 1.5~2.5g   생강(生薑) 0.6~1g
위령선(威靈仙) 1.5~2.5g   진피(陳皮) 1.5~2.5g
창출(蒼朮) 1.5~3g   천남성(天南星) 1.5~2.5g
향부자(香附子) 1.5~2.5g   황금(黃芩) 1.5~2.5g

● 한방 일반 효능

목, 몸통, 사지에 쌓인 끈질긴 수독(담)에 의한 사지, 관절의 통증, 마비에 대한 처방이다.
습도가 높아지면 증상이 심해지고, 수독이 쌓인 부분은 부어서 움직이기 어렵고 무거워진다.
담을 제거하는 효력은 백개자(白芥子), 백지를 배합하는 청습화담탕이, 기를 순환시켜 통증을 멎게 하는 효력은 향부자, 위령선을 배합하는 이출탕이 우수하다.

인삼양영탕 (人蔘養營湯)

연번	질환명	체질(증세)	출전
220	치질(치핵), 항문 열상, 변비, 탈항	기체, 어혈	원남양경험방 (原南陽経験方)

● 한약재 품목명 및 함량

감초(甘草) 1~1.5g   당귀(當歸) 4g
백출(白朮) 4g(창출도 가능)   복령(茯苓) 4g
오미자(五味子) 1~1.5g   원지(遠志) 1~2g
육계(肉桂) 2~2.5g   인삼(人蔘) 3g
작약(芍藥) 2~4g   지황(地黃) 4g
진피(陳皮) 2~2.5g(귤피도 가능)   황기(黃耆) 1.5~2.5g

● 한방 일반 효능

기혈을 보충하는 처방이다. 처방 목적은 십전대보탕과 같지만, 인삼양영탕은 폐와 심장에 잘 작용한다. 만성 기침과 가래를 멈추고, 감기에 걸리지 않도록 하고, 불면, 수면 중에 꿈이 많아 깊은 잠을 잘 수 없는 다몽 등의 증상을 개선하는 작용이 있는 것이 특징이다. 나이로 인한 심신의 쇠약에도 처방된다.

인삼탕
(人蔘湯)

연번	질환명	체질(증세)	출전
221	설사	양허, 기허	상한론(傷寒論), 금궤요략(金匱要略)

● 한약재 품목명 및 함량
감초(甘草) 3g
건강(乾薑) 2~3g
백출(白朮) 3g(창출 가능)
인삼(人蔘) 3g

● 한방 일반 효능
위장이 허약하여 쉽게 피로해지고, 몸이 차가워지면 설사를 하는 체질에 대한 처방이다.
인삼, 건강으로 위장을 따뜻하게 하는 작용은 대건중탕과 같지만, 대건중탕은 변비에, 인삼탕은 설사에 중점을 두어 처방한다.
건강인삼반하환과 한약재의 구성이 공통적이기 때문에 위장이 차가운 사람의 임신 중 입덧이나 평소의 메스꺼움을 멎게 하는 데 처방할 수 있다.

인진오령산
(茵蔯五苓散)

연번	질환명	체질(증세)	출전
222	구강 건조증, 소변량 감소, 부종, 구토, 아토피성 피부염, 습진, 두드러기 등	실열, 수독	금궤요략(金匱要略)

● 한약재 품목명 및 함량
복령(茯苓) 3~4.5g
육계(肉桂) 2~3g
인진호(茵蔯蒿) 3~4g
저령(豬苓) 3~4.5g
창출(蒼朮) 3~4.5g(백출 가능)
택사(澤瀉) 4.5~6g

● 한방 일반 효능
오령산에 인진호를 배합한 것이다. 구강 건조증, 소변량 감소, 부종, 구토와 같은 감염증 외에도 인진호가 배합되어 소염 작용으로 피부의 두드러기, 습진, 아토피성 피부염에도 처방할 수 있다.
인진호탕은 소량으로 설사가 나는 경우나 위장이 약한 사람에게 처방한다. 청열 작용이 있어 체액량을 조정하기 때문에 여름철 몸에서 열이 빠져나가지 않는 열감에도 처방할 수 있다.

인진호탕
(茵蔯蒿湯)

연번	질환명	체질(증세)	출전
223	두드러기, 구내염, 습진, 피부염, 가려움증, 황달 등	실열	상한론(傷寒論), 금궤요략(金匱要略)

● 한약재 품목명 및 함량
대황(大黃) 1~3g
인진호(茵蔯蒿) 4~14g
치자(梔子) 1.4~5g

● 한방 일반 효능
변비가 약간 잦은 사람이 두드러기, 구내염, 습진, 피부염, 피부의 가려움증을 앓을 때 처방된다. 또한 특이 체질인 음주 뒤 유발되는 두드러기에도 처방된다.
중국에서는 전통적으로 황달의 처방으로 사용하였는데, 인진호에는 간의 기능을 개선하는 작용, 간을 보호하는 작용이 있기 때문이다. 여기에 대황이 배합되면서 변비가 없는 경우에는 대변이 묽게 나올 수도 있다.

입효산
(立效散)

연번	질환명	체질(증세)	출전
224	치통, 발치 통증, 치은염, 혀 통증, 머리, 목덜미 통증, 삼차신경 통증	—	중방규구(衆方規矩)

● 한약재 품목명 및 함량
감초(甘草) 1.5~2g 방풍(防風) 2~3g
세신(細辛) 1.5~2g 승마(升麻) 1.5~2g
용담(龍膽) 1~1.5g

● 한방 일반 효능
치통, 발치 통증, 치은염, 혀의 덧니 통증 등에 처방한다. 차가운 것은 자극을 적게 느끼지만, 뜨거운 것을 먹으면 통증이 매우 심한 경우에 입에 조금 물고 통증 부위에 침투시킨 뒤 삼키면 진통 효과가 빠르게 나타난다. 처방명도 여기에서 유래하였다. 치통 외에도 머리, 목덜미 및 복부 통증에도 처방되며 삼차신경(三叉神經)*의 통증에도 응용된다.

* 체력과 관계없이 사용할 수 있다.
* 삼차신경(三叉神經) : 12개의 뇌신경 중 5번째 뇌신경. 얼굴의 안면 감각, 치주 조직, 일부 안면 근육 운동을 담당하고 있다.
*『중방규구(衆方規矩)』: 일본 전국시대의 명의이자 의학교육가인 곡직뢰도삼(曲直瀬道三, 1507~1594)이 구술한 것을 양자였던 곡직뢰현삭(曲直瀬玄朔, 1549~1631)이 증보한 의서이다.

자감초탕
(炙甘草湯)

연번	질환명	체질(증세)	출전
225	스트레스성 가슴 두근거림, 호흡 곤란 등	기허, 음허	상한론 (傷寒論)

● **한약재 품목명 및 함량**

대조(大棗)(대추) 3~7.5g　　마인(麻仁) 3~4g
맥문동(麥門冬) 5~6g　　생강(生薑) 0.8~1g(묵은 생강은 3g)
아교(阿膠) 2~3g　　육계(肉桂) 3g
인삼(人蔘) 2~3g　　자감초(炙甘草) 3~4g
지황(地黃) 4~6g

● **한방 일반 효능**

과로, 심로로 인해 피로가 쌓여 스트레스가 심할 때 가슴 두근거림, 숨이 차는 증세에 처방이다. 이 처방이 필요한 사람에게는 휴식이 무엇보다도 중요하다.
부정맥을 완전히 치료하는 처방은 아니지만, 그 자각 증상을 개선하고 조기수축(早期收縮)*의 횟수를 줄인다고 한다. 이러한 증세는 순환기과에서 진료를 받아 볼 것을 권한다.

* 조기수축(早期收縮) : 정상으로 기대되는 때가 아닌데 일어나는 심장의 수축이다. '기외수축(期外收縮)' 이라고도 한다.

자근모려탕
(紫根牡蠣湯)

연번	질환명	체질(증세)	출전
226	만성 피부염, 농양, 유방 종양, 치질, 화농성 염증	실열	매려신서 (霉癘新書)

● **한약재 품목명 및 함량**

감초(甘草) 1~2g　　당귀(當歸) 4~5g
대황(大黃) 0.5~2g　　모려(牡蠣) 3~4g
승마(升麻) 1~2g　　인동(忍冬) 1.5~2g
자근(紫根) 3~4g　　작약(芍藥) 3g
천궁(川芎) 3g　　황기(黃耆) 2g

● **한방 일반 효능**

잘 낫지 않는 피부염, 유방 종양과 농양, 치질 등 국소적인 화농성 염증에 처방된다.
기혈이 부족하여 치유 속도가 느린 사람에게는 기혈을 보하여 피부의 재생을 촉진한다. 동시에 자근 등의 염증을 억제하는 한약재를 더한다. 국소적인 만성 염증 부위는 혈액 순환도 좋지 않은 상태이다. 이때 모려는 환부의 부종을 부드럽게 하는 작용이 있다.

* 『매려신서(霉癘新書)』 : 일본 에도시대 산부인과 의사인 편창원주(片倉元周, 1751~1822)가 1786년에 중의학 문헌을 종합해 편찬한 의서이다.

자신명목탕
(紫腎明目湯)

연번	질환명	체질(증세)	출전
227	노안, 눈의 피로, 안구 통증 등	음허	만병회춘 (萬病回春)

● **한약재 품목명 및 함량**

감초(甘草) 1.5~2g　　건지황(乾地黃) 3~4g
국화(菊花) 1.5~2g　　길경(桔梗) 1.5~2g
당귀(當歸) 3~4g　　등심초(燈心草) 1~1.5g
만형자(蔓荊子) 1.5~2g　　백지(白芷) 1.5~2g
세차(細茶) 1.5g　　인삼(人蔘) 1.5~2g
작약(芍藥) 3~4g　　지황(地黃) 3~4g
천궁(川芎) 3~4g　　치자(梔子) 1.5~2g
황련(黃連) 1.5~2g.

* 등심초는 없어도 된다.

● **한방 일반 효능**

간과 신장의 음허, 즉 노화로 인한 시력 약화, 눈의 피로, 눈의 통증 등에 처방한다. 오행에서는 뗄 수 없는 관계에 있는 간과 신장에서, 이 처방은 신장을 보하고 눈의 기능을 담당하는 간을 도와 눈의 건강을 유지하는 것이다.
안구 건조증, 눈의 피로, 시력 저하, 백내장, 안저 출혈 등에 처방된다.

자신통이탕
(紫腎通耳湯)

연번	질환명	체질(증세)	출전
228	청력 저하, 이명, 현기증 등	음허	만병회춘 (萬病回春)

● **한약재 품목명 및 함량**

당귀(當歸) 2.5~3g
백지(白芷) 2.5~3g
시호(柴胡) 2.5~3g
작약(芍藥) 2.5~3g
지모(知母) 2.5~3g
지황(地黃) 2.5~3g
천궁(川芎) 2.5~3g
향부자(香附子) 2.5~3g
황금(黃芩) 2.5~3g
황백(黃柏) 2.5~3g

● **한방 일반 효능**

노화, 과로로 인해 신허의 상태에서 청력 저하, 이명, 현기증 등에 처방한다.
신장을 보하고 귀를 통하게 한다는 뜻으로 처방이 명명되었다.

자음강화탕
(滋陰降火湯)

연번	질환명	체질(증세)	출전
229	마른기침, 가래, 홍조, 수면 발한 등	음허	만병회춘 (萬病回春)

● 한약재 품목명 및 함량
감초(甘草) 1~1.5g
대조(大棗) 1g
생강(生薑) 1g
지황(地黃) 2.5g
천문동(天門冬) 2.5g

당귀(當歸) 2.5g
맥문동(麥門冬) 2.5g
작약(芍藥) 2.5g
진피(陳皮) 2.5g

* 대조, 생강은 없어도 된다.

● 한방 일반 효능
오래 가는 마른기침에 대한 처방이다. 음허가 폐와 신장에 이르면, 폐는 수분을 잃고, 목은 건조하고 가래가 끊어지기 않아 심하게 기침을 하게 된다. 건조 외에도 홍조, 수면 시의 땀 등 열감이 많이 생긴다.
맥문동탕도 폐의 음허에 대한 처방이지만, 이 처방은 노화, 과로에 의해 음허가 전신에 이른 상태에 대한 것이다.

자음지보탕
(滋陰至寶湯)

연번	질환명	체질(증세)	출전
230	마른기침, 홍조, 우울감, 초조감 등 정신적인 증상	음허	만병회춘 (萬病回春)

● 한약재 품목명 및 함량
감초(甘草) 1g
맥문동(麥門冬) 2~3g
백출(白朮) 2~3g(창출 가능)
시호(柴胡) 1~3g
지골피(地骨皮) 2~3g
진피(陳皮) 2~3g
향부자(香附子) 2~3g

당귀(當歸) 2~3g
박하(薄荷) 1g
복령(茯苓) 2~3g
작약(芍藥) 2~3g
지모(知母) 2~3g
패모(貝母) 1~2g

● 한방 일반 효능
자음강화탕과 마찬가지로 장기적으로 끊이지 않는 마른기침에 대한 처방이다. 이 증세는 음허의 상태가 폐와 간에까지 진행된 상황이다.
이 처방은 가미소요산과 한약재의 구성이 매우 비슷하여 평소 가미소요산을 복용하는 사람의 기침약으로도 사용할 수 있다. 또한 가미소요산처럼 홍조, 우울감, 초조감 등 정신적인 증상에도 적합한 처방이다.

자혈윤장탕
(滋血潤腸湯)

연번	질환명	체질(증세)	출전
231	변비	혈허	의학통지 (醫學統旨)

● 한약재 품목명 및 함량
구(韭)(부추) 2~3g
당귀(當歸) 4g
대황(大黃) 1~3g
도인(桃仁) 4g
작약(芍藥) 3g
지실(枳實) 2~3g
지황(地黃) 4g
홍화(紅花) 1g

● 한방 일반 효능
혈허 상태의 사람을 위한 변비약이다. 혈허가 진행되면 피부에 수분이 없어지는 증상 외에도 장의 분비액이 감소하여 대변이 건조해 변비에 걸리기 쉽다. 혈을 보하는 작용 외에도 혈의 순환을 촉진하여 장을 촉촉하게 하면서 변비를 해소한다.

작약감초부자탕
(芍藥甘草附子湯)

연번	질환명	체질(증세)	출전
232	근육 경련(쥐 등), 통증 등	혈허, 양허	상한론 (傷寒論)

● 한약재 품목명 및 함량
가공 부자(附子) 0.3~1.6g
감초(甘草) 3~8g
작약(芍藥) 3~10g

● 한방 일반 효능
작약감초탕에 부자를 더한 처방이다. 처방 목적은 작약감초탕과 같다. 부자는 몸을 따뜻하게 하고 통증을 완화하는 효력이 강하여 본래부터 몸이 차가운 사람, 특히 겨울철 야간에 다리에 쥐가 잘 나는 사람, 통증이 심한 사람에게 처방한다. 즉 작약감초탕의 효력을 한층 더 강화한 것이다.

작약감초탕
(芍藥甘草湯)

연번	질환명	체질(증세)	출전
233	근육 경련, 근육통, 급성 요통, 요로결석	혈허	상한론(傷寒論), 금궤요략 (金匱要略)

● 한약재 품목명 및 함량

감초(甘草) 3~8g
작약(芍藥) 3~8g

● 한방 일반 효능

근육 경련(쥐 등)에 대한 처방이다. 강하게 수축한 근육의 긴장을 풀고 통증을 완화한다. 효력이 빨라 복통이 있거나 허리를 삐었을 때나 급성 요통, 요로결석 등 다양한 부위의 통증에 처방된다.
감초의 배합량이 많아 부종, 혈압 상승 등의 부작용이 발생할 수 있다. 따라서 하루에 증상이 있을 때만 1회 복용하는 것이 좋다.

장옹탕
(腸癰湯)

연번	질환명	체질(증세)	출전
234	충수염, 하복부 급성, 만성 통증, 월경통 등	어혈, 수독	천금요방 (千金要方)

● 한약재 품목명 및 함량

도인(桃仁) 5g
동과자(冬瓜子) 6g
목단피(牧丹皮) 4g
의이인(薏苡仁) 9g

● 한방 일반 효능

대황목단피탕과 마찬가지로 충수염의 대표적인 처방이다. 장옹(腸癰)이란 장에 생긴 화농성 염증을 말한다. 그 밖에도 오른쪽 하복부의 급성, 만성 통증, 월경통 등에 처방한다.
소염과 배농 작용이 우수하고 혈의 순환을 촉진하여 통증을 완화한다.
이 처방은 대황목단피탕과 한약재의 구성은 거의 같지만 대황이 배합되지 않아 변비 증세가 없는 사람에게는 장옹탕 더 적합하다.

저령탕
(豬苓湯)

연번	질환명	체질(증세)	출전
235	급성 또는 만성 방광염	수독	상한론(傷寒論), 금궤요략 金匱要略)

● 한약재 품목명 및 함량

복령(茯苓) 3~5g
아교(阿膠) 3~5g
저령(豬苓) 3~5g
택사(澤瀉) 3~5g
활석(滑石) 3~5g

● 한방 일반 효능

방광염의 대표적인 처방이다. 배뇨 곤란, 배뇨통, 잔뇨감, 빈뇨 등 급성 내지 만성 방광염에 처방한다.
염증이 가라앉으면 오령산이나 청심연자음으로 변경하여 예방적으로 처방할 수도 있다.
이 처방은 오령산에서 육계를 활석으로 교체한 것으로서 방광염의 치료에 더 적합하다.
한편 방광염이 아주 심한 경우에는 오림산(五淋散)을 처방하는 것이 좋다.

저령탕합사물탕
(豬苓湯合四物湯)

연번	질환명	체질(증세)	출전
236	방광염, 혈뇨 등	수독, 혈허	본조경험방 (本朝經驗方)

● 한약재 품목명 및 함량

당귀(當歸) 3g
복령(茯苓) 3g
아교(阿膠) 3g
작약(芍藥) 3g
저령(豬苓) 3g
지황(地黃) 3g
천궁(川芎) 3g
택사(澤瀉) 3g
활석(滑石) 3g

● 한방 일반 효능

저령탕에 혈을 보하는 사물탕을 합한 처방이다. 방광염을 포함하여 요로 감염증에서는 혈뇨가 약간 나올 수 있다.
이때 사물탕은 지혈 효과와 소실된 혈을 보충하는 역할을 한다. 또한 신장이 음허 상태이면 지황이 효력이 발휘한다.
한편 지혈 효과를 실질적으로 처방 목적으로 한다면 궁귀교애탕이 더 적합한 처방이다.

전씨백출산
(錢氏白朮散)

연번	질환명	체질(증세)	출전
237	만성 구토, 메스꺼움, 설사 등	기허	소아약증직결 (小兒藥證直訣)

● 한약재 품목명 및 함량
갈근(葛根) 4g
감초(甘草) 1g
곽향(藿香) 1g
목향(木香) 1g
백출(白朮) 4g
복령(茯苓) 4g
인삼(人蔘) 3g

● 한방 일반 효능
기허 상태에 있고 위장이 허약한 사람에 대한 만성 구토, 설사의 처방이다. 감기에 걸렸을 때 나는 구토, 설사에도 처방된다.
사군자탕의 한약재 구성을 기반으로 메스꺼움을 멎게 하는 곽향, 설사를 멎게 하는 갈근을 배합하였다.
곽향, 목향은 향이 매우 좋아 비(소화기관)를 촉진하여 소화 기능을 높인다. 본래 소아용으로 만들어진 처방으로서 복용하기가 좋다.

절충음
(折衝飮)

연번	질환명	체질(증세)	출전
238	월경 불순, 월경통, 불임, 하복부 통증 등 산부인과 질환	기체, 어혈	산론(産論)

● 한약재 품목명 및 함량
당귀(當歸) 4~5g | 도인(桃仁) 4~5g
목단피(牧丹皮) 3g | 우슬(牛膝) 2~2.5g
육계(肉桂) 3g | 작약(芍藥) 3g
천궁(川芎) 3g | 현호색(玄胡索) 2~2.5g
홍화(紅花) 1~1.5g

● 한방 일반 효능
어혈로 인한 월경 불순, 월경통, 불임, 하복부 통증에 대한 처방이다. 산부인과 질환에 주로 처방된다.
어혈에 대한 효력이 있는 한약재로 계지복령환의 목단피, 도인은 물론이고 우슬, 홍화, 현호색도 배합되어 있어 어혈을 강력하게 제거하면서 통증을 완화한다.
특히 지황이 배합되지 않아 위장에도 부담이 없는 점이 큰 장점이다.

* 『산론(産論)』: 일본 에도시대 부인과 의사인 하천현열(賀川玄悅, 1700~1777)이 1765년에 전 4권으로 편찬한 의서.

정계음
(定悸飮)

연번	질환명	체질(증세)	출전
239	변비	혈허	관취방요보 (観聚方要補)

● 한약재 품목명 및 함량
감초(甘草) 1.5~2g
모려(牡蠣) 3g
백출(白朮) 2~3g(창출도 가능)
복령(茯苓) 4~6g
오수유(吳茱萸) 1.5~2g
육계(肉桂) 3g
이근피(李根皮) 2gg

● 한방 일반 효능
가슴 두근거림을 안정시키는 기본 처방이다. 영계출감탕의 바탕에 상승한 기를 내리는 모려, 오수유, 이근피를 배합한 것이다. 물(수분)이 역상하여 일어나는 가슴 두근거림, 현기증, 어지러움 등의 신경증에 처방한다. 스트레스로 인한 갑작스러운 증상에도 처방할 수 있다. 한약재인 이근피는 자두나무의 뿌리 껍질로 청열 작용이 있고, 홍조 등 열감이 있는 증상에도 적합한 처방이다.

* 『관취방요보(観聚方要補)』: 일본 에도시대 유명 한의학자인 단파원간(丹波元簡, 1755~1810)이 전 10권으로 편찬한 처방서.

정향시체탕
(丁香柿蒂湯)

연번	질환명	체질(증세)	출전
240	딸꾹질	—	증인맥치 (症因脈治)

● 한약재 품목명 및 함량
감초(甘草) 1g | 고량강(高良薑) 1g
곽향(藿香) 1g | 목향(木香) 1g
반하(半夏) 3g | 사인(砂仁) 1g
시체(柿蒂) 3g | 유향(乳香) 1g
육계(肉桂) 3g | 정향(丁香) 1g
진피(陳皮) 3g | 침향(沈香) 1g
회향(茴香) 1g | 후박(厚朴) 1g

● 한방 일반 효능
위장의 냉증으로 생기는 딸꾹질에 대한 처방이다. 시체탕보다 위장을 따뜻하게 하고 개운하게 만드는 작용이 더 강하다.
특히 향에 사용하는 동남아시아 원산의 침향, 피부 미용의 화장품에도 사용되는 아라비아반도 원산의 유향 등 사치스러운 향기로 구성되어 있다.

* 『증인맥치(症因脈治)』: 중국 명나라 말, 청나라 초기의 명의인 진경명(秦景明)이 전 4권으로 편찬한 의서. 내과 잡병을 위주로 각과 병증에 대해서 설명하고 있다.

조등산(釣藤散)/ 조구등산(釣鉤藤散)

연번	질환명	체질(증세)	출전
241	현기증, 두통, 염증 등	수독	보제본사방 (普濟本事方)

● 한약재 품목명 및 함량

감초(甘草) 1g
굴피(橘皮) 3g(진피 가능)
반하(半夏) 3g
복령(茯苓) 3g
석고(石膏) 5~7g
조구등(釣鉤藤) 3

국화(菊花) 2~3g
맥문동(麥門冬) 3g
방풍(防風) 2~3g
생강(生薑) 1g
인삼(人蔘) 2~3g

● 한방 일반 효능

머리에서 현기증 등의 열감을 식히고 만성적인 두통, 현기증을 개선한다. 국화가 들어 있어 안구 충혈에도 좋은 처방이다. 기를 보하고 위장을 건강하게 하는 역할도 한다. 특히 아침에 생기는 두통에 효력이 좋다.

반하백출천마탕과 한약재의 구성이 비슷하지만, 조등산은 열감과 염증에 대한 소염 작용이 있는 것이 차이점이다.

* 『보제본사방(普濟本事方)』: 남송 시대 의학가인 허숙미(許叔微, 1079~1154)가 전 12권으로 편찬한 의방서. 『유증보제본사방(類證普濟本事方)』, 『본사방(本事方)』이라고도 한다. 약 300개의 치료 방제와 침구법을 수록하고 있다.

조위승기탕 (調胃承氣湯)

연번	질환명	체질(증세)	출전
242	변비	—	상한론 (傷寒論)

● 한약재 품목명 및 함량

감초(甘草) 1~3.2g
대황(大黃) 2~6.4g
망초(望草) 1~6.5g

● 한방 일반 효능

대황감초탕에 망초를 더한 처방이다. 장관을 자극하는 대황과 대변을 부드럽게 하는 망초의 두 작용으로 배변을 좋게 한다.

완하제로 인한 복통을 완화하기 위해 감초가 배합되어 있다.

소승기탕, 대승기탕의 처방 증세보다 복부의 팽만감과 막힌 듯한 증세가 적은 가벼운 변비에 처방한다.

죽여온담탕 (竹茹溫膽湯)

연번	질환명	체질(증세)	출전
243	미열, 기침 등 호흡기 증상, 불안 등 정신적 증상	수독	만병회춘 (萬病回春)

● 한약재 품목명 및 함량

감초(甘草) 1g
맥문동(麥門冬) 3~4g
복령(茯苓) 3g
시호(柴胡) 3~6g
죽여(竹茹) 3g
진피(陳皮) 2~3g
황련(黃連) 1~4.5g

길경(桔梗) 2~3g
반하(半夏) 3~5g
생강(生薑) 1g
인삼(人蔘) 1~2g
지실(枳實) 1~3g
향부자(香附子) 2~2.5g

● 한방 일반 효능

감염증의 회복기에도 미열이 계속되고 오래 지속되는 기침, 또 기분도 상쾌하지 않고, 숙면을 취할 수 없는 등의 증상에 처방된다.

호흡기 증상과 정신적인 증상을 모두 개선할 수 있다.

온담탕의 처방 증세보다 더 차가운 담을 따뜻하게 하여 정신을 안정시키는 효력이 더 강화되었다.

감염증의 회복기 이외에 회복 후의 정신적인 불안정에도 처방한다.

죽엽석고탕 (竹葉石膏湯)

연번	질환명	체질(증세)	출전
244	마른기침, 호흡기계 염증 등	—	상한론 (傷寒論)

● 한약재 품목명 및 함량

감초(甘草) 0.6~2g
갱미(粳米) 2~8.5g
맥문동(麥門冬) 3.4~12g
반하(半夏) 1.6~8g
석고(石膏) 4.8~16g
인삼(人蔘) 0.8~3g
죽엽(竹葉) 1.2~2g

● 한방 일반 효능

기허, 음허의 체질적인 경향이 있고, 감염증에 걸리면 오래 지속되고, 가래가 없는 마른기침이 계속 나오는 증세의 처방이다.

맥문동탕의 처방 증세보다 열감, 염증이 훨씬 더 강한 증세에 적합한 처방이다.

죽엽, 죽여는 모두 대나무의 한약재이지만, 가슴을 시원하게 하는 작용이 있어, 호흡기계의 소염 작용과 함께 정신적인 증상의 진정 효력도 있다.

중건중탕
(中建中湯)

연번	질환명	체질(증세)	출전
245	위장의 긴장, 복통 등	기허, 양허	—

● 한약재 품목명 및 함량
감초(甘草) 2g
건강(乾薑) 1g
대조(大棗) 4g
산초(山椒) 2g
육계(肉桂) 4g
인삼(人蔘) 3g
작약(芍藥) 6g

* 교이(膠飴) 2g을 첨가할 수도 있다.

● 한방 일반 효능
소건중탕과 대건중탕을 합한 처방이다. 소건중탕과 대건중탕
은 모두 교이(물엿)가 배합되지만, 차이점은 소건중탕은 계지
탕, 대건중탕은 인삼탕에 가까운 한약재 구성이다.
소건중탕과 대건중탕 모두 속을 따뜻하게 하고 위장의 긴장을
가라앉혀 잘 운동하게 하여 복부의 긴장과 통증을 제거하는
상승효과를 보인다.

지백지황환(知柏地黃丸)/
자음팔미환(滋陰八味丸)

연번	질환명	체질(증세)	출전
246	얼굴 및 사지의 홍조, 구강 건조증 등의 열감 증세	음허	의종금감 (醫宗金鑒)

● 한약재 품목명 및 함량
목단피(牧丹皮) 3g　　복령(茯苓) 3g
산수유(山茱萸) 4g　　산약(山藥) 4g
지모(知母) 3g　　지황(地黃) 8g
택사(澤瀉) 3g　　황백(黃柏) 3g

● 한방 일반 효능
'신장의 음허(나이에 의한 생식, 비뇨기 기능의 저하로 구강 건
조증, 홍조 등의 열감, 건조감이 있는 상태)' 상태에 대한 기본
적인 처방인 육미환(六味丸)에 지모, 황백을 더한 처방이다.
또한 '자음팔미환(滋陰八味丸)'이라고도 한다.
얼굴과 사지의 홍조를 제거하는 효력이 뛰어나다. 마찬가지
로 육미환으로부터 만들어지는 구국지황환(杞菊地黃丸)은
노화로 인한 침침한 눈, 눈 피로, 시력 저하에 더 적합한 처방
이다.
기침을 멎게 하는 자음강화탕(滋陰降火湯)도 유사한 처방이
다. 지황으로 인하여 속이 더부룩한 증세가 생길 수 있다는 점
을 주의해야 한다.

지축이진탕
(枳縮二陳湯)

연번	질환명	체질(증세)	출전
247	메스꺼움, 구토, 위통 등 위장 장애, 늑간 신경통, 요통 등	기체, 수독	만병회춘 (萬病回春)

● 한약재 품목명 및 함량
감초(甘草) 1g　　목향(木香) 1~2g
반하(半夏) 2~3g　　복령(茯苓) 2~3g
사인(砂仁) 1~3g　　생강(生薑) 1~1.5g(묵은 생강은 3g)
지실(枳實) 1~3g　　진피(陳皮) 2~3g
초두구(草豆蔲) 1~2g　　향부자(香附子) 2~3g
현호색(玄胡索) 1.5~2.5g

● 한방 일반 효능
위장의 답답한 느낌을 없애고 시원하게 하는 작용이 있어 메스
꺼움, 구토, 위통, 위장의 불쾌감 등을 개선한다.
기를 보하는 작용은 강하지 않지만, 본래부터 위장이 허약한 사
람에게 적합하다.
위장에 국한하지 않고 기와 수의 순환을 개선하기 위하여 늑간
신경통이나 요통 등에도 처방된다.

진교강활탕
(秦艽羌活湯)

연번	질환명	체질(증세)	출전
248	치질	—	중방규구 (衆方規矩)

● 한약재 품목명 및 함량
감초(甘草) 1.5g　　강활(羌活) 5g
고본(藁本) 0.5g　　마황(麻黃) 1.5g
방풍(防風) 2g　　세신(細辛) 0.5g
승마(升麻) 1.5g　　시호(柴胡) 1.5g
진교(秦艽) 3g　　홍화(紅花) 0.5g
황기(黃耆) 3g

● 한방 일반 효능
가려움증을 동반하는 치질에 대한 처방이다. 보통 냉증에 쓰
는 마황, 세신을 배합하는 처방은 비록 염증이 약하고 화농도
보이지 않지만, 피부 재생이 매우 더디어서 치루(痔瘻), 응어
리 등 만성화된 상태를 보일 때 적합하다.
또한 대황이 포함되지 않아서 일반적으로 변비가 없는 치질
증상에 많이 처방한다.

진교방풍탕
(秦艽防風湯)

연번	질환명	체질(증세)	출전
249	치질	어혈	난실비장 (蘭室秘藏)

● 한약재 품목명 및 함량

감초(甘草) 1g 　　　당귀(當歸) 3g
대황(大黃) 1g 　　　도인(桃仁) 3g
방풍(防風) 2g 　　　승마(升麻) 1g
시호(柴胡) 2g 　　　진교(秦艽) 2g
진피(陳皮) 2g 　　　창출(蒼朮) 3g
택사(澤瀉) 2g 　　　홍화(紅花) 1g
황백(黃柏) 1g

● 한방 일반 효능

배변 동안에 통증이 있는 치질에 대한 처방이다. 진교강활탕, 을자탕의 처방 증세보다 염증이 더 심하면서 부기로 인해 어혈이 생긴 증상에 처방한다.
진교는 용담과 마찬가지로 용담속의 식물로서 진통, 소염의 작용이 있다.

진무탕
(眞武湯)

연번	질환명	체질(증세)	출전
250	냉증 부종, 관절통, 요통 등	양허, 수독	상한론 (傷寒論)

● 한약재 품목명 및 함량

가공 부자(附子) 0.3~1.5g
백출(白朮) 2~3g(창출 가능)
복령(茯笭) 3~5g
생강(生薑) 1g(묵은 생강은 2~3.6g)
작약(芍藥) 3~3.6g

● 한방 일반 효능

냉증으로 하체에 부종이 있을 때의 처방이다. 소화기도 차고 소화 흡수력의 기능이 저하되어 특히 야간에 설사를 할 수 있다.
냉증과 저기압으로 악화되는 관절통, 요통에도 적합한 처방이다. 수독은 가슴 두근거림, 현기증을 유발한다. 겨울이 되면 냉하고 붓고 기운이 없어지는데, 이 경우에도 사용한다.

천궁다조산
(川芎茶調散)

연번	질환명	체질(증세)	출전
251	각종 두통, 통증 등	—	화제국방 (和劑局方)

● 한약재 품목명 및 함량

감초(甘草) 1.5g
강활(羌活) 2g
박하(薄荷) 2g
방풍(防風) 2g
백지(白芷) 2g
세차(細茶) 1.5g
천궁(川芎) 3g
향부자(香附子) 3~4g
형개(荊芥) 2g

● 한방 일반 효능

각종 두통에 처방되는 종합 두통약이다. 냉기로 심해지는 두통에 처방한다. 전·측·후두·정상부 각각의 통증을 가라앉히는 한약재로 구성되어 있다.
원래 한약재를 분쇄하고 마시는 처방을 달여서 추출제로 만들었기 때문에 향기의 유효 성분이 약하다. 또한 진통 효력도 청상견통탕보다 더 약하다. 일상에서 녹차와 함께 마시면 좋다.

천금계명산
(千金雞鳴散)

연번	질환명	체질(증세)	출전
252	타박상으로 인한 부종, 통증	어혈	단계심법 (丹溪心法)

● 한약재 품목명 및 함량

당귀(當歸) 4~5g
대황(大黃) 1~2g
도인(桃仁) 4~5g

● 한방 일반 효능

타박상으로 인한 부종과 통증 등에 처방한다.
타박상을 입으면 내출혈이 생기면서 환부는 붓고 열이 나고 통증이 생긴다. 이때 내출혈은 어혈이 된다.
이 처방의 세 가지 한약재는 모두 어혈을 제거하는 효력이 있다. 그중 대황은 완하제이기도 하지만, 소염 작용도 있다.

* 체력과 관계없이 사용할 수 있다.

천금내탁산
(千金內托散)

연번	질환명	체질(증세)	출전
253	만성 화농성 염증 등	실열, 기허, 혈허	천금요방 (千金要方)

● 한약재 품목명 및 함량

감초(甘草) 1~2g
당귀(當歸) 3~4g
백지(白芷) 1~2g
인삼(人蔘) 2~3g
황기(黃耆) 2g

길경(桔梗) 2g
방풍(防風) 2g
육계(肉桂) 2~4g
천궁(川芎) 2g
후박(厚朴) 2g

* 육계 대신에 금은화 2g을 대용할 수 있다.

● 한방 일반 효능

기허 상태로서 좀처럼 치유되지 않는 국소적인 만성 화농성 염증(궤양, 누공, 중이염, 치핵, 욕창 등)에 처방한다.
소염을 통해 기를 보하고 고름을 배출하여 피부를 재생하는 기력을 회복시킨다.

천사군자탕
(喘四君子湯)

연번	질환명	체질(증세)	출전
254	만성적인 기침 등	기허	소아약증직결 (小兒藥證直訣)

● 한약재 품목명 및 함량

감초(甘草) 1~3g
대조(大棗) 2g
백출(白朮) 2~4g
사인(砂仁) 1~2g
생강(生薑) 1g
자소자(紫蘇子) 2g
침향(沈香) 1~1.5g

당귀(當歸) 2~4g
목향(木香) 1~1.5g
복령(茯苓) 2~4g
상백피(桑白皮) 1.5~2g
인삼(人蔘) 2~3g
진피(陳皮) 2g
후박(厚朴) 2g

* 생강, 대조는 없어도 된다.

● 한방 일반 효능

기허 상태의 사람이 기침할 때 처방한다. 기를 보하여 소화 기능을 높이는 사군자탕으로 흉부의 기를 순환시켜 기침을 멎게 하는 작용이 있다.
만성적인 기침으로서 가래가 적은 증상에 적합한 처방이다.
삼요음과 비슷하지만, 가슴을 시원하게 하는 효력은 천사군자탕이 훨씬 더 우수하다.
본래 소아용으로 만들어졌기 때문에 복용하기 쉬운 처방이다.

청상견통탕
(淸上蠲痛湯)

연번	질환명	체질(증세)	출전
255	만성 두통	—	수세보원 (壽世保元)

● 한약재 품목명 및 함량

감초(甘草) 1g
고본(藁本) 1.5g
당귀(當歸) 2.5~3g
만형자(蔓荊子) 1.5~2g
방풍(防風) 2.5~3g
세신(細辛) 1g
천궁(川芎) 2.5~3g
생강(生薑) 0.5~1g(묵은 생강은 1.5~2.5g)

강활(羌活) 2.5~3g
국화(菊花) 1.5~2g
독활(獨活) 2.5~3g
맥문동(麥門冬) 2.5~6g
백지(白芷) 2.5~3g
창출(蒼朮) 2.5~3g(백출도 가능)
황금(黃芩) 3~5g

* 고본, 국화, 생강은 없어도 된다.

● 한방 일반 효능

한방약 이름의 청상(淸上)에서 상(上)은 상체, 특히 머리를 가리킨다. 청(淸)은 맑게 한다는 뜻이다. 따라서 만성 두통에 대한 종합적인 처방임을 알 수 있다. 천궁다조산과 비슷하지만 진통 효력이 더 좋다.

청상방풍탕
(淸上防風湯)

연번	질환명	체질(증세)	출전
256	머리, 안면의 습진, 여드름 등 피부 증상	실열	만병회춘 (萬病回春)

● 한약재 품목명 및 함량

감초(甘草) 1~1.5g
박하(薄荷) 1~1.5g
백지(白芷) 2.5~3g
지실(枳實) 1~1.5g
치자(梔子) 1.5~3g
황금(黃芩) 2~3,g

길경(桔梗) 2.5~3g
방풍(防風) 2.5~3g
연교(連翹) 2.5~3g
천궁(川芎) 2~3g
형개(荊芥) 1~1.5g
황련(黃連) 1~1.5g

● 한방 일반 효능

머리의 열사(熱邪)를 해소하는 처방이다. 머리의 열사로 인해 피부가 붉고 화농의 경향이 있는 머리, 안면의 습진, 여드름, 딸기코 등의 피부 증상에 처방한다. 또한 두통과 열감이 있는 경우에도 응용해 처방할 수 있다.

청서익기탕
(淸暑益氣湯)

연번	질환명	체질(증세)	출전
257	더위에 지쳐 동반되는 식욕 저하, 탈수, 열감 등	기허, 음허	의학육요 (醫學六要)

● 한약재 품목명 및 함량

감초(甘草) 1~2g
당귀(當歸) 3g
맥문동(麥門冬) 3~3.5g
백출(白朮) 3~3.5g(창출 가능)
오미자(五味子) 1~2g
인삼(人蔘) 3~3.5g
진피(陳皮) 2~3g
황기(黃耆) 3g
황백(黃柏) 1~2g

● 한방 일반 효능
기허나 위장이 허약한 사람이 더위를 탔을 때의 처방이다. 열사병이라기보다 여름 무더위와 습기에 지친 나머지 기허가 심해진 상태에는 식욕 저하, 불쾌감. 경미한 탈수, 몸속의 열감이 생긴다.
청서익기탕은 이때 기를 보하여 소화 기능을 회복시킨다. 탈수에는 생맥산(生脈散)을 추가하여 개선한다.

청습화담탕
(淸濕化痰湯)

연번	질환명	체질(증세)	출전
258	사지, 관절의 통증, 저림 등	수독	수세보원 (壽世保元)

● 한약재 품목명 및 함량

감초(甘草) 1~1.5g
반하(半夏) 3~4g
백지(白芷) 1.5~3g
생강(生薑) 1g(묵은 생강은 3g)
창출(蒼朮) 3~4g(백출 가능)
황금(黃芩) 3g
강활(羌活) 1.5~3g
백개자(白芥子) 1.5~3g
복령(茯苓) 3~4g
진피(陳皮) 2~3g
천남성(天南星) 3g

● 한방 일반 효능
목, 몸통, 사지에 쌓인 끈질긴 수독(담)에 의한 사지, 관절의 통증, 저림에 대한 처방이다.
습도가 높아지면 증상이 심해지고 수독이 쌓인 곳은 몸이 차기 때문에 등이 서늘한 경우도 있다.
천남성, 반하는 목을 찌르는 듯한 자극, 백개자는 코를 찌르는 듯한 자극이 있어서 끈질긴 수독을 움직여 제거한다. 유사한 처방으로는 이출탕이 있다

청심연자음
(淸心蓮子飮)

연번	질환명	체질(증세)	출전
259	정신 불안에 기인한 각종 비뇨기 증상	기허	화제국방 (和劑局方)

● 한약재 품목명 및 함량

감초(甘草) 1.5~2g
맥문동(麥門冬) 3~4g
복령(茯笭) 4g
연육(蓮肉) 4~5g
인삼(人蔘) 3~5g
지골피(地骨皮) 2~3g
차전자(車前子) 3g
황금(黃芩) 3g
황기(黃耆) 2~4g

● 한방 일반 효능
정신 불안을 동반한 비뇨기 증상(빈뇨, 배뇨통, 배뇨 곤란, 유정)에 처방이다. 신경이 예민한 사람의 반복되는 방광염에 처방된다. 불면, 다몽, 초조함 때문에 잠을 잘 자지 못하고 화장실에 자주 가는 경우에도 적합하다. 신장을 보하는 연자(蓮子)는 위장에 부담을 주지 않기 때문에 위가 허약한 사람도 복용할 수 있다.

청열보기탕
(淸熱補氣湯)

연번	질환명	체질(증세)	출전
260	목마름증, 구강 건조증 등	기허, 혈허, 음허	증치준승 (證治準繩)

● 한약재 품목명 및 함량

감초(甘草) 1g
맥문동(麥門冬) 3g
복령(茯苓) 3~4g
오미자(五味子) 1g
작약(芍藥) 3g
당귀(當歸) 3g
백출(白朮) 3~4g
승마(升麻) 0.5~1g
인삼(人蔘) 3g
현삼(玄蔘) 1~2g

● 한방 일반 효능
구내염, 설염에 대한 처방이다. 음허의 상태에서는 목마름증, 구강 내 건조 등의 건조증이 나타나 염증을 일으키기 쉽다. 기혈이 부족하여 회복력이 없어 병증이 오래 지속된다. 처방명에 '청열'이 붙었지만 열을 제거하는 한약재는 들어 있지 않다. 사군자탕에 기반하여 기를 보한다.

*『증치준승(證治準繩)』: 명나라 시대의 명의 왕긍당(王肯堂, 1549~1613)이 전 44권으로 편찬한 의서. 잡병(雜病), 유방(類方), 상한(傷寒), 외과, 소아과, 부인과 등 여섯 과(科)로 분류되어 있어 『육과증치준승(六科證治準繩)』이라고도 한다.

청열보혈탕
(清熱補氣湯)

연번	질환명	체질(증세)	출전
261	구내염, 설염, 피부·구강·안구 건조증, 구내염, 혀의 염증, 안구 충혈 등	혈허, 음허	증치준승 (證治準繩)

● 한약재 품목명 및 함량

당귀(當歸) 3g　　　　　맥문동(麥門冬) 1.5~3g
목단피(牧丹皮) 1.5g　　시호(柴胡) 1.5g
오미자(五味子) 1.5g　　작약(芍藥) 3g
지모(知母) 1.5g　　　　지황(地黃) 3g
천궁(川芎) 3g　　　　　현삼(玄蔘) 1.5g
황백(黃柏) 1.5g

● 한방 일반 효능

구내염, 설염에 대한 처방이다. 청열보기탕의 처방 증상인 혈허, 음허의 상태보다 더 심하고 염증도 훨씬 더 강한 상태에 처방한다.
이러한 상태에서는 피부, 구강, 안구의 건조증, 구내염, 구강과 혀의 염증, 통증, 안구 충혈, 열감, 통증이 밤이 되면 심해지는 경향이 있다.
청열보혈탕은 열을 제거하는 지모, 황백이 소량으로 들어 있지만, 사물탕에 기반하여 주로 혈을 보해 준다.

청폐탕
(清肺湯)

연번	질환명	체질(증세)	출전
262	기침, 가래, 폐렴 등	—	만병회춘 (萬病回春)

● 한약재 품목명 및 함량

감초(甘草) 1g　　　　　길경(桔梗) 2~2.5g
당귀(當歸) 3g　　　　　대조(大棗)(대추) 2~2.5g
맥문동(麥門冬) 3g　　　복령(茯苓) 3g
상백피(桑白皮) 2~2.5g　생강(生薑) 1g
오미자(五味子) 0.5~1g　죽여(竹茹) 2~2.5g
진피(陳皮) 2~2.5g　　　천문동(天門冬) 2~2.5g
치자(梔子) 2~2.5g　　　패모(貝母) 2~2.5g
행인(杏仁) 2~2.5g　　　황금(黃芩) 2~2.5g

● 한방 일반 효능

기침이 오래 지속되고, 가래가 많고 잘 가라앉지 않는 증상의 처방이다.
폐의 염증을 진정시켜 기도의 분비액을 늘려서 가래가 잘 끓지 않도록 만들어 기침을 진정시킨다.
만성 폐색성 폐질환, 기관지 확장증 등 폐질환을 지닌 사람이 감기에 걸렸을 때 증상이 심해지지 않도록 미리 복용하는 수도 있다.

치두창일방
(治頭瘡一方)

연번	질환명	체질(증세)	출전
263	두창, 지루성 습진, 여드름 등	어혈	본조경험방 (本朝經驗方)

● 한약재 품목명 및 함량

감초(甘草) 0.5~1.5g
대황(大黃) 0.5~2g
방풍(防風) 2~3g
연교(連翹) 3~4g
인동(忍冬) 2~3g
창출(蒼朮) 3~4g
천궁(川芎) 3g
형개(荊芥) 1~4g
홍화(紅花) 0.5~2g

● 한방 일반 효능

두창(頭瘡)은 '머리의 부스럼'이라는 뜻이다. 이 처방은 안면, 머리의 가려움, 분비물이 많은 지루성 습진, 여드름의 치료에 사용할 수 있다.
만성으로 진행하는 경우는 환부의 혈행도 나빠지기 때문에 흉혈의 한약재도 배합되어 있다. 이 증상은 어혈을 제거하는 것이 깔끔한 치료법인 것으로 알려져 있다.
한편 대황이 배합되어 대변이 묽어질 수도 있다.

치두창일방거대황
(治頭瘡一方去大黃)

연번	질환명	체질(증세)	출전
264	두창, 지루성 습진, 여드름 등	어혈	향천수덕경험방 (香川修德經驗方)

● 한약재 품목명 및 함량

감초(甘草) 1g　　　　방풍(防風) 2g
연교(連翹) 3g　　　　인동(忍冬) 2g
창출(蒼朮) 3g　　　　천궁(川芎) 3g
형개(荊芥) 1g　　　　홍화(紅花) 1g

● 한방 일반 효능

처방명과 같이 '머리의 부스럼에 대한 처방인 치두창일방의 한약재 구성에서 대황을 뺀 처방이다.
치두창일방으로 처방하였을 때 대변이 묽어지면 처방한다.
소염 작용과 어혈을 제거하는 작용이 있는 대황을 뺐기 때문에 치두창일방보다는 효력이 떨어진다.

* 『향천수덕경험방(香川修德經驗方)』: 일본 에도시대 중기의 한방의(고방파) 향천수덕(香川修德, 1683~1755)의 처방 경험을 수록한 의서.

치자백피탕
(梔子柏皮湯)

연번	질환명	체질(증세)	출전
265	피부 질환, 안구 충혈, 황달 등	실열	상한론 (傷寒論)

● **한약재 품목명 및 함량**
감초(甘草) 1~2g
치자(梔子) 1.5~4.8g
황백(黃柏) 2~4g

● **한방 일반 효능**
습진, 피부염, 가려움증, 황달, 숙취, 안구 충혈 등에 처방된다.
치자와 황백의 청열 한약재가 배합되어 체표부의 결과 습기
를 제거하는 효력이 있어 열감과 가려움증을 수반한 피부
질환에 자주 처방된다.

치자시탕
(梔子豉湯)

연번	질환명	체질(증세)	출전
266	가슴 답답함, 초조감, 불면증 등 정신적인 증상, 구내염, 설사, 인후염, 피부염 등	실열	상한론(傷寒論) 금궤요략(金匱要略)

● **한약재 품목명 및 함량**
두시(豆豉)* 2~9.5g
치자(梔子) 1.4~3.2g

● **한방 일반 효능**
가슴에 열감이 있고 가슴이 막힌 듯이 답답하고, 초조하여
가만히 있을 수 없고, 불면증이 있는 사람에게 처방된다.
상반신 열사의 또 다른 증상인 구내염, 설염, 인후염, 습진,
피부염 등에도 처방된다.
흉부에 있는 폐와 대장은 앞뒤 관계에 있어 치질 등 열사에
의한 출혈에도 처방된다.

* 두시(豆豉) : 일본에서는 '향시(香豉)'라고 한다.

치타박일방
(治打撲一方)

연번	질환명	체질(증세)	출전
267	타박상의 부기, 통증 등	어혈	향천수덕경험방 (香川修德經驗方)

● **한약재 품목명 및 함량**
감초(甘草) 1.5g
대황(大黃) 1~1.5g
앵피(櫻皮) 3g
육계(肉桂) 3g
정향(丁香) 1~1.5g
천골(川骨) 3g
천궁(川芎) 3g

● **한방 일반 효능**
혈의 순환을 좋게 하고, 타박상, 삔 환부의 부기와 통증을 완
화하는 처방이다.
급성기의 진통 작용은 약하지만, 내출혈을 깨끗이 제거하는
효력이 있다. 상처를 깨끗이 하고 통증의 재발을 막는 작용
이 있다.

칠물강하탕
(七物降下湯)

연번	질환명	체질(증세)	출전
268	홍조, 고혈압, 어깨결림, 근육 경직, 경련 등	혈허	오츠카 게이세츠 경험방 (大塚敬節經驗方)

● **한약재 품목명 및 함량**
당귀(當歸) 3~5g   작약(芍藥) 3~5g
조구등(釣鉤藤) 3~4g   지황(地黃) 3~5g
천궁(川芎) 3~5g   황기(黃耆) 2~3g
황백(黃柏) 2g

● **한방 일반 효능**
혈을 보하는 기본 처방인 사물탕에 조구등, 황기, 황백을 더
한 처방이다.
혈허 상태에서는 기가 위로 올라가기 쉬워 홍조와 혈압 상
승이 발생할 수 있다. 또한 근육에 혈액이 충분히 공급되지
않아 어깨 결림, 견직, 경련이 일어날 수 있다.
칠물강하탕은 혈을 보하면서 기를 아래로 내리는 처방이다.

* 『오츠카 게이세츠 경험방(大塚敬節經驗方)』: 일본의 의사 오츠
카 게이세츠(大塚敬節, 1900~1980)의 처방 경험을 수록한 의서.

택사탕
(澤瀉湯)

연번	질환명	체질(증세)	출전
269	현기증	수독	금궤요략 (金匱要略)

● 한약재 품목명 및 함량
백출(白朮) 2~3g
택사(澤瀉) 5~6g

● 한방 일반 효능
현기증에 대한 처방이다. 명치에 수독이 있고, 현기증과 함께
머리가 무겁게 느껴질 때 사용한다.
물(수분)의 정체가 상체에 영향을 주면 현기증이 일어나는 것
으로 여겼기 때문에 택사 : 백출이 5 : 2의 배합비로 수독을 제
거하는 택사의 함량이 더 많다.
오령산도 택사, 백출을 포함하지만, 택사탕이 효력이 더 높다.
그 이유는 한약재의 수가 적을수록 효력이 더 높다고 보기 때
문이다.

* 체력과 관계없이 사용할 수 있다.

통도산
(通導散)

연번	질환명	체질(증세)	출전
270	월경 불순, 갱년기 증후군, 요통, 타박, 피부 화농성 질환 등	어혈	만병회춘 (萬病回春)

● 한약재 품목명 및 함량
감초(甘草) 2~3g　　당귀(當歸) 3g
대황(大黃) 3g　　　망초(望草) 3~4g
목통(木通) 2g　　　소목(蘇木) 2g
지실(枳實) 2~3g(지각 가능)　진피(陳皮) 2g
홍화(紅花) 2~3g　　후박(厚朴) 2g

● 한방 일반 효능
본래는 형벌의 일종인 채찍형의 상처에 대한 처방제이다. 신
체의 모든 부위에 출혈성 외상을 입으면 많은 흉터가 형성된
다. 그때 생긴 어혈을 장관에서 배설하기 위한 처방이다.
어혈에 의한 월경 불순, 월경통, 갱년기 증후군, 요통, 타박, 피
부의 화농성 질환 등에 사용한다. 또한 어혈 체질의 개선을
위해서도 사용할 수 있다.
이와 같은 배경으로 소승기탕에는 어혈을 해소하는 소목, 홍
화 등 붉은 색소의 한약재을 배합한다.

팔미산기방
(八味疝氣方)

연번	질환명	체질(증세)	출전
271	하복부 통증, 생식기 염증, 탈장, 자궁탈 등 산(疝)의 증상	기체, 어혈	방독변해 (方讀辨解)

● 한약재 품목명 및 함량
견우자(牽牛子) 1~3g　　대황(大黃) 1g
도인(桃仁) 3~6g　　　목단피(牧丹皮) 3~4g
목통(木通) 3~4g　　　오약(烏藥) 3g
육계(肉桂) 3~4g　　　현호색(玄胡索) 3~4g

● 한방 일반 효능
산기(疝氣) 또는 산(疝)은 하복부가 갑자기 심하게 아프고
대소변이 나오지 않는 증상이나 그 외에 음낭·고환·생식기
의 염증, 사타구니 탈장, 자궁탈 등의 병증을 가리킨다.
팔미산기방은 하복부의 기혈 순환을 개선하는 처방이다.
대황 외에도 강력한 완하제인 견우자(나팔꽃 씨앗)가 포함되
어 있다.

* 『방독변해(方讀辨解)』: 일본 에도시대 어전 의사로 명성을 떨쳤던
복정풍정(福井楓亭, 1725~1792)이 편찬한 의서.

팔미지황환
(八味地黃丸)

연번	질환명	체질(증세)	출전
272	냉증, 요통, 하지 부기, 발기 부전, 야간 빈뇨, 배뇨 장애 등	양허	금궤요략 (金匱要略)

● 한약재 품목명 및 함량
가공 부자(附子) 0.5~1g, 0.5~1g
목단피(牧丹皮) 3g, 3g　　복령(茯苓) 3g, 3g
산수유(山茱萸) 3g, 3~4g　산약(山藥) 3g, 3~4g
육계(肉桂) 1g, 1g　　　지황(地黃) 5g, 6~8g
택사(澤瀉) 3g, 3g

* 그램 수에서 왼쪽은 탕(湯), 오른쪽은 산(算).

● 한방 일반 효능
신장의 양허 상태(노화에 의한 생식기, 비뇨기 기능의 저하로
냉증, 요통, 하지의 부기가 있는 경우)에 대한 기본 처방이다.
남성 발기 부전, 야간 빈뇨, 배뇨 장애에도 처방된다. 신장의
음허 상태에 대한 처방제인 육미환과 쌍을 이룬다.
이 처방은 비교적 장기간 복용하면서 신장을 서서히 보하는
것이 좋다.

팔해산
(八解散)

연번	질환명	체질(증세)	출전
273	식욕 부진, 감기, 메스꺼움, 구토, 설사 등	기허, 수독	화제국방 (和劑局方)

● 한약재 품목명 및 함량

감초(甘草) 2g
대조(大棗) 2g
백출(白朮) 3g
생강(生姜) 1g(묵은 생강 2g)
진피(陳皮) 3g
곽향(藿香) 3g
반하(半夏) 3g
복령(茯苓) 3g
인삼(人蔘) 3g
후박(厚朴) 6g

● 한방 일반 효능

육군자탕과 곽향정기산을 합한 것과 비슷한 한약재 구성의 처방이다. 기허의 상태로 위장이 허약한 사람의 식욕 부진, 속이 더부룩한 증상에 처방된다.
곽향정기산과 마찬가지로 습도가 높은 시기에 몸을 차게 하거나 여름에 차가운 음식을 섭취한 뒤 옷을 얇게 입어 몸이 차가워진 상태에서 감기, 메스꺼움, 구토, 설사의 증상을 보일 때 복용한다.

평위산
(平胃散)

연번	질환명	체질(증세)	출전
274	위장 장애	수독	화제국방 (和劑局方)

● 한약재 품목명 및 함량

감초(甘草) 1~1.5g
대조(大棗)(대추) 2~3g
생강(生薑) 0.5~1g
진피(陳皮) 3~4.5g
창출(蒼朮) 4~6g(백출 가능)
후박(厚朴) 3~4.5g

● 한방 일반 효능

식생활 습관이 좋지 않거나 다습한 환경에서 생기는 위장 장애에 대한 처방이다.
창출, 진피, 후박의 부드러운 향으로써 습기로 인해 둔화된 위장의 운동을 회복시킨다.
평위산을 기반으로 만들어진 처방에는 보통 '정기산(正氣散)'이 붙는다. 예로는 '곽향정기산(藿香正氣散)', '불환금정기산(不換金正氣散)'이 있다.

해급촉초탕
(解急蜀椒湯)

연번	질환명	체질(증세)	출전
275	복부 통증, 메스꺼움 등	기허, 양허	화제국방 (和劑局方)

● 한약재 품목명 및 함량

가공 부자(附子) 0.3~1g
갱미(粳米) 7~8g
교이(膠飴) 20g
반하(半夏) 4~8g
촉초(蜀椒) 1~2g
감초(甘草) 1~2g
건강(乾薑) 1.5~4g
대조(大棗) 3g
인삼(人蔘) 2~3g

* 교이는 없어도 된다.

● 한방 일반 효능

복부가 차가워지면서 통증과 메스꺼움을 동반하는 증상에 처방한다.
배를 따뜻하게 하고 장을 움직이는 대건중탕에 부자갱미탕을 합한 것이다. 대건중탕보다 따뜻하게 하는 효력이 강화되었지만, 비와 위장에는 오히려 더 순하다.
갱미로 만든 미음은 영양가가 높아서 소화 기능이 매우 저하된 사람에게는 오래전부터 약으로 사용되었다.
물엿인 교이도 소화가 잘되기 때문에 떨어진 소화 기능을 회복시키는 데 적합하다.

해로산
(解勞散)

연번	질환명	체질(증세)	출전
276	발열, 흉복부 팽만감, 어깨 통증 등	기체	양씨가장방 (楊氏家藏方)

● 한약재 품목명 및 함량

감초(甘草) 1.5~3
복령(茯苓) 2~3g
시호(柴胡) 4~6g
지실(枳實) 2~4g
대조(大棗)(대추) 2~3g
생강(生薑) 1g(묵은 생강은 2~3g)
작약(芍藥) 4~6g
토별갑(土鱉甲)* 2~4g

* 토별갑(土鱉甲) : 토별충(土鱉蟲)의 껍질

● 한방 일반 효능

한약재의 기본 구성은 기체 상태에 처방하는 사역산이지만, '토별갑(土別甲)'(자라의 등껍질)이라는 '숨은 맛'이 함유되어 있다. 토별갑에는 굳어진 종괴를 부드럽게 하는 작용, 신장의 음허 상태로 인해 밤에 몸의 내부로부터 전해져 오는 발열 증상을 개선하는 작용이 있다.
흉복부의 팽창 이외에 복부가 당기는 듯한 통증이나 어깨의 통증도 진정시키기 위하여 처방할 수 있다.

*『양씨가장방(楊氏家藏方)』: 남송 시대 의사인 양담(楊倓, 1120~1185)이 1178년에 편찬한 전 20권의 의서. 제풍(諸風), 상한(傷寒), 중서(中暑), 풍습(風濕), 각기(脚氣) 등 49개 분야로 나눠 상술하고 있다.

향사양위탕
(香砂養胃湯)

연번	질환명	체질(증세)	출전
277	식욕 부진, 위장 거북함 등	기허, 기체, 수독	만병회춘 (萬病回春)

● 한약재 품목명 및 함량
감초(甘草) 1.5~2.5g
목향(木香) 1.5g
백출(白朮) 2.5~3g
사인(砂仁) 1.5~2.5g
인삼(人蔘) 1.5~2g
창출(蒼朮) 2g
후박(厚朴) 2~2.5g
대조(大棗) 1.5~2.5g
백두구(白豆蔻) 2g(소두구로 대체 가능)
복령(茯苓) 2.5~3g
생강(生薑) 0.7~1g
진피(陳皮) 2~2.5g
향부자(香附子) 2~2.5g

● 한방 일반 효능
위장 허약으로 인한 만성적인 식욕부진, 소식, 위의 거북함, 답답함이 비교적 강한 경우에 사용한다.
기허에 사용하는 향사육군자탕(香砂六君子湯)보다 기를 돌게 하는 약이 많이 배합되기 때문에 속이 시원한 감이 있다.
육군자탕(六君子湯)과 평위산(平胃散)을 합한 것을 더욱 강화한 것이다.
향사육군자탕과 향사평위산(香砂平胃散)의 중간형인 한약재의 구성이다.

향사육군자탕
(香砂六君子湯)

연번	질환명	체질(증세)	출전
278	식후 메스꺼움, 위통, 소화 불량 등	기허, 기체, 수독	내과적요 (內科摘要)

● 한약재 품목명 및 함량
감초(甘草) 1~1.5g
대조(大棗) 1.5~2g
백출(白朮) 3~4g(창출 가능)
사인(砂仁) 1~2g
진피(陳皮) 2~3g
생강(生薑) 0.5~1g(묵은 생강은 1~2g)
곽향(藿香) 1~2g
반하(半夏) 3~6g
복령(茯苓) 3~4g
인삼(人蔘) 3~4g
향부자(香附子) 2~3g

● 한방 일반 효능
육군자탕에 기를 돌게 하는 한약재(기허와 기체를 겸하는 것)를 더한 것이다. 위장이 허약하고 원래 식욕이 적고 소식하는 사람이 식후에 메스꺼움, 위통, 명치 부위가 막히는 느낌 등의 소화 불량에 의한 위장 증상 있는 경우에 처방한다.
위허로 인해 스트레스에 약하고 쉽게 피로를 느끼는 등 위장 이외의 전신 증상도 있는 경우에도 처방한다.

향사평위산
(香砂平胃散)

연번	질환명	체질(증세)	출전
279	소화 불량, 위염, 식욕 부진, 과식에 의한 거북함 등	기체, 수독	만병회춘 (萬病回春)

● 한약재 품목명 및 함량
감초(甘草) 1~1.5g
대조(大棗) 2~3g
진피(陳皮) 3~4.5g
향부자(香附子) 2~4g
생강(生薑) 0.5~1g(묵은 생강 2~3g)
곽향(藿香) 1g
사인(砂仁) 1.5~2g
창출(蒼朮) 4~6g(백출 가능)
후박(厚朴) 3~4.5g

* 곽향은 없어도 된다.

● 한방 일반 효능
평위산(平胃散)에 향부자, 사인 등 기를 돌게 하는 약을 배합한 것이다. 평위산보다 향이 강하고, 정체된 위의 기능을 시원하게 한다. 과식, 간식, 잠자기 전의 식사 등으로 인해 속이 거북한 사람의 식욕 부진, 소화 불량, 위염 등 위장 증상에 처방한다.

향성파적환
(響聲破笛丸)

연번	질환명	체질(증세)	출전
280	목통, 쉰 목소리 등	—	만병회춘 (萬病回春)

● 한약재 품목명 및 함량
가자(訶子) 1g
길경(桔梗) 2.5g
박하(薄荷) 4g
아선약(阿仙藥) 2g
천궁(川芎) 1g
감초(甘草) 2.5g
대황(大黃) 1g
사인(砂仁) 1g
연교(連翹) 2.5g

* 대황은 없어도 된다.

● 한방 일반 효능
목소리를 혹사해서 생기는 쉰 목소리, 목의 불편감에 처방한다.
가수나 강의 등으로 목을 많이 쓰는 교사, 목사, 연설이 많은 정치인의 목 관리에도 좋은 처방이다.
단, 선천적으로 성량이 적고 기허 체질인 사람이 복용하면 오히려 상태가 심해져 목소리가 쉴 수도 있다.

* 체력에 관계없이 사용할 수 있다.

향소산
(香蘇散)

연번	질환명	체질(증세)	출전
281	감기, 스트레스성 위장 장애, 가벼운 우울증 등	기체	화제국방 (和劑局方)

● 한약재 품목명 및 함량
감초(甘草) 1~1.5g
생강(生薑) 1~2g
소엽(蘇葉) 1~3g
진피(陳皮) 2~3g
향부자(香附子) 3.5~4.5g

● 한방 일반 효능
갈근탕이나 마황탕을 복용하면 그 속의 마황으로 인해 위장이 거북해지는 사람에게 대용할 수 있는 감기 처방이다. 또한 기의 운행을 정돈하는 향부자가 배합되어 있어 스트레스성 위장 장애, 가벼운 우울증에도 진정제로 처방된다.

혈부축어탕
(血府逐瘀湯)

연번	질환명	체질(증세)	출전
282	만성 두통, 불면증, 흉통, 늑간 신경통, 안저 출혈 등	기체, 혈허, 어혈	의림개착 (醫林改錯)

● 한약재 품목명 및 함량
감초(甘草) 3g
기각(枳殼) 6g
길경(桔梗) 4.5g
당귀(當歸) 9g
도인(桃仁) 12g
생지황(生地黃) 9g
시호(柴胡) 3g
우슬(牛膝) 9g
적작(赤芍) 6g
천궁(川芎) 4.5g
홍화(紅花) 9g

● 한방 일반 효능
기체(사역산)＋혈허(사물탕)＋어혈(도인, 홍화) 각각에 대해 작용하는 처방이다. 기체, 어혈로 인한 만성 두통, 불면증, 흉통, 늑간 신경통, 안저 출혈 등에 응용된다.

형개연교탕
(荊芥連翹湯)

연번	질환명	체질(증세)	출전
283	비염, 피부염, 만성 염증 등	—	잇간도 의학 (一貫堂醫學)

● 한약재 품목명 및 함량
감초(甘草) 1~1.5g
당귀(當歸) 1.5g
방풍(防風) 1.5g
시호(柴胡) 1.5~2.5g
작약(芍藥) 1.5g
지황(地黃) 1.5g
치자(梔子) 1.5g
황금(黃芩) 1.5g
황백(黃柏) 1.5g
길경(桔梗) 1.5~2.5g
박하(薄荷) 1.5g
백지(白芷) 1.5~2.5g
연교(連翹) 1.5g
지각(枳殼) 1.5g
천궁(川芎) 1.5g
형개(荊芥) 1.5g
황련(黃連) 1.5g
* 교이는 없어도 됨

● 한방 일반 효능
기저에 신경증이 있으면서 만성 염증을 반복적으로 앓는 사람에 대한 해독 처방이다.
시호청간탕보다 비염, 피부염의 처방에 더 적합하다. 그리고 신경증(불안, 우울한 기분 등), 만성 염증(비염, 부비강염, 중이염, 습진·피부염 등 주로 머리의 염증)에도 처방된다.
이 처방에 대한 과민증으로는 양쪽 복직근의 긴장, 늑골 아래의 압통, 간지러움을 잘 타는 등의 증상이 나타날 수 있다.

형방패독산
(荊防敗毒散)

연번	질환명	체질(증세)	출전
284	급성화농성 피부질환, 습진, 피부염, 감기 등	—	섭생중묘방 (攝生衆妙方)

● 한약재 품목명 및 함량
감초(甘草) 1~1.5g
금은화(金銀花) 1.5~2g
길경(桔梗) 1.5~2g
박하(薄荷) 1.5~2g
생강(生薑) 1g
연교(連翹) 1.5~2g
천궁(川芎) 1.5~2g
강활(羌活) 1.5~2g
기각(枳殼) 1.5~2g
독활(獨活) 1.5~2g
방풍(防風) 1.5~2g
시호(柴胡) 1.5~2g
전호(前胡) 1.5~2g
형개(荊芥) 1.5~2g

● 한방 일반 효능
급성 화농성 피부 질환의 초기, 습진·피부염 등에 적합하다. 청열, 배농(고름을 배출한다), 지양(가려움을 멈추게 한다) 작용을 동시에 갖추고 있다. 두통, 사지 통증, 저림, 종합감기약으로도 처방된다.

화식양비탕
(化食養脾湯)

연번	질환명	체질(증세)	출전
285	위장 허약에 따른 소화 불량	기허, 수독	증치대환 (證治大還)

● **한약재 품목명 및 함량**

감초(甘草) 1g　　　대조(大棗)(대추) 2g
맥아(麥芽) 2g　　　반하(半夏) 4g
백출(白朮) 4g　　　복령(茯苓) 4g
사인(砂仁) 1.5g　　산사(山楂) 2g
생강(生薑) 1g　　　신국(神麴) 2g
인삼(人蔘) 4g　　　진피(陳皮) 2g

● **한방 일반 효능**

위장이 허약한 기허 체질에 처방하는 육군자탕에 소식약(산사, 맥아, 신국)과 사인을 배합한 처방이다.

소식약은 음식의 발효를 통해 소화를 돕는 약인데, 구성 한약재인 산사는 고기의 지질, 맥아는 곡류, 신국은 식재료 전반의 소화를 돕는 효능이 있다.

*『증치대환(證治大還)』: 청나라 시대에 한의사인 진치(陳治)가 전 43권으로 편찬한 의서.

황금탕
(黃芩湯)

연번	질환명	체질(증세)	출전
286	소화기계 염증, 감염성 설사, 궤양성 대장염 등 염증성 장 질환	실열	상한론 (傷寒論)

● **한약재 품목명 및 함량**

감초(甘草) 2~6g
대조(大棗)(대추) 4~9g
작약(芍藥) 2~8g
황금(黃芩) 4~9g

● **한방 일반 효능**

실열 상태로 인한 소화기계의 염증에 처방한다. 대장의 증상은 복통과 심한 설사를 반복해서 깔끔하지 않고, 항문이 타듯이 아프고 대변의 냄새는 심해진다. 감염성 설사와 궤양성 대장염 등 염증성 장 질환의 보조 요법으로 처방되고 있다.

황기건중탕
(黃耆建中湯)

연번	질환명	체질(증세)	출전
287	권태감, 숨 참, 두근거림, 복통, 사지의 통증, 발한 등	기허	금궤요략 (金匱要略)

● **한약재 품목명 및 함량**

감초(甘草) 2~3g
교이(膠飴) 20g
대조(大棗) 3~4g
생강(生薑) 1~2g(묵은 생강은 3~4g)
육계(肉桂) 3~4g
작약(芍藥) 6g
황기(黃耆) 1.5~4g

* 교이는 없어도 됨

● **한방 일반 효능**

소건중탕(小建中湯)에 황기(黃耆)를 더한 처방이다. 위장에 순하고 기, 혈을 보충하는 소건중탕보다 기허가 더 진행된 상태에 사용한다. 권태감, 숨 참, 두근거림, 복통, 사지의 둔한 통증 등의 증상이 있을 때에도 사용한다. 또한 황기는 발한 과다를 조절하는 작용이 있어 잠잘 때의 땀이나 피로로 인한 발한을 멈추게 한다.

황기계지오물탕
(黃耆桂枝五物湯)

연번	질환명	체질(증세)	출전
288	감각 저하, 저림증 등	기허	금궤요략 (金匱要略)

● **한약재 품목명 및 함량**

대조(大棗)(대추) 3~4g
생강(生薑) 1.5~2g(묵은 생강은 5~6g)
육계(肉桂) 3g
작약(芍藥) 3g
황기(黃耆) 3g

● **한방 일반 효능**

체표부를 흐르는 기와 혈이 부족하여 생기는 저림, 위화감, 감각 저하에 사용하는 약이다. 체표부에 기와 혈을 보하여 증상을 완화한다. 계지탕에서 감초를 빼고 황기를 더한 처방이다. 저림이 가벼운 증세와 초기에 사용하는 것이 좋다.

황련아교탕
(黃連阿膠湯)

연번	질환명	체질(증세)	출전
289	구강 및 피부 건조, 홍조, 초조감 등 정신적인 증상	혈허, 음허	상한론 (傷寒論)

● 한약재 품목명 및 함량
달걀노른자 1개
아교(阿膠) 3g
작약(芍藥) 2~2.5g
황금(黃芩) 1~2g
황련(黃連) 3~4g

● 한방 일반 효능
당나귀의 유지 성분인 아교는 신장에, 달걀노른자는 심장에 자양 작용이 있다.
노화와 심로, 과로로 인해 음허의 상태로 진행되면 몸이 건조하면서 홍조가 발생하기 쉽고 기분도 흥분하기 쉽다.
구강 및 피부 건조, 상기, 홍조 외에 초조하고 잠을 잘 수 없는 정신적인 증상도 발생한다.
황련아교탕은 음허의 상태를 개선하고 열감과 흥분을 가라앉힌다. 동물성 추출물인 달걀노른자는 항노화의 중요한 식품이기도 하다

황련탕
(黃連湯)

연번	질환명	체질(증세)	출전
290	기분 흥분, 구내염, 식욕 부진, 구토, 위통 등	—	상한론 (傷寒論)

● 한약재 품목명 및 함량
감초(甘草) 3g
건강(乾薑) 3g
대조(大棗)(대추) 3g
반하(半夏) 5~8g
육계(肉桂) 3g
인삼(人蔘) 2~3g
황련(黃連) 3g

● 한방 일반 효능
황련은 위장약이면서도 진정제이다. 흉부는 열이 가득한 느낌으로 가슴이 답답하고 조바심이 나는 증상 등으로 기분의 흥분과 구내염 등의 염증이 있는 반면 위장의 소화력은 저하되어 식욕 부진, 속의 더부룩함, 메스꺼움, 구토, 위통이 발생하는 매우 복잡한 병태에 사용한다. 반하사심탕(半夏瀉心湯)의 황금을 육계로 대신한 처방이다. 반하사심탕을 처방할 때의 흉부 열감과 조바심보다도 증세가 더 강한 경우에 황련탕으로 변경할 수 있다.

황련해독탕
(黃連解毒湯)

연번	질환명	체질(증세)	출전
291	열감, 피부 습진 화농, 불면증, 과식 등	실열	외대비요방 (外臺秘要方)

● 한약재 품목명 및 함량
치자(梔子) 2~3g
황금(黃芩) 3g
황련(黃連) 1.5~2g
황백(黃柏) 1~3g

● 한방 일반 효능
전신의 실열(實熱)에 사용하는 기본적인 처방이다. 증상으로는 신체의 열감, 염증, 기분의 흥분이 있다. 열감으로는 피가 머리로 올라가면서 얼굴이 상기되거나 홍조를 띠고, 염증으로서는 구내염, 코 출혈, 피부의 습진, 화농, 강한 가려움 등이 생기고, 정신적인 증상으로서는 조바심이 나고 침착하지 못하고, 불면증, 과식 등이 발생하는데, 황련해독탕은 그러한 증상에 사용한다.
유사한 작용을 가진 삼황사심탕(三黃瀉心湯)처럼 설사의 염려가 없기 때문에 폭넓게 사용된다.

후박생강반하인삼감초탕
(厚朴生薑半夏人蔘甘草湯)

연번	질환명	체질(증세)	출전
292	식욕 부진, 메스꺼움, 구토, 복부 팽만감 등	—	상한론 (傷寒論)

● 한약재 품목명 및 함량
감초(甘草) 2.5g
반하(半夏) 4g
인삼(人蔘) 1.5g
묵은 생강 3g(생강 1g)
후박(厚朴) 3g

● 한방 일반 효능
본래부터 위장이 허약하고 기체의 체질인 사람에게 수술 후나 감염증의 치료 중에 생긴 식욕 부진, 메스꺼움, 구토, 복부의 팽만감 등이 있을 때 처방한다.
'생강 + 인삼', '반하 + 생강'이라는 메스꺼움을 멎게 하는 배합이 사용된다.

고삼탕
(苦蔘湯)

연번	질환명	체질(증세)	출전
293	땀띠, 습진, 생식기 염증, 궤양 등	실열	금궤요략 (金匱要略)

● **한약재 품목명 및 함량**

고삼(苦蔘) 6~10g

● **한방 일반 효능**

생식기의 염증, 궤양의 소염과 살충을 위한 처방이다. 생식기에 국한되지 않고 가려운 땀띠, 습진에도 처방될 수 있다.
고삼은 강한 쓴맛을 내면서 소염, 지양, 살충 작용이 있다.
질염을 일으키는 트리코모나스에 대한 살균 효능이 있다고 알려져 있다. 달인 탕을 환부에 바르거나 천에 적셔 환부에 대고 증상을 개선한다.

신선태을고
(神仙太乙膏)

연번	질환명	체질(증세)	출전
294	상처, 화상, 욕창, 벌레 물림 등	혈허, 양허, 어혈	화제국방 (和劑局方)

● **한약재 품목명 및 함량**

당귀(當歸) 1g
대황(大黃) 1g
백지(白芷) 1g
육계(肉桂) 1g
작약(芍藥) 1g
지황(地黃) 1g
참기름 30~48mL
현삼(玄蔘) 1g
황랍(黃蠟) 12~48g

● **한방 일반 효능**

상처, 화상, 가벼운 욕창, 벌레 물림 등 적용 범위가 넓은 피부과의 외용약이다.
대황은 소염 작용, 당귀, 지황, 작약과 공동으로 혈을 보하면서 순환시키고 상처의 치유를 촉진한다. 또한 백지는 고름을 내보내는 배농 작용이 있어 만성기에도 적합한 처방이다.

육미환(六味丸)

연번	질환명	체질(증세)	출전
295	구강 건조증, 홍조, 현기증, 청력 저하, 이명, 발꿈치 통증 등	음허	소아약증직결 (小兒藥證直訣)

● **한약재 품목명 및 함량**

목단피(牧丹皮) 3g, 3g   복령(茯苓) 3g, 3g
산수유(山茱萸) 3g, 3~4g   산약(山藥) 3g, 3~4g
지황(地黃) 5~6g, 4~8g   택사(澤瀉) 3g, 3g

* 왼쪽 숫자는 탕(湯), 오른쪽은 산(散)이다.

● **한방 일반 효능**

신장의 음허(노화로 인한 생식기, 비뇨기의 기능이 저하되어 입이 마르고, 홍조 등의 열감과 건조증이 있는 상태)에 대한 기본 처방이다. '육미지황환(六味地黃丸)'이라고도 한다.
이외에도 허리, 무릎의 무거움, 현기증, 청력 저하, 이명, 치아의 흔들림, 발뒤꿈치 통증 등에도 처방된다.
이 육미환을 기본으로 하고 한약재를 새로 추가한 처방으로는 눈의 증상을 개선하는 '기국지황환(杞菊地黃丸)', 홍조를 가라앉히는 '지백지황환(知栢地黃丸)'이 있다.

*『소아약증직결(小兒藥證直訣)』: 북송 시대 저명한 소아과 의학가인 전을(錢乙, 1032~1113)이 편찬한 의서. 이 의서는 그의 사후에 제자가 전 3권으로 간행하였다.

자운고
(紫雲膏)

연번	질환명	체질(증세)	출전
296	외상, 화상, 치질 상처, 피부염, 궤양, 동상, 땀띠 등	실열, 혈허	화강청주경험방 (華岡青洲經驗方)

● **한약재 품목명 및 함량**

당귀(當歸) 60~100g
돈지(豚脂) 20~30g
자근(紫根) 100~120g
참기름 1000mL
황랍(黃蠟) 300~400g

● **한방 일반 효능**

자근이 열이 있으면서 충혈된 피부염을 가라앉히고, 당귀가 혈액의 순환을 촉진하여 피부를 재생시킨다.
연고의 기제인 돈지(돼지기름), 참기름, 황랍은 외상, 화상, 치질 등의 상처, 미란(문드러짐), 궤양의 환부를 밖에서 덮어 외부로부터 보호한다.
추위로 인한 손발의 살갗 틈, 동상, 땀띠 등에 외용한다. 자근의 보라색이 속옷에 묻기 때문에 거즈 등으로 덮는 등 조치가 필요하다.

중황고
(中黃膏)

연번	질환명	체질(증세)	출전
297	화상, 외상, 치질, 피진, 땀띠, 부기, 통증	어혈	춘림거고 (春林軒膏)

● 한약재 품목명 및 함량
울금(鬱金) 40g
참기름 1000mL
황랍(黃蠟) 380g
황백(黃柏) 20g

● 한방 일반 효능
화상, 외상, 치질, 피진, 땀띠, 면도 후 피부염 등에 처방한다.
울금, 황백에 의한 소염과 혈행 개선으로 붉은 기운, 부기, 통증을 완화하고 화농증을 방지한다.
황랍은 벌집에서 채취한 왁스로 참기름과 마찬가지로 염증 부위를 덮어서 외부로부터 보호하는 역할을 한다.
울금, 황백은 가시와 모두 황색의 색소를 가지고 있으며 외관도 황색의 고약이다.

증안일방
(蒸眼一方)

연번	질환명	체질(증세)	출전
298	각종 안구 질환	어혈, 실열	—

● 한약재 품목명 및 함량
감초(甘草) 2g
백반(白礬) 2g
홍화(紅花) 2g
황련(黃連) 2g
황백(黃柏) 2g

● 한방 일반 효능
안구 염증에 대한 기본적인 처방이다. 맥립종, 산립종, 안검연염, 유행성 결막염 등 안과 질환의 소염에 사용한다.
백반은 환부의 수렴(지혈, 진통), 살균 효능이 있다. 아이섀도와 마스카라 등 화장품의 알레르기에도 처방할 수 있다.

【参考文献·URL】

『漢方処方 保険で使える全種類まるごと解説』（長瀬眞彦、田中耕一郎・著 入江祥史・編集／中外医学社）
『漢方一問一答』（田中耕一郎・著 入江祥史・編集／中外医学社）
『漢方のくすりの事典―生薬・ハーブ・民間薬―』（米田該典・監修ほか／医歯薬出版株式会社）
『臨床漢方治療学』（田中耕一郎、奈良和彦、千葉浩輝・著／共立出版）
『生薬単』（伊藤美千穂、北山隆・監修ほか／丸善雄松堂）
『実践漢薬学』（三浦於菟・著／東洋学術出版社）
『医学生のための漢方医学』（安井廣迪・著／東洋学術出版社）
『実用漢方処方集』（藤平健、山田光胤・監修ほか／じほう）
『漢方医薬品集』（一般財団法人日本医薬情報センター）
『漢方の歴史』（三室洋・著／あかし出版）

厚生労働省医薬品局「一般用漢方製剤承認基準（平成29年4月1日）」
『薬用植物学』（水野瑞夫・監修ほか／南江堂）
『原色日本薬用植物図鑑』（木村康一、木村 孟淳・著／保育社）
『自分で採れる 薬になる植物図鑑』（増田和夫・監修／柏書房）
『天然薬物・生薬学』（奥田拓男／廣川書店）

第十七改正 日本薬局方
https://www.mhlw.go.jp/stf/seisakunitsuite/bunya/0000066530.html
公益社団法人 東京生薬協会 http://www.tokyo―shoyaku.jp/
NIBIO 薬用植物総合情報データベース http://mpdb.nibiohn.go.jp/
（医薬基盤研究所）
株式会社ツムラ https://www.tsumura.co.jp/kampo/
漢方薬のきぐすり.com http://www.kigusuri.com/

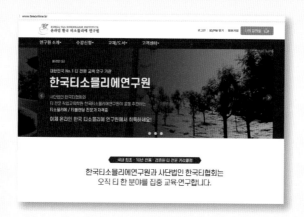

한약재(漢藥材)와
한방약(漢方藥) 도감 사전

2023년 4월 30일 초판 1쇄 발행

저　　　자 | 다나카 고이치로(田中耕一郎)
펴　낸　곳 | 한국티소믈리에연구원
출 판 신 고 | 2012년 8월 8일 제2012—000270호
주　　　소 | 서울시 성동구 아차산로 17 서울숲 L타워 1204호
전　　　화 | 02)3446—7676
팩　　　스 | 02)3446—7686
이　메　일 | info@teasommelier.kr
웹 사 이 트 | www.teasommelier.kr

펴　낸　이 | 정승호
출 판 팀 장 | 구성엽
디자인/인쇄 | ㈜지엔피링크

ISBN 979-11-85926-78-0

값 35,000원